颅底外科手术的血管挑战
Vascular Challenges in Skull Base Surgery

主编　[美]保罗·A. 加德纳
Paul A. Gardner, MD
Professor and Peter J. Jannetta Endowed Chair
Department of Neurological Surgery
University of Pittsburgh School of Medicine;
Co-Director, Center for Cranial Base Surgery
University of Pittsburgh Medical Center
Pittsburgh, Pennsylvania, USA

[美]卡尔·H. 斯奈德曼
Carl H. Snyderman, MD, MBA
Professor
Department of Otolaryngology
University of Pittsburgh School of Medicine;
Co-Director, Center for Cranial Base Surgery
University of Pittsburgh Medical Center
Pittsburgh, Pennsylvania, USA

[美]布里安·T. 简克维特
Brian T. Jankowitz, MD
Associate Professor
Director, Cerebrovascular Surgery
Department of Neurological Surgery
Perelman School of Medicine at the University of Pennsylvania
Philadelphia, Pennsylvania, USA

主译　刘宏毅　刘　永

北方联合出版传媒（集团）股份有限公司
辽宁科学技术出版社

图书在版编目（CIP）数据

颅底外科手术的血管挑战 /（美）保罗·A. 加德纳（Paul A. Gardner），（美）卡尔·H. 斯奈德曼（Carl H. Snyderman），（美）布里安·T. 简克维特（Brian T. Jankowitz）主编;刘宏毅,刘永主译 . -- 沈阳:辽宁科学技术出版社,2025.5. -- ISBN 978-7-5591-4103-3

Ⅰ . R651.1；R543
中国国家版本馆 CIP 数据核字第 2025VH3668 号

出版发行：辽宁科学技术出版社
　　　　　（地址：沈阳市和平区十一纬路25号　邮编：110003）
印　刷　者：辽宁新华印务有限公司
经　销　者：各地新华书店
幅面尺寸：210 mm × 285 mm
印　　张：14.5
插　　页：4
字　　数：350千字
出版时间：2025年5月第1版
印刷时间：2025年5月第1次印刷
责任编辑：吴兰兰
封面设计：刘　彬
版式设计：袁　舒
责任校对：闻　洋

书　　号：ISBN 978-7-5591-4103-3
定　　价：228.00 元

投稿热线：024-23284363
邮购热线：024-23284502
E-mail:2145249267@qq.com
http://www.lnkj.com.cn

译者名单

主　译

刘宏毅　南京医科大学附属脑科医院　　　　刘　永　南京医科大学附属脑科医院

副主译

刘　芳　南京医科大学第三附属医院　　　　钱春发　南京医科大学附属脑科医院

译　者（按姓氏拼音排序）

程　哲　蚌埠医科大学第二附属医院	狄广福　皖南医学院附属弋矶山医院
耿良元　南京医科大学附属脑科医院	雷　霆　首都医科大学三博脑科医院
李　兵　江南大学附属中心医院	林　宁　滁州市第一人民医院
刘建刚　苏州大学附属第一医院	罗正祥　南京医科大学附属脑科医院
彭爱军　扬州大学附属医院	钱　进　皖南医学院附属宣城医院
沈李奎　苏州大学附属第四医院	唐寅达　上海交通大学附属新华医院
徐　涛　海军军医大学附属上海长征医院	阎　华　南京医科大学附属脑科医院
杨　坤　东南大学附属中大医院	张玉海　南京医科大学附属脑科医院
赵金兵　南京医科大学附属脑科医院	周　川　雄安宣武医院
周和平　安徽医科大学附属安庆医院	

谨以此书献给

我对未来最大的贡献，就是我的孩子们 Emma 和 Ella。

Paul A. Gardner, MD

我的家人坚定不移的支持。

Carl H. Snyderman, MD, MBA

我的孩子们 Kathleen、Liam 和 Julian，致敬青春。

Brian T. Jankowitz, MD

序言

颅底是人体内最难以到达的区域之一，因此，该部位的手术极具挑战性。每根颅神经和颅内动、静脉均从颅底骨孔穿过，呈同心状围绕中央颅底展开。颅神经受损会影响患者的生活质量，而动、静脉损伤对患者造成的潜在危害极大。因此，血管损伤是患者和术者最担心的并发症。其结果包括头痛、感觉或功能丧失、不可逆性卒中、植物人状态，甚至死亡。

在过去的 10 年里，我们在解剖的理解、避免和处理血管损伤的手术技术以及血管内辅助治疗方面取得了巨大的进步。这些进步，连同新的手术技术和方法，从内镜和微创到开创性的搭桥技术，已彻底改变了颅底手术的常规手术方法。

我们编写本书的目的是要向那些对所有涉及血管挑战的每一方面进行仔细思考的大师们学习。没有一个医生或专业可以独立地成长或发展到可以控制颅内、外血管的所有方面，但通过知识的积累，可以为颅底外科医生总结出避免血管损伤和处理策略的基本原则。

对本书作者的选择和章节的规划是为了进一步丰富我们的实践。毫无疑问，系统地阐述和编辑这些内容已大大提高了我们对颅底亚专业所面临的挑战的理解，因为这涉及对许多关键结构的处理。

Paul A. Gardner, MD
Carl H. Snyderman, MD, MBA
Brian T. Jankowitz, MD

致谢

感谢 Mary Jo Tutchko 对本书所做的贡献。

Paul A. Gardner, MD
Carl H. Snyderman, MD, MBA
Brian T. Jankowitz, MD

编者名单

Rosaria Abbritti, MD
Department of Neurosurgery
Lariboisière Hospital
Paris, France

Hussam Abou-Al-Shaar, MD
Department of Neurological Surgery
University of Pittsburgh
Pittsburgh, Pennsylvania, USA

Felipe C. Albuquerque, MD
Department of Neurosurgery
Barrow Neurological Institute
Phoenix, Arizona, USA

Ossama Al-Mefty, MD
Department of Neurosurgery
Brigham andWomen's Hospital
Harvard Medical School
Boston, Massachusetts, USA

Rami O. Almefty, MD
Department of Neurosurgery
Temple University
Philadelphia, Pennsylvania, USA

Katherine Anetakis, MD
Department of Neurological Surgery
University of Pittsburgh
Pittsburgh, Pennsylvania, USA

Jeffrey R. Balzer, PhD
Department of Neurological Surgery
University of Pittsburgh
Pittsburgh, Pennsylvania, USA

Nicholas C. Bambakidis, MD
Department of Neurological Surgery
University Hospitals of Cleveland
Cleveland, Ohio, USA

Jacob F. Baranoski, MD
Department of Neurosurgery
Barrow Neurological Institute
Phoenix, Arizona, USA

Carolina Benjamin, MD
Department of Neurosurgery
University of Miami
Miami, Florida, USA

Anne-Laure Bernat, MD
Department of Neurosurgery
Lariboisière Hospital
Paris, France

Pierre-Olivier Champagne MD, PhD,
Department of Neurosurgery
Laval University Hospital Center
Quebec, Canada

Ananth Chintapalli, MS
Department of ENT- Head & Neck Surgery
Kamineni Academy of Medical Sciences and Research Center
Hyderabad, India

William T. Couldwell, MD, PhD
Department of Neurosurgery
University of Utah
Salt Lake City, Utah, USA

Donald J. Crammond, PhD
Department of Neurological Surgery
University of Pittsburgh
Pittsburgh, Pennsylvania, USA

Amir R. Dehdashti, MD
Department of Neurosurgery
North Shore University Hospital
Zucker School of Medicine at Hofstra/Northwell
Manhasset, New York, USA

Matheus F. de Oliveira, MD, PhD
Department of Neurosurgery
São Paulo Skull Base Center
São Paulo, Brazil

Vincent Dodson, MD
Department of Neurological Surgery
Rutgers New Jersey Medical School
Newark, New Jersey, USA

Andrew F. Ducruet, MD
Department of Neurosurgery
Barrow Neurological Institute
Phoenix, Arizona, USA

Jean Anderson Eloy, MD
Department of Otolaryngology
Rutgers New Jersey Medical School
Newark, New Jersey, USA

Juan C. Fernandez-Miranda, MD
Department of Neurosurgery
Stanford University
Stanford, California, USA

Carla J.A. Ferreira, MD
Department of Neurological Surgery
University of Pittsburgh
Pittsburgh, Pennsylvania, USA

Sébastien Froelich MD
Department of Neurosurgery
Lariboisière Hospital
Paris, France

Nicholas T. Gamboa, MD
Department of Neurosurgery
University of Utah
Salt Lake City, Utah, USA

Paul A. Gardner, MD
Professor and Peter J. Jannetta Endowed Chair
Department of Neurological Surgery
University of Pittsburgh School of Medicine;
Co-Director, Center for Cranial Base Surgery
University of Pittsburgh Medical Center
Pittsburgh, Pennsylvania, USA

Bradley A. Gross, MD
Department of Neurological Surgery
University of Pittsburgh
Pittsburgh, Pennsylvania, USA

Wayne D. Hsueh, MD
Department of Otolaryngology
Rutgers New Jersey Medical School
Newark, New Jersey, USA

Becky Hunt, MBChB, FRCR
Department of Neuroradiology
North Bristol NHS Trust
Bristol, United Kingdom

Brian T. Jankowitz, MD
Associate Professor
Director, Cerebrovascular Surgery
Department of Neurological Surgery
Perelman School of Medicine at the University of Pennsylvania
Philadelphia, Pennsylvania, USA

Gurkirat Kohli, MD
Department of Neurological Surgery
Rutgers New Jersey Medical School
Newark, New Jersey, USA

Kevin Kwan, MD
Department of Neurosurgery
North Shore University Hospital
Zucker School of Medicine at Hofstra/Northwell
Manhasset, New York, USA

Philippe Lavigne, MD
Department of Otolaryngology
University of Montreal
Montreal, Quebec, Canada

James K. Liu, MD
Department of Neurological Surgery
Rutgers New Jersey Medical School
Newark, New Jersey, USA

Neil Majmundar, MD
Department of Neurological Surgery
Rutgers New Jersey Medical School
Newark, New Jersey, USA

João Mangussi-Gomes, MD
Department of Otolaryngology
São Paulo Skull Base Center
São Paulo, Brazil

Michael M. McDowell, MD
Department of Neurological Surgery
University of Pittsburgh
Pittsburgh, Pennsylvania, USA

Michael A. Mooney, MD
Department of Neurosurgery
Brigham andWomen's Hospital
Harvard Medical School
Boston, Massachusetts, USA

Anil Nanda, MD, MPH, FACS
Department of Neurosurgery
Rutgers-New Jersey Medical School and Rutgers-RobertWood
    Johnson Medical School
Newark, New Jersey, USA

Vinayak Narayan, MD
Department of Neurosurgery
Rutgers-RobertWood Johnson Medical School and University
    Hospital
New Brunswick, New Jersey, USA

Kosumo Noda, MD
Department of Neurosurgery
Sapporo Teishinkai Hospital
Sapporo, Hokkaido, Japan

Maximiliano A. Nuñez, MD
Department of Neurosurgery
Stanford University
Stanford, California, USA

Aneek Patel, BS
School of Medicine
New York University
New York, New York, USA

Thibault Passeri, MD
Department of Neurosurgery
Lariboisière Hospital
2Paris, France

David L. Penn, MD, MS
Department of Neurological Surgery
University Hospitals of Cleveland
Cleveland, Ohio, USA

Ivo Peto, MD
Department of Neurosurgery
North Shore University Hospital
Zucker School of Medicine at Hofstra/Northwell
Manhasset, New York, USA

Sean P. Polster, MD
Department of Neurological Surgery
University of Pittsburgh
Pittsburgh, Pennsylvania, USA

Sampath Chandra Prasad Rao, MS, DNB, FEB-ORLHNS
Department of ENT- Skull Base Surgery
Manipal Hospital
Bangalore, India

Colin J. Przybylowski, MD
Department of Neurosurgery
Barrow Neurological Institute
Phoenix, Arizona, USA

Zeeshan Qazi, MBBS, MS, MCh
Department of Neurological Surgery
Mayo Clinic
Phoenix, Arizona, USA

Shelley Renowden, BSc, MBChB, MRCP, FRCR
Department of Neuroradiology
North Bristol NHS Trust
Bristol, United Kingdom

Joao Alves Rosa, MD, MRCP, FRCR
Department of Neuroradiology
North Bristol NHS Trust Bristol
Bristol, United Kingdom

Julia R. Schneider, DO
Department of Neurosurgery
North Shore University Hospital
Zucker School of Medicine at Hofstra/Northwell
Manhasset, New York, USA

Laligam N. Sekhar, MD, FACS, FAANS
Department of Neurological Surgery
University ofWashington
Seattle,Washington, USA

Chandranath Sen, MD
Department of Neurosurgery
NYU Langone Health
New York, New York, USA

Carl H. Snyderman, MD, MBA
Professor
Department of Otolaryngology
University of Pittsburgh School of Medicine;
Co-Director, Center for Cranial Base Surgery
University of Pittsburgh Medical Center
Pittsburgh, Pennsylvania, USA

Aldo C. Stamm, MD
Department of Otolaryngology
São Paulo Skull Base Center
São Paulo, Brazil

Rokuya Tanikawa, MD
Department of Neurosurgery
Sapporo Teishinkai Hospital
Sapporo, Hokkaido, Japan

Parthasarathy D. Thirumala, MD, MS
Department of Neurological Surgery
University of Pittsburgh
Pittsburgh, Pennsylvania, USA

Daniel A. Tonetti, MD
Department of Neurological Surgery
University of Pittsburgh
Pittsburgh, Pennsylvania, USA

Rowan Valentine, MBBS, PhD
Department of Surgery-Otorhinolaryngology, Head and Neck
  Surgery
University of Adelaide
Adelaide, Australia

Marte Van Keulen, MD
Department of Neurological Surgery
University Hospitals of Cleveland
Cleveland, Ohio, USA

Ananth K. Vellimana, MD
Department of Neurological Surgery
Washington University
St. Louis, Missouri, USA

Eduardo A.S. Vellutini, MD
Department of Neurosurgery
São Paulo Skull Base Center
São Paulo, Brazil

Eduard Voormolen, PhD, MD
Department of Neurosurgery
Lariboisière Hospital
Paris, France

Eric W.Wang, MD
Department of Otolaryngology
University of Pittsburgh
Pittsburgh, Pennsylvania, USA

Peter-JohnWormald, MD
Department of Surgery-Otorhinolaryngology,
Head and Neck Surgery
University of Adelaide
Adelaide, Australia

Georgios A. Zenonos, MD
Department of Neurological Surgery
University of Pittsburgh School of Medicine
Pittsburgh, Pennsylvania, USA

目录

视频目录

 视频 6.1　展示使用 IMax 至大脑中动脉（MCA）间置移植血管旁路手术治疗脉络膜前动脉段梭形瘤，包括间置移植血管血栓切除术。

 视频 10.1　展示在切除一个纤维性、侵袭性生长激素分泌腺瘤过程中发生的右侧海绵窦内颈内动脉（ICA）损伤。尝试了多种方法，但最终通过肌肉填塞控制了损伤，这导致了血管闭塞，需要通过血管内支架置入来重新建立血流。

 视频 12.1　展示经鼻蝶窦显微外科切除鞍上 – 鞍上纤维肉瘤，以及术中基底动脉损伤的并发症。

 视频 15.1　展示经内镜经鼻蝶窦切除颅咽管瘤，同时小心解剖并保留垂体上动脉穿支。

 视频 16.1　左侧额颞开颅术切除视神经胶质瘤，术中因后交通动脉和脉络膜前动脉痉挛而变得复杂。

 视频 18.1　经内镜经鼻蝶窦 / 经上颌窦入路联合外侧眶切开术治疗 V 期血管纤维瘤。

 视频 22.1　展示使用内镜经鼻蝶窦模型在羊颈动脉上进行的颈动脉损伤动物模拟。

第 1 章　头颈部和 Willis 环的血管解剖

Aneek Patel, Hussam Abou-Al-Shaar, Maximiliano A. Nuñez, Georgios A. Zenonos, Paul A. Gardner, Juan C. Fernandez-Miranda

狄广福 / 译

摘要

本章回顾了与颅底和脑血管手术相关的头颈部血管系统的相关解剖。了解这些解剖结构是选择手术入路和治疗方法、理解术中决策所造成的临床后果以及避免并发症发生的基础。在本章中，我们将头颈部血管系统分为前、后循环，并复习其主要分支、常见变异及临床意义。

关键词：颈内动脉，椎动脉，大脑前动脉，大脑中动脉，基底动脉，大脑后动脉，后交通动脉

1.1　学习要点

• 头颈部血管系统解剖存在相当大的变异，包括血管起源点、起源血管、侧支循环以及与其他解剖标志相关的走行变异。

• 了解头颈部血管的起源、走行和变异，对详细规划颅底和脑血管手术至关重要，包括最佳入路的选择、重要结构的显露、血管近端和远端的控制以及局限性。

• 海绵窦段颈内动脉（ICA 或 I.C.A.）按照走行分为短垂直段或升段、后膝、水平段和前膝。

• 交通段 ICA 发出大量的穿支血管供应前穿质和视束。颈内动脉分叉处后方发出细小血管的损伤，将导致对侧肢体严重偏瘫。

• 位于前交通动脉后的大脑前动脉第二段（A2 段）发出 Heubner 回返动脉。前交通动脉是颅内动脉瘤最常见的发生部位。保护这些分支血管非常重要，其闭塞常导致尾状核梗死。

• 大脑中动脉 M1 段发出外侧豆纹动脉和颞前动脉。临时阻断 M1 段应尽可能在远端进行，以避免导致 M1 段关键穿支血管闭塞。

• 眼动脉和 ICA 的其他分支通常与颅外血管吻合，包括颌内动脉和筛动脉。

• 到达基底动脉尖端常需进行后床突磨除和（或）经海绵窦入路；对于低位基底动脉尖动脉瘤，内镜下经鼻入路也许是一种选择。

1.2　引言

头颈部血管系统由前循环和后循环组成，它们沿着颈部向上走行并发出分支，部分与 Willis 环吻合供应全脑血供。Willis 环位于中央颅底，多种颅底和脑血管手术技术均可以到达该区域，但每种技术都有其优缺点。Willis 环通过双侧前、后交通动脉，在为两侧大脑半球提供充足血供方面发挥着至关重要的作用。全面了解头颈部血管系统是治疗血管和颅底病变以及预防并发症和识别周围关键结构的基础。然而，在理解这些解剖结构时也应注意随机应变，因为头颈部血管系统通常由于自然变异或病理因素导致血管扭曲。在术前规划时应该考虑到这些情况并在术中做出相应的调整。本章我们将复习头颈部血管系统的解剖，并讨论与颅底和脑血管手术相关的头颈部血管系统的主要解剖变异和临床意义。

1.3　前循环

1.3.1　颈动脉

颈内动脉（ICA）分为 7 段：颈段（C1 段）、岩骨段（C2 段）、破裂孔段（C3 段）、海绵窦段（C4 段）、床突段（C5 段）、眼动脉段（C6 段）和交通段（C7 段）（图 1.1）。

左侧颈总动脉（Common Carotid A. 或 CCA）起自主动脉弓；右侧起自头臂干，在头臂干分叉处分出右侧锁骨下动脉。头臂干分叉处常见于胸锁关节后方。最常见的解剖变异称为"牛型主动脉弓"，其左右 CCA 均来自头臂干。这种变异常被偶然发现，发生率为 11%~27%。双侧 CCA 被颈动脉鞘包裹，沿颈部向上走行，该鞘由颈深筋膜组成，其内还包含颈内静脉（Int. Jug. 或 IJ）和迷走神经（图 1.2）。在颈动脉鞘内，CCA 大多走行于 IJ 内侧和迷走神经前方。CCA 在分叉处分为 ICA 和颈外动脉（ECA）。CCA 分叉处位置存在变异，

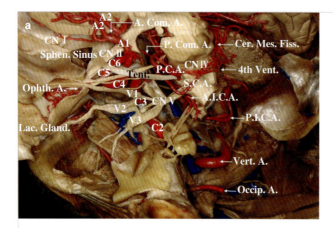
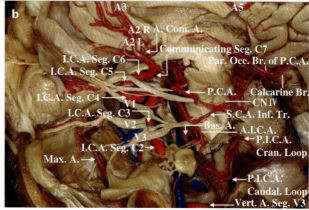
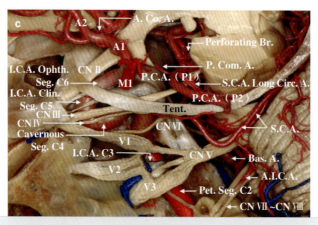

图 1.1　a~c. 左侧头颈部侧方解剖显示 Willis 环和血管与周围神经结构的关系。注意颈内动脉（ICA）走行于颅底上方的部分。A.，动脉；A. Com. A.，前交通动脉；A.I.C.A.，小脑前下动脉；Bas. A.，基底动脉；Br.，分支；Cer. Mes. Fiss.，小脑中脑裂；Clin.，床突；CN，颅神经；Cran.，颅骨；I.C.A.，颈内动脉；Inf.，下方的；L.，左侧；Lac.，泪腺；Max.A.，上颌动脉；Occip. A.，枕动脉；Ophth.，眼（科）的；Par. Occ. Br. of P.C.A.，大脑后动脉顶枕分支；P.C.A.，大脑后动脉；P. Com. A.，后交通动脉；Pet.，岩骨；P.I.C.A.，小脑后下动脉；R.，右侧；S.C.A.，小脑上动脉；Seg.，段；Sphen.，蝶骨；Tr.，干；Tent.，小脑幕；Vent.，脑室；Vert.，椎骨的

分叉处可以低至环状软骨水平或高至舌软骨水平，但最常位于 C3 水平，在甲状腺上界上方 1~2 cm 处。CCA 高位分叉具有重要的临床意义，它们可作为舌下神经和下颌缘神经的手术警示标志。因此，在 CCA 高位分叉时，颈动脉支架置入术可能优于颈动脉内膜切除术。

ECA 自颈总动脉分叉发出后，离开颈动脉鞘；ICA 则在颈动脉鞘内继续向上走行。甲状腺上动脉（STA）起始点在颈总动脉、颈总动脉分叉处和 ECA 之间有很大变异，对于哪种变异最常见，研究结果存在很大分歧。ECA 在可能发出 STA 后，发出咽升动脉供应喉部，之后再发出舌动脉。ECA 的其他分支依次包括面动脉、枕动脉和耳后动脉（图 1.2）。ECA 终末支为上颌动脉和颞浅动脉，这两根血管常被用于血管搭桥手术。自分叉发出后，

ICA 在颈动脉鞘内继续向颅底方向进入颞骨岩部的颈动脉管。

应该注意的是，常用的 ICA 分段法是根据显微外科视角所显露的相关解剖标志来描述 ICA 走行的。然而，随着经鼻内镜在颅底病变中的广泛应用，人们将传统 ICA 分段方案与更适合内镜手术的分段方案进行了比较（表 1.1）。显微镜视角的颈段（C1 段），在神经内镜视角下为咽旁段，即从咽鼓管软骨外侧后方横跨至颈动脉管外口的 ICA 部分。

1.3.2　颈内动脉岩骨段和破裂孔段

ICA 岩骨段（C2 段），在颈动脉管内先垂直向上走行，再水平向内上走行。然而，颈动脉管的上方骨质可能存在阙如，在颅中窝入路时有被损

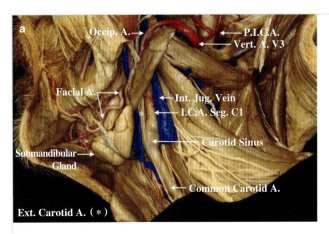
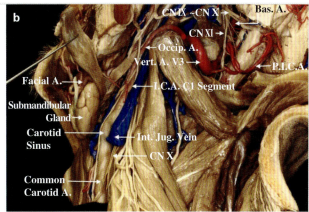
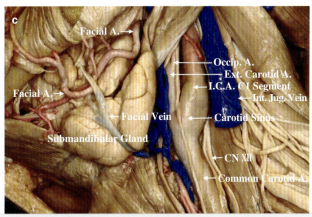

图 1.2　a~c. 左后外侧解剖显示，颈总动脉自起点发出后在颈动脉鞘内上升至分叉处。此处分为颈内动脉和颈外动脉。注意图中所示的颈外动脉分支，包括面动脉和枕动脉。在颈动脉鞘内，颈内静脉位于颈内动脉（ICA）的外侧。A.，动脉；Bas. A.，基底动脉；CN，颅神经；Common Carotid A.，颈总动脉；Ext.，外侧；Facial A.，面动脉；I.C.A.，颈内动脉；Int. Jug.，颈内静脉；Occip.A.，枕动脉；P.I.C.A.，小脑后下动脉；Vert. A.，椎动脉；V3，椎动脉 V3 段

表 1.1　传统 ICA 分段法与经鼻内镜下 ICA 分段法的解剖对应关系

显微镜视角：ICA 分段	内镜视角：ICA 分段
颈段（C1 段）	咽旁段
岩骨段（C2 段）	岩骨段
破裂孔段（C3 段）	破裂孔段（斜坡旁起源）
海绵窦段（C4 段）	斜坡旁段 / 鞍旁段
床突段（C5 段）	鞍旁段
眼动脉段（C6 段）	硬膜内段或床突上段
交通段（C7 段）	

缩写：ICA，颈内动脉

伤的风险。在颈动脉管内，ICA 被骨膜包裹没有分支发出。在沿颈动脉管内向前内侧走行时，C2 段位于岩浅大神经、岩浅小神经以及鼓膜张肌和咽鼓管的内侧和深部走行。

一旦离开颈内动脉管后，ICA 即沿破裂孔段上部走行。破裂孔段或 C3 段出现弯曲，向内侧走行到岩舌韧带和蝶骨舌突进入海绵窦（图 1.1 和图 1.3）。ICA 破裂孔段继续被骨膜包裹，且与翼蝶沟和翼管神经有恒定的解剖关系。临床实践中，翼蝶沟是内镜经鼻入路识别和暴露 ICA 破裂孔段可靠的解剖标志。

1.3.3　颈内动脉的斜坡旁段和海绵窦段

穿出颞骨颈动脉管并越过破裂孔后，ICA 在进入海绵窦前平行于斜坡走行（图 1.1 和图 1.4）。此段，ICA 在位于蝶骨体外侧的颈内动脉沟走行。在气化良好的蝶窦内，在斜坡隐窝的外侧很容易识别颈内动脉沟；这是此段 ICA 的典型特征，也是被命名为斜坡旁段的原因。此段也走行于 V2 的内侧和三叉神经节下方，也被称为"三叉神经旁段"。上部的岩斜裂走行于颈内动脉沟内 ICA 后方、岩尖

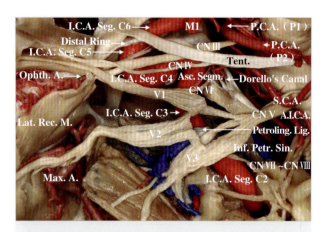

图1.3 左侧岩骨段颈内动脉（ICA）穿过岩骨成为C3段，越过岩舌韧带进入海绵窦。A.，动脉；A.I.C.A.，小脑前下动脉；Asc. Segm.，ICA海绵窦上升段；CN，颅神经；I.C.A.，颈内动脉；Inf. Petr. Sin.，岩下窦；Lat. Rec.M.，外直肌；Max. A.，上颌动脉；P.C.A.，大脑后动脉；Petroling. Lig.，岩舌韧带；S.C.A.，小脑上动脉；Seg（m）.，段；Tent.，小脑幕

外侧与蝶骨岩突内侧；蝶骨岩突顶部可作为识别外展神经从Dorello管进入海绵窦底的可靠标志。

ICA海绵窦段分为短垂直段或上升段、后膝、水平段和前膝（图1.4）。后膝通常是脑膜垂体动脉干（或分别为垂体下动脉、小脑幕动脉和脑膜背动脉）的起源部位，这些分支供应垂体后叶、鞍背、斜坡硬脑膜和小脑幕的血供。水平段近端的外侧面通常是下外侧干的起点，下外侧干发出的分支分布于海绵窦外侧壁和相关颅神经（图1.4）。ICA海绵窦段的水平段将海绵窦的静脉腔隙分为上、下、后和外侧4个部分；每个腔隙有不

同的边界以及硬膜和神经血管的关系：上腔隙与床突间韧带和动眼神经有关；后腔隙与外展神经Gulfar段和垂体下动脉有关；下腔隙包括交感神经和远端的外展神经海绵窦段；外侧腔隙包括所有海绵窦内颅神经和下外侧干。

然后ICA上行至海绵窦内侧壁的外侧，V1、滑车神经和动眼神经内侧，继续上行至近环，近环腹侧由颈内动脉床突间韧带形成，背侧由颈内动脉动眼神经膜形成。因此，海绵窦段颈内动脉瘤是硬膜外病变，其破裂不会导致蛛网膜下腔出血，但可能导致自发性颈内动脉海绵窦瘘的形成。

ICA床突段位于近环和远环之间（图1.4）。ICA床突段腹侧出现骨性裂隙并不少见，在经鼻内镜手术中，意识到这点对避免损伤ICA至关重要。床突段的识别在床突旁动脉瘤手术治疗中尤为重要，该段是近端临时阻断的部位。在显微镜下，可以通过磨除前床突和打开远端显露此段。在内镜下，可以通过横向切开颈内动脉床突间韧带显露，该韧带构成近环的腹侧。该韧带连接中床突和前床突，当韧带发生钙化时会增加手术难度。上述骨性裂隙和钙化环提示术前分析影像和CT扫描与术中精细分离同样至关重要。当ICA穿过远环后，即进入硬膜内。

1.3.4 颈内动脉床突上段

ICA穿过远环后，呈向后、向上走行，在Willis环处分成大脑前动脉（ACA）和大脑中动脉（MCA）支。在分叉之前，ICA发出的主要分支有垂体上动

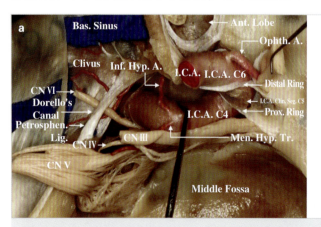
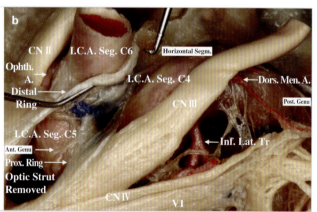

图1.4 a、b. 尸头解剖显示右侧ICA海绵窦段（C4段）、床突段（C5段）和眼动脉段（C6段）。注意观察ICA海绵窦段的分支血管，此外，还有ICA穿过近环和远环的走行以及不同角度对ICA海绵窦段的观察。A.，动脉；Ant. Lobe，垂体前叶；CN，颅神经；Clin.，床突；Dors. Men. A.，背脑膜动脉；Inf. Hyp. A.，垂体下动脉；Inf. Lat. Tr.，下外侧干；Men. Hyp. Tr.，脑膜垂体动脉干；Ophth. A.，眼动脉；Petrosphen. Lig.，蝶岩韧带；Post.，后；Prox.，近；Seg（m）.，段

脉、眼动脉、后交通动脉和脉络膜前动脉。

眼动脉（OphA 或 Ophth. A.）是 ICA 的第一个重要分支，一般从 ICA 的内侧发出（图 1.5）。OphA 从视神经下方进入视神经管，供应眼眶肌肉和部分面部肌肉。视网膜中央动脉是 OphA 的重要分支（通常位于睫状神经节内侧），供应视网膜。OphA 通常起自 ICA 下表面，靠近远环，因此，对于 ICA 近端动脉瘤，在选择血流导向装置治疗还是手术夹闭时，需考虑 OphA 闭塞的风险。应注意的是，由于 OphA 远端与筛窦动脉之间有丰富的吻合支，使得 OphA 近端的闭塞通常无明显症状。

垂体上动脉（SHA）从 ICA 眼动脉段的内侧发出一支或多支，供应视交叉的下方和前方、垂体柄和垂体。然而，最近的一项研究表明，SHA 通常起源于 ICA 床突段。SHA 的解剖特点和可移位性，使其在鞍上手术时变得尤其重要，由于 SHA 向肿瘤（如脑膜瘤和颅咽管瘤）的上外侧移位，因此经颅侧方入路比经鼻入路对其损伤风险更大。SHA 的分支类型存在变异，有 3 个分支最常见：①漏斗吻合网，供应垂体柄，并与对侧同名动脉相吻合；②视神经支或回返支，供应视神经和视交叉的下方和前方；③降支或鞍膈支，供应鞍膈和（或）垂体的上表面。在任何情况下，供应视交叉和垂体柄的 SHA 分支都应保留，而供应鞍膈的 SHA 分支在必要时通常可以牺牲掉。值得注意的是，颅咽管瘤和其他鞍上病变通常会从 SHA 分支获得血供，为保留 SHA 主干，必要时可选择性电灼分支。

后交通动脉（PComA 或 P. Com. A.）自 ICA 后方或侧方发出。PComA 向后内侧走行，于动眼神经上方连接大脑后动脉（PCA 或 P.C.A.）。动眼神经通常走行于内侧，偶尔也可走行至外侧（图 1.1 c）。由于这种毗邻关系，PComA 动脉瘤常可导致动眼神经麻痹症状。PComA 发出的穿支血管有 4~15 支，其中最大的穿支是丘脑前穿支。PComA 在接近 PCA 时发出的穿支较少，因此，在 PCA 附近操作可以避免损伤穿支。PComA 直接延续为 PCA 并不罕见；未见明显起源于基底动脉（BA 或 Bas. A.）痕迹的 PCA，称为胚胎型 PCA。因此，治疗胚胎型 PCA 动脉瘤时应十分小心，PCA 一旦闭塞可导致灾难性的卒中。PComA 或 PCA 近端通常附着于鞍上病变的后部或侧面，尤其在颅咽管瘤患者中，应仔细识别保护。

脉络膜前动脉（AChA）起源于 ICA 的下外侧，位于视交叉下方，从视束的内侧向外侧走行。AChA 的分支供应颞叶钩回（钩 - 海马动脉）、视束和颞角脉络丛。由于 AChA 分支穿过前穿质供应内囊后肢，该动脉损伤可能导致偏盲和对侧偏瘫。AChA 通过前脉络膜点进入脉络丛后，仍发出分支向丘脑枕和其他相关中央核心区域供血。

ICA 交通段发出大量的穿支动脉到前穿质和视束。损伤到位于颈内动脉分叉后方的小穿支血管，会导致严重的对侧运动障碍。重要的是，AChA 动脉瘤通常发生在 AChA 和穿支动脉间的分支点；由于邻近穿支血管与手术通道的限制，此处动脉瘤通过血管内和显微外科手术治疗具有一定难度。

1.3.5　大脑前动脉（A1 段和 A2 段）

ICA 分叉处发出的前支是 ACA，ACA 向前内侧走行于视束的上方与前交通动脉（AComA，或 A. Com. A.）（图 1.1）交汇处。ACA 分为 5 段，熟知前两段的走行及其分支情况对于颅底和脑血管手术非常重要。A1 段位于 ACA 起始部至 AComA 之间。内侧豆纹动脉起源于 A1 的内侧，进入前穿质。AComA 发出穿支到视交叉上表面和下丘脑。胼胝体下动脉起源于 AComA 的后壁或后上壁，供应隔区和一侧或双侧穹隆，经鼻入路暴露 AComA 下方时常遇到该血管。该血管受损可导致急性、严重的记忆丧失。

A2 的近端发出一条或多条 Heubner 回返动脉（RAH），该动脉平行于 A1 反折向后走行，在 A1

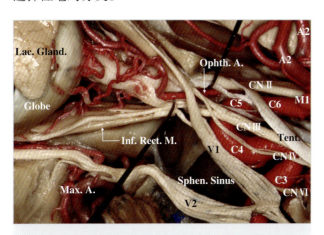

图 1.5　左侧眼动脉从颈内动脉（ICA）前内侧发出后，在视神经管内走行于视神经下外侧，与视神经一起进入眼眶。A.，动脉；CN，颅神经；Inf. Rect. M.，下直肌；Lac.，泪腺的；Max. A.，上颌动脉；Ophth. A.，眼动脉；Sphen. Sinus，蝶窦；Tent.，小脑幕

侧方进入颈内动脉分叉前方的前穿质。约一半的患者 RAH 位于 A1 的前方，这在 AComA 动脉瘤的外科治疗中非常重要。RAH 供应部分基底节区、尾状核和内囊，其损伤可导致偏瘫和（或）失语。

眶额动脉（FOA）自 A2 段的更远端发出，沿着额叶向前走行，穿过嗅束，进入嗅沟，沿额叶底面走行，供应嗅球、嗅束和邻近的额底脑回。因此，该动脉常与嗅沟脑膜瘤（OGM）有关，在切除肿瘤时需将其分离出来。

连接双侧 ACA A1 段之间的横支为 AComA，该部位是颅内动脉瘤最好发位置。虽然前交通动脉瘤可通过血管介入治疗，但在 A1 弯曲严重和 A1/A2 分支较多时，会给血管内治疗前交通动脉瘤带来困难。此种情况，可能需要外科手术夹闭。少数情况下，经鼻内镜手术可用于治疗向内侧指向的前交通动脉瘤，但最好采用显微手术夹闭术治疗。A3 段和 A4 段分别对应于胼胝体上表面的胼胝体胼缘动脉和胼周动脉，A5 段是 ACA 的终末支。

1.3.6 大脑中动脉（M1 段）

在发出 ACA 后，ICA 直接延续为大脑中动脉（MCA），供应大脑皮质外侧、部分颞叶底面和枕叶以及岛叶（图 1.1 c）。MCA 起源于外侧裂内侧和视交叉外侧。MCA 分为 4 段。第一段（M1 段）与颅底和脑血管手术关系最密切。M1 段平行于蝶骨小翼，沿着外侧裂近端或侧裂蝶骨段走行，在其后方、钩回上方和内侧，在前穿质下方发出外侧豆纹动脉后延续为 M2。但如果 M1 段较短，穿支动脉也可以自 M2 近端发出。外侧豆纹动脉供应基底节区深层结构（豆状核、内囊部分和尾状核）以及岛叶皮质，其闭塞可导致运动、认知和言语障碍。外侧豆纹动脉损伤导致的梗死所产生的运动障碍比内侧豆纹动脉更严重。

M1 段还发出颞前动脉（ATA）分支供应颞极，该区负责语义和社会信息加工。M1 段远端止于岛阈，MCA 常在此处分为上、下两个主干。

值得注意的是，M1 穿支主要从 M1 段背外侧分出，且贯穿整个 M1 段。因此，临时阻断 M1 近端时可能会导致这些关键穿支闭塞；如有必要，应在 M1 远端或靠近病变处临时阻断，以减少引起不必要的血管闭塞。M2 在分叉后开始进入外侧裂远端或盖部和环岛沟，接着是 MCA 的岛盖段（M3 段）和皮质段（M4 段）。M4 段具有容易分离显

露、管径与供体血管或动脉移植物相匹配以及无须 M1 段临时阻断等优点，常作为搭桥手术的受体吻合血管。

1.4 后循环

1.4.1 椎动脉和基底动脉

椎动脉（VA 或 Ver. A.）供应大脑后部的血供，在 Willis 环处与颈内动脉前部的血管吻合。VA 起源于锁骨下动脉，在进入 C6 横突孔（15%~20% C7）之前有一个短的骨外段称为 V1 段。在横突孔中走行时为 V2 段，沿途发出若干肌支。在 C3 水平，V2 穿出 C2 横突孔后成为 V3 段，并向后上弯曲走行。V3 接着穿出 C1 横突孔，发出脑膜后动脉，有时也会发出脑膜副动脉。然后向内转向 C1 椎动脉沟，并向前上进入硬脑膜，成为 V4 段（图 1.2 b、c）。

V4 段被橄榄前沟分为延髓外侧段和延髓前段。在颅内，V4 发出小脑后下动脉（PICA 或 P.I.C.A.），为部分小脑和延髓外侧供血（图 1.1 a、b）。PICA 可起源于 V3 到 BA 的任何部位，但通常起源于 V4 段硬脑膜入口上方约 2 cm 处。PICA 的闭塞将导致髓外侧综合征，其特征为同侧面部和对侧偏身感觉障碍、同侧 Horner 综合征和小脑症状（共济失调、辨距困难、运动障碍、眼球震颤、言语不清和意向性震颤）。

两侧 VA 发出脊髓前动脉后，继续向上穿行于低位颅神经之间，与对侧 VA 汇合形成 BA。脊髓前动脉最常起源于靠近椎 - 基底动脉交界处（VBJ）5~10 mm。VBJ 最常位于桥延沟内侧与外展神经（CN Ⅵ）起点的正下方，但也可位于桥延沟上方。因此，VBJ 是识别 CN Ⅵ 起源的解剖标记。

如果 PICA 已经自 VA 发出了，那么小脑前下动脉（AICA 或 A.I.C.A.）就是 BA 的第一个大分支。在约 90% 的个体中，AICA 起源于 BA 的下半部分（图 1.1 b、c）。正如前面讨论 PICA 时所提到的，在少数情况下，AICA 也可以起源于发自 BA 的共同 AICA-PICA 主干上。随后，BA 在双侧发出多条脑桥穿支动脉，在末端分叉依次发出小脑上动脉（SCA 或 S.C.A.）及 PCA。这个分叉即是所谓的基底动脉尖，该部位是动脉瘤相对好发部位且通过显微外科手术显露困难；通常需要磨除后床突和（或）经海绵窦入路（开颅和经鼻入路）

才可以到达该区域。因此，基底动脉尖动脉瘤的位置很重要；在低位基底动脉尖动脉瘤（以及低位 AICA 动脉瘤，虽然不太常见，但显微手术暴露困难）具有夹闭指征时，可以通过内镜下经鼻入路夹闭。动眼神经在 PCA 和 SCA 之间走行，此定位关系可靠且重要。

1.4.2　大脑后动脉（P1 段和 P2 段）

PCA 是 BA 的终末支，起源于基底动脉尖（图 1.1）。P1 段指从基底分叉处至与 PComA 连接处。丘脑后穿支动脉从 PCA 发出后进入脚间池和后穿质。长旋动脉和短旋动脉起源于该段，为中脑供血。尽管血管内介入是 P1 动脉瘤的一线治疗方式，但也通过额颞入路或颅眶入路（磨除或不磨除后床突）或内镜下经斜坡入路（垂体移位）暴露 P1 主干及其分支血管。

P2 段起自 PComA 水平，沿着环池绕中脑走行，并发出 1~3 个皮层分支或颞下动脉（图 1.1 c 和图 1.3）。丘脑膝状体动脉起源于 P2 段，进入膝状体，为丘脑和视放射供血。此外，丘脑膝状体动脉闭塞会导致丘脑症状，表现为面部、手臂和腿部的剧烈疼痛和纯感觉丧失。然后发出脉络膜后内侧动脉和脉络膜后外侧动脉。脉络膜后内侧动脉供应丘脑、松果体和第三脑室内脉络丛，脉络膜后外侧动脉进入脉络膜裂，供应颞角后部和房部的脉络丛。89% 的 PCA 在颞叶内侧的中段、四叠体池之前形成分叉。最常见分成颞后动脉、颞下动脉和顶枕动脉。P3 段起始于颞下动脉的远端，止于距状裂前段，P4 段紧随其后，终止于胼胝体压部动脉。

1.4.3　颅外 - 颅内吻合

ICA 和椎动脉共同提供整个颅内（IC）血液循环，而 ECA 负责整个颅外（EC）血液循环。虽然这两个循环系统大多是独立的，但此两个循环在某些位置有吻合，吻合通常发生在颅底。在 EC-IC 吻合中经常涉及 OphA 的分支。泪腺动脉近端通常与颌内动脉（IMax）的主要分支脑膜中动脉（MMA）有吻合，在大约 40% 的人群中存在这种变异。此种吻合通常发生在眶上裂和眶后壁之间。泪腺动脉远端分支通常与颞深动脉也有吻合，多数情况下此种吻合发生在眶内。其他常见

的 OphA 吻合包括筛前动脉和筛后动脉与筛窦内的蝶腭动脉、鼻中隔动脉、腭大动脉或脑膜中动脉相吻合，以及眶上动脉与 STA 之间存在潜在吻合。

ICA 的直接分支通常也与 IMax 的其他分支相吻合。下外侧干可与 IMax 在海绵窦内相吻合，卵圆孔和破裂孔动脉（来自 ICA）可分别与 IMax 副脑膜动脉和咽升动脉相吻合。脑膜垂体干和椎动脉偶尔也可以与咽升动脉的斜坡支吻合。在颈部，颈升动脉和颈深动脉的肌支 C1~C7 水平的椎动脉相吻合。

颅内血管之间的几个主要侧支循环也很重要。在大多数个体中存在软脑膜侧支循环，通过多种走行分布，构成软脑膜侧支循环网与 Willis 环主要血管相吻合。这些吻合常被忽视，但在急性缺血事件中可能变得至关重要。更罕见的是，残存的胚胎型永存三叉动脉与 ICA 的海绵窦段和 BA 相吻合，是前循环和后循环之间的另一个吻合。

1.5　结论

头颈部血管是由一个以颅底 Willis 环及其侧支循环为中心的循环系统组成的。前循环和后循环都直接或间接地从主动脉发出并向上走行为头颈部供血。CCA 在颈动脉鞘中向上走行，发出 ECA 以及进入颅底的 ICA，然后 ICA 发出几个主要分支，再在 Willis 环处分成 ACA 和 MCA。双侧椎动脉从后颈部向上走行，沿途发出分支和穿支血管，汇合成 BA 后分出 PCA 参与 Willis 环。前循环之间可通过 AComA 形成吻合和侧支循环，前循环和后循环可通过 PComA 形成重要的侧支循环。然而，其他变异，包括 ECA-ICA 吻合变异也相当重要，应个体化仔细研究。

前循环、后循环存在一系列常见的变异，在进行成功的颅底手术时必须对这些变异有所意识和预判。进行血管病手术时，对血管系统的解剖和临床认识，有助于手术入路规划；并根据患者的解剖情况，动态了解血管是否需要被断掉或牺牲。对于颅底手术，深入了解解剖有助于预防术中并发症及规划安全的手术通道。

参考文献

[1]　Johnson MH, Thorisson HM, Diluna ML. Vascular anatomy: the head, neck, and skull base. Neurosurg Clin N Am. 2009; 20(3):239–258.

[2]　Layton KF, Kallmes DF, Cloft HJ, Lindell EP, Cox VS. Bovine aortic arch variant in humans: clarification of a common misnomer. AJNR Am J Neuroradiol. 2006; 27(7):1541–1542.

[3] Goldsher YW, Salem Y, Weisz B, Achiron R, Jacobson JM, Gindes L. Bovine aortic arch: prevalence in human fetuses. J Clin Ultrasound. 2020; 48(4):198–203.

[4] Garner DH, Kortz MW, Baker S. Anatomy, head and neck, carotid sheath. In: StatPearls. Treasure Island, FL: StatPearls Publishing; 2020.

[5] Klosek SK, Rungruang T. Topography of carotid bifurcation: considerations for neck examination. Surg Radiol Anat. 2008; 30(5):383–387.

[6] Mirjalili SA, McFadden SL, Buckenham T, Stringer MD. Vertebral levels of key landmarks in the neck. Clin Anat. 2012; 25(7):851–857.

[7] Al-Rafiah A, EL-Haggagy AA, Aal IH, Zaki AI. Anatomical study of the carotid bifurcation and origin variations of the ascending pharyngeal and superior thyroid arteries. Folia Morphol (Warsz). 2011; 70(1):47–55.

[8] Lo A, Oehley M, Bartlett A, Adams D, Blyth P, Al-Ali S. Anatomical variations of the common carotid artery bifurcation. ANZ J Surg. 2006; 76(11):970–972.

[9] Michalinos A, Chatzimarkos M, Arkadopoulos N, Safioleas M, Troupis T. Anatomical considerations on surgical anatomy of the carotid bifurcation. Anat Res Int. 2016; 2016:6907472.

[10] Kolkert JL, Meerwaldt R, Geelkerken RH, Zeebregts CJ. Endarterectomy or carotid artery stenting: the quest continues part two. Am J Surg. 2015; 209 (2):403–412.

[11] Natsis K, Raikos A, Foundos I, Noussios G, Lazaridis N, Njau SN. Superior thyroid artery origin in Caucasian Greeks: a new classification proposal and review of the literature. Clin Anat. 2011; 24(6):699–705.

[12] Labib MA, Prevedello DM, Carrau R, et al. A road map to the internal carotid artery in expanded endoscopic endonasal approaches to the ventral cranial base. Neurosurgery. 2014; 10 Suppl 3:448–471, discussion 471.

[13] Nutik SL. Removal of the anterior clinoid process for exposure of the proximal intracranial carotid artery. J Neurosurg. 1988; 69(4):529–534.

[14] Bouthillier A, van Loveren HR, Keller JT. Segments of the internal carotid artery: a new classification. Neurosurgery. 1996; 38(3):425–432, discussion 432–433.

[15] Wang W-H, Lieber S, Mathias RN, et al. The foramen lacerum: surgical anatomy and relevance for endoscopic endonasal approaches. J Neurosurg. 2018; 131(5):1–12.

[16] Marcati E, Andaluz N, Froelich SC, et al. Paratrigeminal, paraclival, precavernous, or all of the above? A circumferential anatomical study of the C3–C4 transitional segment of the internal carotid artery. Oper Neurosurg (Hagerstown). 2018; 14(4):432–440.

[17] Abdulrauf SI, Ashour AM, Marvin E, et al. Proposed clinical internal carotid artery classification system. J Craniovertebr Junction Spine. 2016; 7(3): 161–170.

[18] Borghei-Razavi H, Truong HQ, Fernandes Cabral DT, et al. Endoscopic endonasal petrosectomy: anatomical investigation, limitations, and surgical relevance. Oper Neurosurg (Hagerstown). 2019; 16(5):557–570.

[19] Reisch R, Vutskits L, Patonay L, Fries G. The meningohypophyseal trunk and its blood supply to different intracranial structures. An anatomical study. Minim Invasive Neurosurg. 1996; 39(3):78–81.

[20] Fernandez-Miranda JC, Zwagerman NT, Abhinav K, et al. Cavernous sinus compartments from the endoscopic endonasal approach: anatomical considerations and surgical relevance to adenoma surgery. J Neurosurg. 2018; 129(2):430–441.

[21] Truong HQ, Lieber S, Najera E, Alves-Belo JT, Gardner PA, Fernandez-Miranda JC. The medial wall of the cavernous sinus. Part 1: Surgical anatomy, ligaments, and surgical technique for its mobilization and/or resection. J Neurosurg. 2018; 131(1):122–130.

[22] Baldoncini M, Campero A, Moran G, et al. Microsurgical anatomy of the central retinal artery. World Neurosurg. 2019; 130:e172–e187.

[23] Puffer RC, Kallmes DF, Cloft HJ, Lanzino G. Patency of the ophthalmic artery after flow diversion treatment of paraclinoid aneurysms. J Neurosurg. 2012; 116(4):892–896.

[24] Bertelli E, Regoli M, Bracco S. An update on the variations of the orbital blood supply and hemodynamic. Surg Radiol Anat. 2017; 39(5):485–496.

[25] Truong HQ, Najera E, Zanabria-Ortiz R, et al. Surgical anatomy of the superior hypophyseal artery and its relevance for endoscopic endonasal surgery. J Neurosurg. 2018; 131(1):154–162.

[26] Etame AB, Bentley JN, Pandey AS. Acute expansion of an asymptomatic posterior communicating artery aneurysm resulting in oculomotor nerve palsy. BMJ Case Rep. 2013; 2013:bcr2013010134.

[27] Avci E, Bademci G, Oztürk A. Posterior communicating artery: from microsurgical, endoscopic and radiological perspective. Minim Invasive Neurosurg. 2005; 48(4):218–223.

[28] Kim S-H, Yeo D-K, Shim J-J, Yoon S-M, Chang J-C, Bae H-G. Morphometric study of the anterior thalamoperforating arteries. J Korean Neurosurg Soc. 2015; 57(5):350–358.

[29] Drábek P. [Anterior choroidal artery syndromes]. Cesk Neurol Neurochir. 1991; 54(4):208–211.

[30] Hendricks BK, Spetzler RF. Surgical challenges associated with anterior choroidal artery aneurysm clipping: 2-dimensional operative video. Oper Neurosurg (Hagerstown). 2020; 19(3):E289.

[31] Cho MS, Kim MS, Chang CH, Kim SW, Kim SH, Choi BY. Analysis of clipinduced ischemic complication of anterior choroidal artery aneurysms. J Korean Neurosurg Soc. 2008; 43(3):131–134.

[32] Najera E, Alves Belo JT, Truong HQ, Gardner PA, Fernandez-Miranda JC. Surgical anatomy of the subcallosal artery: implications for transcranial and endoscopic endonasal surgery in the suprachiasmatic region. Oper Neurosurg (Hagerstown). 2019; 17(1):79–87.

[33] Pardina-Vilella L, Pinedo-Brochado A, Vicente I, et al. The goblet sign in the amnestic syndrome of the subcallosal artery infarct. Neurol Sci. 2018; 39(8): 1463–1465.

[34] Najera E, Truong HQ, Belo JTA, Borghei-Razavi H, Gardner PA, Fernandez-Miranda J. Proximal branches of the anterior cerebral artery: anatomic study and applications to endoscopic endonasal surgery. Oper Neurosurg (Hagerstown). 2019; 16(6):734–742.

[35] Brzegowy P, Kucybała I, Krupa K, et al. Angiographic and clinical results of anterior communicating artery aneurysm endovascular treatment. Wideochir Inne Tech Malo Inwazyjne. 2019; 14(3):451–460.

[36] Elhadi AM, Kalani MYS, McDougall CG, Albuquerque FC. Endovascular treatment of aneurysms. In: Aminoff MJ, Daroff RB, eds. Encyclopedia of the Neurological Sciences. 2nd ed. Oxford: Academic Press; 2014:57–62.

[37] Gibo H, Carver CC, Rhoton AL, Jr, Lenkey C, Mitchell RJ. Microsurgical anatomy of the middle cerebral artery. J Neurosurg. 1981; 54(2):151–169.

[38] Horie N, Morofuji Y, Iki Y, et al. Impact of basal ganglia damage after successful endovascular recanalization for acute ischemic stroke involving lenticulostriate arteries. J Neurosurg. 2019; 132(6):1880–1888.

[39] Kumral E, Evyapan D, Balkir K. Acute caudate vascular lesions. Stroke. 1999; 30(1):100–108.

[40] Pai SB, Varma RG, Kulkarni RN. Microsurgical anatomy of the middle cerebral artery. Neurol India. 2005; 53(2):186–190.

[41] Wen HT, Rhoton AL, Jr, de Oliveira E, Castro LH, Figueiredo EG, Teixeira MJ. Microsurgical anatomy of the temporal lobe: part 2—sylvian fissure region and its clinical application. Neurosurgery. 2009; 65(6) Suppl:1–35, discussion 36.

[42] Harbaugh R, Shaffrey CI, Couldwell WT. Neurosurgery Knowledge Update: A Comprehensive Review. Thieme; 2015.

[43] Geibprasert S, Pongpech S, Armstrong D, Krings T. Dangerous extracranialintracranial anastomoses and supply to the cranial nerves: vessels the neurointerventionalist needs to know. AJNR Am J Neuroradiol. 2009; 30(8): 1459–1468.

[44] Tariq N, Khatri R. Leptomeningeal collaterals in acute ischemic stroke. J Vasc Interv Neurol. 2008; 1(4):91–95.

[45] Alcalá-Cerra G, Tubbs RS, Niño-Hernández LM. Anatomical features and clinical relevance of a persistent trigeminal artery. Surg Neurol Int. 2012; 3:111–111.

[46] Cacciola F, Phalke U, Goel A. Vertebral artery in relationship to C1-C2 vertebrae: an anatomical study. Neurol India. 2004; 52(2):178–184.

[47] Abd el-Bary TH, Dujovny M, Ausman JI. Microsurgical anatomy of the atlantal part of the vertebral artery. Surg Neurol. 1995; 44(4):392–400, discussion 400–401.

[48] Delion M, Dinomais M, Mercier P. Arteries and veins of the cerebellum. Cerebellum. 2017; 16(5–6):880–912.

[49] Day GS, Swartz RH, Chenkin J, Shamji AI, Frost DW. Lateral medullary syndrome: a diagnostic approach illustrated through case presentation and literature review. CJEM. 2014; 16(2):164–170.

[50] Akar ZC, Dujovny M, Slavin KV, Gomez-Tortosa E, Ausman JI. Microsurgical anatomy of the intracranial part of the vertebral artery. Neurol Res. 1994; 16 (3):171–180.

[51] Songur A, Gonul Y, Ozen OA, et al. Variations in the intracranial vertebrobasilar system. Surg Radiol Anat. 2008; 30(3):257–264.

[52] Hou K, Li G, Luan T, Xu K, Xu B, Yu J. Anatomical study of anterior inferior cerebellar artery and its reciprocal relationship with posterior inferior cerebellar artery based on angiographic data. World Neurosurg. 2020; 133: e459–e472.

[53] Marinković SV, Gibo H. The surgical anatomy of the perforating branches of the basilar artery. Neurosurgery. 1993; 33(1):80–87.

[54] Sanai N, Tarapore P, Lee AC, Lawton MT. The current role of microsurgery for posterior circulation aneurysms: a selective approach in the endovascular era. Neurosurgery. 2008; 62(6):1236–1249, discussion 1249–1253.

[55] Li S, Kumar Y, Gupta N, et al. Clinical and neuroimaging findings in thalamic territory infarctions: a review. J Neuroimaging. 2018; 28(4): 343–349.

[56] Fernández-Miranda JC, de Oliveira E, Rubino PA, Wen HT, Rhoton AL, Jr. Microvascular anatomy of the medial temporal region: Part 1: its application to arteriovenous malformation surgery. Neurosurgery. 2010; 67(3) Suppl Operative:ons237–ons276, discussion ons276.

第 2 章 肿瘤累及血管的评估（包括球囊闭塞试验）

Joao Alves Rosa, Becky Hunt, Shelley Renowden

罗正祥 / 译

摘要

脑膜瘤是最常见的颅底肿瘤。副神经节细胞瘤（鼓室球瘤和颈静脉球瘤）及青少年鼻咽血管纤维瘤是最常见的颅底富血管性肿瘤。安全充分的切除取决于病变累及的范围、动脉供血及术前安全栓塞的情况。这类肿瘤获得根治性切除的可能性很小，需要以牺牲颈内动脉或椎动脉为代价。通过球囊闭塞试验可以降低牺牲颈内动脉相关的并发症发生率。

关键词：颅底，肿瘤，血管，血管造影，球囊闭塞试验

2.1 学习要点

- 数字减影血管造影（DSA）仍是评估颅底肿瘤血管及栓塞适应证的金标准。
- 通常需要对 6 根血管及侧支循环进行造影评估。
- 诊断性 DSA 有助于判断血管吻合的安全性和静脉引流模式。

- 未经预先球囊闭塞试验而牺牲颈内动脉会导致严重的并发症 / 死亡率。

2.2 引言

颅底的解剖结构复杂，涉及骨性组织、软组织、神经和血管，易发生多种良恶性肿瘤。头颈部颅外肿瘤也可以直接侵袭累及颅底。除颅底脑膜瘤外，副神经节瘤（球瘤）（图 2.1~图 2.3）是最常见的直接起源于颅底的血管性肿瘤。青少年鼻咽血管纤维瘤（JNA）是最常见的从翼腭窝 / 蝶腭孔起源累及颅底的血管性肿瘤（图 2.4）。其他颅底血管性肿瘤包括血管瘤、血管周细胞瘤、嗅神经母细胞瘤、内淋巴囊肿瘤和血管源性转移瘤。

2.3 动脉和静脉解剖

虽然血管变异是意料之中的情况，但对于颅底最常见肿瘤的典型动脉血供模式已有了很好的描述。

颈静脉球瘤（图 2.1~图 2.3）起源于颈静脉球

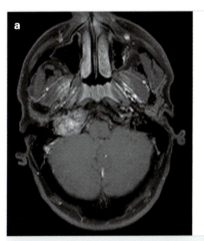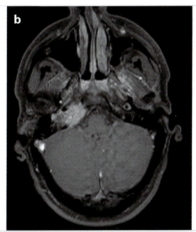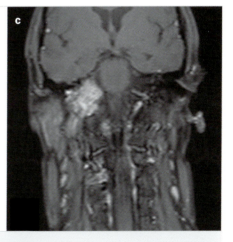

图 2.1 患者男性，35 岁，右侧广泛生长颈静脉球瘤（也为双侧颈动脉体肿瘤，未证实）。轴位（a、b）和饱和脂肪抑制序列冠状位（c）T1 增强磁共振成像（MRI）显示以右侧颈静脉孔为中心的增强肿块，硬膜下广泛生长。其他序列（未展示）显示了颅底血管性肿瘤典型的"胡椒盐征"，该特征与颈静脉球瘤的表现一致。颈静脉球瘤向下延伸至颅底颈动脉间隙，累及舌下神经管、岩骨水平段颈内动脉管、内耳道和岩尖

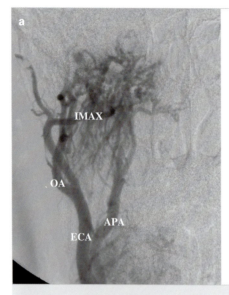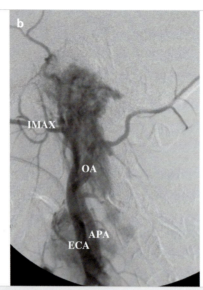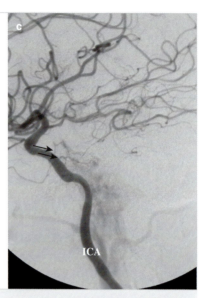

图 2.2 与图 2.1 为同一患者。右侧颈外动脉（ECA）造影的正位（a）和侧位（b）图像，证实以颈静脉孔为中心的富血管性肿瘤，主要由增粗的咽升动脉（APA）供血。起自增粗枕动脉（OA）的茎乳动脉和起自颌内动脉（IMAX）的鼓前分支与副脑膜支也参与供血，并伴有动静脉分流（茎乳动脉、鼓前分支和副脑膜支的供血在超选择性栓塞时获得了最佳显示，此处未展示）。此外，右侧颈内动脉（ICA）造影（c）提示有斜坡硬膜供血（黑色箭头）

周围，沿 Jacobson 或 Arnold 神经分布的副神经节，其血供来源已很明确。咽升动脉的鼓室下支供应颈静脉孔区肿瘤的内下侧部分。后外侧部分血供来源于茎乳动脉，该动脉是枕动脉或耳后动脉的一个分支。肿瘤前部血供来自上颌内动脉的鼓室前支；上部来自脑膜中动脉和副脑膜动脉。小脑动脉则参与延伸至硬膜下肿瘤的血供。

青少年鼻咽血管纤维瘤（图 2.4）是一种局部侵袭性的良性肿瘤，通常起源于鼻咽部蝶腭孔 / 翼腭窝。肿瘤可向前扩张到鼻腔、筛窦和上颌窦，向外进入颞下窝；也可经颅底骨孔或直接通过侵蚀蝶骨大翼、蝶窦外侧壁向颅内进一步扩展。

颌内动脉远端内侧支是其主要供血动脉，主要为蝶腭动脉、降腭动脉、咽升动脉，同时颞前动脉、后深动脉和副脑膜动脉也参与了供血。随着肿瘤生长参与额外供血的动脉还有面动脉的腭升支、眼动脉的筛窦支和颈内动脉的分支（下颌翼管动脉、翼鞘动脉、下外侧干和脑膜垂体干）。即使肿瘤偏侧生长，血供也可能来自双侧。

颅底脑膜瘤的动脉解剖结构见表 2.1。血管外皮细胞瘤容易与脑膜瘤相混淆，但其血供更丰富。其内血管呈螺旋状，血供主要来自颈内动脉或椎 – 基底动脉系统。内淋巴囊肿瘤的血供来自咽升动脉和茎突动脉。

虽然 JNA 常伴有动静脉分流，但静脉结构的评估对颅底脑膜瘤特别有帮助。

早期动脉相染色一直持续到晚期静脉相是脑膜瘤的特征（图 2.6），而动静脉分流的存在与肿瘤更具侵袭性相关。有研究表明，颅底脑膜瘤通过占位效应来阻塞周围的静脉结构，从而改变静脉循环的模式，导致静脉侧支通路的产生。这种情况在岩斜区脑膜瘤（PCM）中特别有意义。大脑中浅静脉独特的引流模式，如通过蝶基底静脉引流至翼丛或通过蝶岩窦引流到横窦（TS），在这类患者中相当常见，且与术中和术后发生的静脉并发症相关。

脑血管造影可显示肿瘤侵犯硬膜窦引起的类似静脉窦闭塞的征象和异常静脉引流模式。磁共振成像（MRI）对鉴别占位是单纯压迫静脉结构还是侵袭静脉窦具有重要价值。

因此，详细评估静脉的引流模式对患者的预后和手术入路的选择有重要影响。如考虑选择岩前入路，应首先考虑在卵圆孔区操作时避免损伤蝶基底静脉。在经岩骨入路时如存在蝶岩窦引流，则需要切开天幕以保留此引流静脉。

静脉引流方式对于前床突脑膜瘤也很重要。如大脑中浅静脉引流到翼丛或直接引流入海绵窦（CS），就需要个性化策略实施手术。

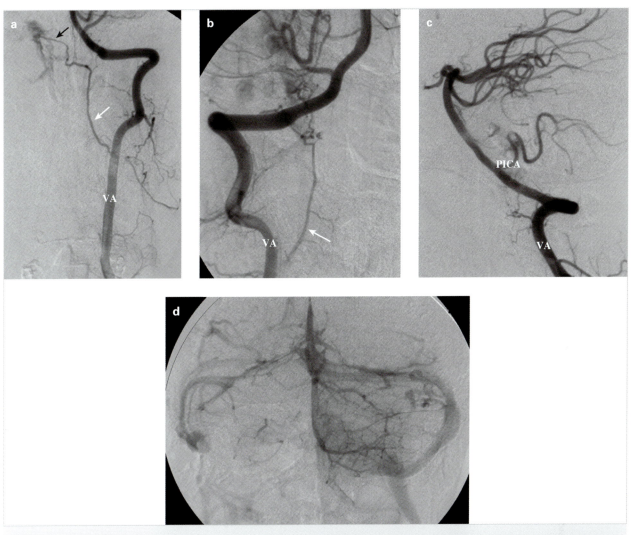

图 2.3　与图 2.1 和图 2.2 为同一患者。左侧（a）和右侧（b）椎动脉（VA）造影正位图像显示，来自咽升动脉脑膜神经干的右侧舌下支（黑色箭头）与 VA C3 的根支和齿状突拱支交汇（白色箭头）之间有吻合。右侧 VA 造影侧位图像（c）显示有来自右侧小脑后下动脉（PICA）的软膜供血。右侧椎动脉造影静脉期显示右侧颈静脉球闭塞（d）

2.4　颅底富血管性肿瘤的影像

　　大多数颅底肿瘤位置深，临床评估受限，因此主要依靠影像进行评估。计算机断层扫描（CT），包括高分辨率三维颅骨重建、CT 血管造影（CTA）和 CT 静脉造影（CTV），以及磁共振成像（MRI），包括磁共振增强序列、磁共振动脉成像（MRA）和磁共振静脉成像（MRV），这些都是进行颅底病变初步评估和诊断的主要影像方式。轴位成像可以评估病变和受累及的毗邻组织，以及骨浸润、神经浸润程度，还可以评估病变对血管的影响是推挤还是直接侵袭。尽管 CTA/CTV 和 MRA/MRV 可以对血管解剖、肿瘤整体血供以及受

累血管的通畅性进行充分评估，但并不能精确地评估肿瘤的供血动脉、引流静脉、侧支血流和更复杂的血管结构。虽然动态 CTA 可以为肿瘤血管结构提供无创的高分辨率四维影像信息，但目前临床应用效果尚需验证，也尚未取代脑血管造影。

　　目前，数字减影血管造影（DSA）仍是术前评估受肿瘤累及血管系统的"金标准"。对颈内动脉、颈外动脉、椎动脉、甲状颈干和肋颈干（取决于肿瘤的位置和侵犯范围）进行全方位血管造影，可以为术前了解肿瘤血管解剖提供重要的信息；有助于明确主要供血动脉并考虑是否需要栓塞；同时评估 Willis 环（COW）的解剖和供血的充分性、侧支循环代偿程度、后循供血的充分性、

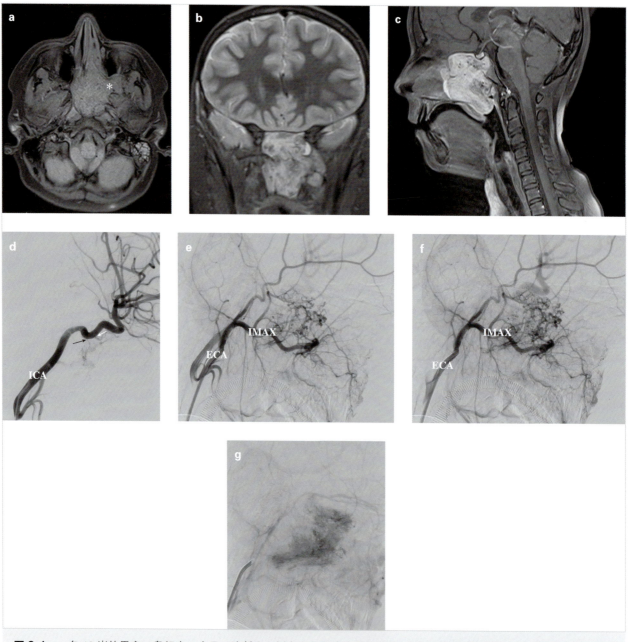

图 2.4 一名 10 岁的男童，鼻衄史 6 个月，诊断为左侧青少年鼻咽血管纤维瘤。MRI：饱和脂肪抑制 T1W 轴位（a），冠状位短时间反转恢复序列（STIR）（b），饱和脂肪抑制增强 T1W 矢状位（c）。影像显示鼻咽富血管性肿瘤明显强化伴蝶腭孔扩大（a，*），病变扩展至鼻腔和蝶窦。肿瘤由单侧供血，血供来源于左侧颈内动脉（ICA）（d）的下外侧干（白色箭头）和下颌翼管支（黑色箭头）以及左侧颌内动脉（IMAX）的远端分支，主要是蝶腭动脉，如颈外动脉（ECA）血管造影（e、f）显示。血管造影显示供血动脉轻微扩张且强烈染色，一直持续到静脉期晚期（g）。来自右侧蝶腭动脉的供血很少（未展示）

静脉通畅性及优势性。当头颈部肿瘤生长侵犯到颅内时，可能存在局部的软脑膜血供。动脉移位、变形和包裹也可辨别（图 2.6）。术前明确视网膜的动脉供血也很重要，因为栓塞可能影响到与视网膜中央动脉的一些吻合。在血管造影的初始阶段一些危险吻合可能并不显影，仅在栓塞出现血流改变时，危险吻合才变得更明显。因此，这些问题在任何地方都值得我们详细讨论。

手术的主要目标是以最少的并发症获得病变最大限度的切除。有时只有永久性闭塞 ICA 或其他载瘤血管，才能实现病变完全或最大限度的切除。此种情况下，有必要行 DSA 联合球囊闭塞试

表 2.1 颅底脑膜瘤的血供

解剖区	部位	常见血供
前颅底脑膜瘤	嗅沟和蝶骨平台	• 眼动脉筛支、泪腺动脉脑膜回返支
颅中窝脑膜瘤	海绵窦和床突区	• 下外侧和脑膜垂体干 • 脑膜中动脉海绵窦支、圆孔副脑膜支、眼动脉脑膜回返支
	蝶骨嵴	• 脑膜中动脉蝶骨支（外侧型肿瘤） • 颈内动脉（内侧型肿瘤）
颅后窝脑膜瘤	岩斜区和桥小脑角区	• 脑膜垂体干 • 脑膜中动脉和副脑膜动脉 • 咽升动脉 • 枕动脉和耳后动脉

验（BOT）来评估患者能否耐受 ICA 闭塞或牺牲。对椎动脉（VA）闭塞安全性的评估取决于 VA 的优势性和后交通动脉供血能力，这也可以通过 VA 球囊闭塞试验来评估。

数字减影血管造影（DSA）

标准的 DSA 包括选择性双侧颈内动脉、颈外动脉和椎动脉（偶尔也有甲状腺颈干和颈动脉干）造影。当考虑栓塞时，可使用细小的微导管进行肿瘤供血血管超选造影。在 VA 造影时，可以通过颈动脉交叉压迫（Matas 操作法）或同侧 ICA 的压迫（Allcock 操作法）来评估侧支血流和 Willis 环供血能力（Allcock 操作法）。

将每次透视延迟到静脉晚期，不仅可以评估肿瘤的增强模式，还可以评估静脉引流模式、占位效应以及颅内静脉结构的最终阻塞情况。

细致评估静脉结构和已有的侧支循环将有助于设计最佳手术入路，并减少围手术期静脉相关并发症的发生率。

并发症

DSA 引起并发症的风险较低。并发症可发生在穿刺部位或颈部血管及颅颈部循环内。穿刺部位的并发症包括局部血肿、血管剥离、假性动脉瘤和腹膜后血肿。颅颈并发症包括血管剥离及远端血栓，伴有短暂性脑缺血发作（TIA）和卒中事件风险。既往文献报道，DSA 相关神经系统并发症的发生率各不相同，最近一项较大的研究报告显示短暂性神经系统症状发生率为 0~0.7%，永久性神经功能损伤发生率为 0~0.5%。因此，对经验丰富的操作者来说，DSA 是一种安全的操作，显著相关并发症的发生率非常低。

2.5 球囊闭塞试验（BOT）（图 2.5 和图 2.6）

在过去 20 年里，随着颅底手术技术的发展，以前被认为不可能手术的肿瘤现已经能够实现全部切除或大部分切除。这些肿瘤常累及 ICA，有时需要术前永久闭塞才能获得最大限度的切除。如果术中有血管破裂的严重风险，则需要进行术中 ICA 结扎。未经闭塞试验评估而牺牲血管，会引起神经系统立即或迟发性低灌注，从而产生并发症的严重风险。既往数据显示，如果没有进行术前短暂性闭塞试验，约 28% 的颈总动脉闭塞和 ICA 永久性闭塞，其术后卒中的发生率为 17%~49%（许多是致命的）。

球囊闭塞试验主要用来区分哪些患者能够耐受永久性血管闭塞，哪些患者需要进行搭桥或保留血管。虽然不能完全避免，但可显著降低卒中风险和相关神经系统并发症的发生率。标准球囊闭塞试验的临床监测只能识别没有旁路血管代偿耐受不了牺牲血管的患者，因为这些患者在球囊充气和 ICA 闭塞时会出现神经系统症状。该试验不能发现那些脑血管功能储备受损的患者，这些患者继发于低灌注的神经功能缺损的风险可能在 ICA 闭塞后数小时到数天后发生。因此，为了提高球囊闭塞试验的敏感性，已经对其做了改良并增加辅助手段，其基本原理是评估侧支循环，尤其是主要侧支循环的有效性，以维持血管分布区的灌注。主要的侧支循环包括前交通动脉和后交通动脉。来自颈外动脉和软脑膜的继发性侧支循环可能需要更长时间才能形成。

大约 10% 的患者在球囊闭塞时出现症状。临床上高达 20% 可以耐受闭塞的患者会在主干闭塞（PVO）后发生梗死；其中约 20% 的患者可能在

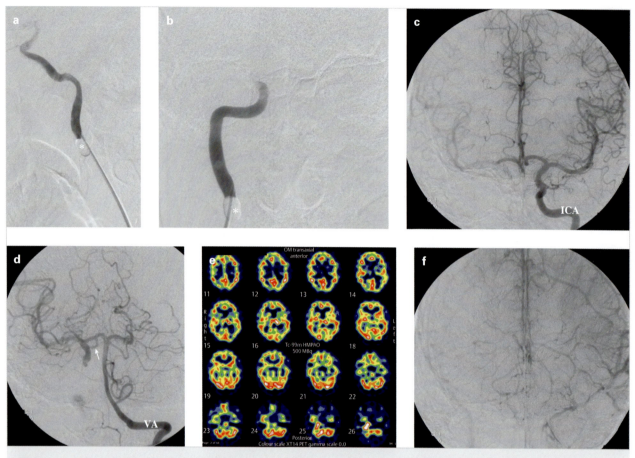

图 2.5 右侧颈内动脉（ICA）的球囊闭塞试验（BOT）与图 2.1~ 图 2.3 为同一患者。右侧 ICA 造影侧位（a）和正位（b）图像显示，肝素化患者的颈段 ICA 中有球囊扩张（*），通过双腔球囊导管注射，可见血流停止引起的造影剂淤滞。患者无神经功能缺损。左侧 ICA（c）和左侧椎动脉（d）正位造影，维持右侧 ICA 闭塞后显示左侧 ICA 通过前交通动脉有血流分离，右大脑后动脉经后交通动脉有良好的交叉分流（d，白色箭头）。单光子发射计算机断层扫描（SPECT）轴位（e）显示球囊闭塞时脑灌注对称，未见灌注不足，提示可以耐受 ICA 闭塞。左侧 ICA 造影静脉期成像（f）显示大脑半球间静脉充盈无明显延迟。因从右侧后交通动脉流至大脑后动脉良好血运冲洗造影剂，导致右大脑半球静脉增强显影淡化

48 h 后发生，有的甚至延迟至 2 周后。

评估局部脑血流（CBF）和灌注的辅助技术包括静脉期延迟的 BOT，以及 99 mTc 六甲基丙胺肟单光子发射计算机断层扫描（SPECT，图 2.3 和图 2.4）。其他方法包括经颅多普勒超声、CT 灌注、氙气 CT 和动脉残压测量等。即使这些方法可以将迟发性脑缺血的风险降低到 3%~8%，但它们仍不能预测栓塞性卒中，也可能无法识别一些代偿储备有限的患者。没有任何辅助技术具备明显优越性。

2.5.1 球囊闭塞试验方法

目前有许多 BOT 的操作方法，确切的方法取决于科室设施和术者个人经验。在笔者的机构，BOT 是在局部麻醉下进行的，通过结合临床症状、静脉延迟和使用亚稳态放射同位素 99 m Tc 六甲基丙胺肟（HMPAO）SPECT 来评估脑血流。

系统血压采用连续无创监测。鞘管放置在双侧股总动脉内，静脉注射 5000 U 肝素。为降低发生血栓事件的风险，应使用足够的抗凝药物确保活化凝血时间超过 250 s。将双腔球囊导管（该型导管可以使用肝素化盐水进行 ICA 远端灌注，避免形成附着的柱状血栓）引导至同侧 ICA 上颈段，即 C1~C3 周围（图 2.5）。在较低水平球部，打开球囊时可引起颈动脉窦反射，出现明显的心动过缓。颈总动脉闭塞可通过降低颈动脉窦灌注压而反射性引起动脉血压升高，从而可能降低试验的

可靠性，因此不建议采用颈总动脉闭塞方法。

在透视控制下以球囊扩张开始计时，通过导管注射造影剂显示停滞，即证实为已闭塞。对患者进行 20~30 min 的神经系统评估，包括运动、感觉、记忆和分析能力。如果患者在此阶段任何时间出现神经功能缺损，则意味着不能通过血管闭塞测试，球囊应立即放气。除临床评估外，还可通过对侧 ICA 和 VA 的血管造影来评估"闭塞"侧大脑半球的静脉延迟。此外，继发性侧支循环可以通过颈外动脉注射来评估。静脉期对称即认为有足够的侧支循环来耐受牺牲 ICA。第一支皮质静脉的出现是静脉期的开始。延迟超过 0.5 s 被认为有发生血流动力学缺血性卒中的风险。在临近试验结束时，在球囊充气后 20~25 min，通过外周

静脉插管注射 99 m Tc HMPAO 500~600 MBq。再过 2~3 min，将球囊放气并取出导管。将患者转送到核医学组进行 SPECT，评估轴位、冠状面和矢状面的灌注（图 2.5 和图 2.6）。

99 m Tc HMPAO 显示脑组织快速摄取，与局部脑血流成比例分布。该示踪剂在细胞内转化为亲水化合物，在大脑中可长时间存留，满足延迟成像条件。脑组织对示踪剂的摄取量不仅可以反映脑灌注，也反映脑组织的代谢状态；因此，在球囊闭塞试验期间，其分布可作为局部脑灌注和代谢的指标。利用 99 m Tc HMPAO SPECT 对比分析闭塞半球和对侧半球至少 4 个感兴趣区。感兴趣区域的活跃性减少超过 10% 即认为具有显著意义，表明脑血管储备可能欠佳。间隔几天行基准

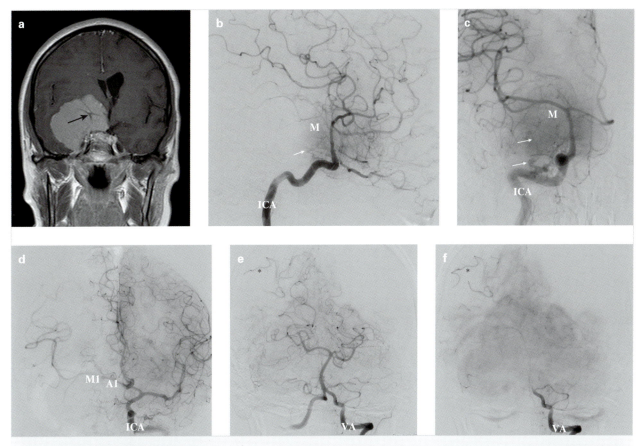

图 2.6　右侧大型床突旁脑膜瘤。在冠状位，T1 加权增强 MRI（a）显示一大型右侧床突旁脑膜瘤，包裹缩窄远端颈内动脉（ICA）、M1 和 A1 动脉狭窄（黑色箭头）。由于其占位效应显著，肿瘤导致视交叉和同侧脑桥受压变形（未展示）。右侧 ICA 造影的侧位（b）和正位（c）图像证实脑膜瘤由右侧 ICA 的脑膜支（白色箭头）供血。床突上 ICA 和右大脑前动脉被肿瘤包裹、扭曲和狭窄。右侧大脑中动脉向上方移位。"M"表示肿瘤染色。右侧 ICA 球囊闭塞试验：左侧 ICA 正位（d）图像显示通过前交通动脉分别向右侧大脑前动脉（ACA）和 MCA 的 A1 段与 M1 段的交叉血流量很少。右侧半球远端皮质分支充盈不良。左侧椎动脉造影的正位投影（e）显示无后交通动脉交叉血流，软脑膜侧支代偿非常缓慢（＊），动脉血流持续到静脉期（f）。患者无神经功能缺损，但患者明显存在迟发性脑缺血的风险，SPECT 进一步证实了这一点

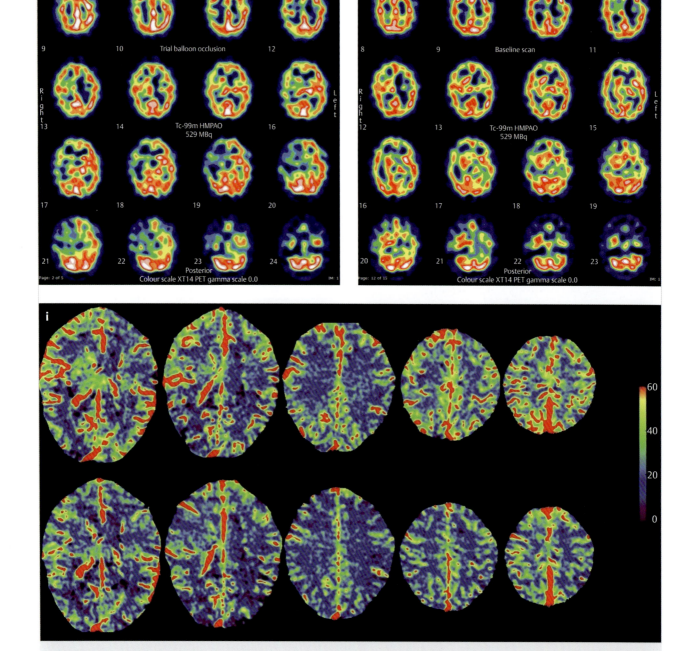

图 2.6（续） 球囊闭塞试验（g）和基准研究（h）的轴位图像显示，在临时球囊闭塞期间，右侧大脑中动脉区域和右大脑前动脉区域灌注不足，基准研究中几乎未见异常。大脑中动脉灌注量差异达 25%~40%，强烈表明患者如果不进行搭桥手术就不能耐受颈动脉永久性闭塞。在造影组中进行的灌注计算机断层扫描（CT）（i）显示，球囊闭塞试验时（上排）和基准研究（下排）时右侧 ICA 球囊闭塞时的脑血容量相对增加（参见右侧比色刻度）。脑血容量的升高提示患者可能接近脑自动调节的极限，证实患者有存在迟发性脑缺血的风险

SPECT 可能也是很必要的，有助于排除预先存在的不对称性。

球囊闭塞试验 SPECT 的优点是，避免患者带着球囊转移到另一个处理房间。它的主要缺点是半定量评估。

BOT 相关并发症大约占 3.5%，0.5%~1.7% 的患者存在永久性缺陷。然而，这些与操作者和各中心的经验不同显著相关。

2.5.2　常用的辅助设备

在某些单位，BOT 还是在全身麻醉下进行的，尽管越来越少，但也没必要。在全身麻醉状态下平均动脉压下降可达 26%。在这种情况下，静脉延迟 2 s 即认为 ICA 主干闭塞是安全的。延迟超过 4 s 是 ICA 闭塞的绝对禁忌证。静脉延迟 2~4 s 表示处于储备边缘状态。

虽然没有证实体感诱发电位（SSEP）和脑电图（EEG）可以对全身麻醉下 BOT 提供间接的脑血流测量，但终归可能是血管闭塞后，能否耐受的最敏感的预测方法。

经颅多普勒超声（TCD）是一种无创操作，可以评估同侧大脑中动脉脑血流的速度，但更多地需依赖操作者的经验。平均血流速度降低和脉搏指数 < 30% 是颈内动脉闭塞后临床耐受良好的预测指标。

CT 灌注成像（CTP）是通过监测碘造影剂首次通过脑循环来实现的。造影剂通过脑实质后导致短期内脑组织 CT 值增加，与该区域的血管及血液中的造影剂量成正比。动脉感兴趣区（ROI）、静脉感兴趣区及每个像素产生时间衰减曲线。脑血容量（CBV）、CBF 和平均通过时间（MTT）生成彩色编码灌注图。尽管还需要需用者分析，但这些灌注图的视觉定量评估已可作为判断有无局部缺血的有效方法。定量参数的计算（CBV-mL × 100 g^{-1}，CBF-mL × 100 g^{-1} × min^{-1}，MTT-s）也可用于评估局部有无缺血风险。虽硬软件上的差异可能会影响量化指标，但通过对这些彩色编码图的视觉分析就已足够。这也可以与乙酰唑胺联合使用。

CTP 的传统缺点是必须在造影室内置好 ICA 导管，然后再转送至 CT 检查室，以盲操做的方式重新打开球囊，这样做就有损伤血管的风险（氙气增强 CT 也有这一缺点，但仍然是最精确的定量分析）。

现在在造影室里，就可以在 BOT 前和闭塞期间通过静脉注射造影剂，进行 CT 灌注成像来评估 CBV（图 2.6 i）。因而在 BOT 期间无须患者转移。如 CBV 相对没有变化，则提示具有足够的侧支循环，迟发性脑缺血发生风险较低。仅有临界侧支循环且处于脑自动调节极限状态的患者可能显示 CBV 增加，可能存在迟发性脑缺血的风险。

血管造影静脉期的评估和造影室内 CTP 可能是评估脑血管储备和颈内动脉闭塞耐受能力最实用的方法，但后者的有效性尚未被报道。

除了 BOT 期间神经系统检查外，药物降压不太可能提高效果，且可能产生假阳性，同时意味着可能一些患者要承受不需要的搭桥手术。硝普盐类或拉贝他洛尔可诱导低血压，使平均动脉压降低 30%。这可能会筛查出 20% 侧支储备有限的患者，但也有 5%~15% 假阴性。

椎 - 基底动脉循环的球囊闭塞试验

此处讨论的评估完全都是临床性的。只有存在单支椎动脉或另一侧发育不全时，考虑双侧 VA 闭塞的患者才需进行椎 - 基底动脉循环的 BOT。在这样的病例中，BOT 应在枕动脉侧支水平以上进行。有观点认为，存在两条纤细的后交通动脉或单根后交通动脉情况下，即可耐受 VA 闭塞，这提示 COW 解剖结构并不总是可以预测临床结果。在进行如此激进的手术前，应该进行双侧 VA BOT。在后交通动脉功能存在的情况下，TCD 可用于评估大脑后动脉（PCA）血流，P1 段显示血流速度增快及反向，P2 段显示血流速度下降。如果没有显示这种变化，应怀疑球囊闭塞不完全，可能会导致假阴性结果。遗憾的是，关于能否耐受双侧椎动脉或基底动脉闭塞，P2 流速下降的极限尚未确定。因此，应慎重考虑椎 - 基底动脉循环闭塞的风险，权衡利弊。

2.6　结论

能否充分安全地切除颅底富血管性肿瘤取决于病变范围、血供以及术前安全栓塞的情况。根治性切除可能需要牺牲颈内动脉或椎动脉。通过 BOT 评估可以降低牺牲 ICA 导致并发症的风险。文献报道的多种 BOT 方案可提高安全闭塞的预测性，但都各有优缺点，目前没有哪一种具有明显的优势。

参考文献

[1]　Jindal G, Miller T, Raghavan P, Gandhi D. Imaging evaluation and treatment of vascular lesions at the skull base. Radiol Clin North Am. 2017; 55 (1):151–166.

[2]　Woolen S, Gemmete JJ. Paragangliomas of the head and neck. Neuroimaging Clin N Am. 2016; 26(2):259–278.

[3]　Ballah D, Rabinowitz D, Vossough A, et al. Preoperative angiography and external carotid artery embolization of juvenile nasopharyngeal angiofibromas in a tertiary referral paediatric centre. Clin Radiol. 2013; 68

(11):1097–1106.

[4] Mehan R, Rupa V, Lukka VK, Ahmed M, Moses V, Shyam Kumar NK. Association between vascular supply, stage and tumour size of juvenile nasopharyngeal angiofibroma. Eur Arch Otorhinolaryngol. 2016; 273(12): 4295–4303.

[5] Valavanis A. Embolisation of intracranial and skull base tumours. In: Valavanis A, ed. Interventional Neuroradiology. Berlin, Heidelberg: Springer Berlin Heidelberg; 1993.

[6] Schroth G, Haldemann AR, Mariani L, Remonda L, Raveh J. Preoperative embolization of paragangliomas and angiofibromas. Measurement of intratumoral arteriovenous shunts. Arch Otolaryngol Head Neck Surg. 1996; 122(12):1320–1325.

[7] Wilson G, Weidner W, Hanafee W. The demonstration and diagnosis of meningiomas by selective carotid angiography. Am J Roentgenol Radium Ther Nucl Med. 1965; 95(4):868–873.

[8] Adachi K, Hasegawa M, Hirose Y. Evaluation of venous drainage patterns for skull base meningioma surgery. Neurol Med Chir (Tokyo). 2017; 57(10): 505–512.

[9] DiMeco F, Li KW, Casali C, et al. Meningiomas invading the superior sagittal sinus: surgical experience in 108 cases. Neurosurgery. 2004; 55(6):1263–1272, discussion 1272–1274.

[10] Fukuda M, Saito A, Takao T, Hiraishi T, Yajima N, Fujii Y. Drainage patterns of the superficial middle cerebral vein: effects on perioperative managements of petroclival meningioma. Surg Neurol Int. 2015; 6:130.

[11] Adachi K, Hayakawa M, Ishihara K, et al. Study of changing intracranial venous drainage patterns in petroclival meningioma. World Neurosurg. 2016; 92:339–348.

[12] Shibao S, Toda M, Orii M, Fujiwara H, Yoshida K. Various patterns of the middle cerebral vein and preservation of venous drainage during the anterior transpetrosal approach. J Neurosurg. 2016; 124(2):432–439.

[13] Nagata T, Ishibashi K, Metwally H, et al. Analysis of venous drainage from sylvian veins in clinoidal meningiomas.World Neurosurg. 2013; 79(1):116–123.

[14] Gupta S, Bi WL, Mukundan S, Al-Mefty O, Dunn IF. Clinical applications of dynamic CT angiography for intracranial lesions. Acta Neurochir (Wien). 2018; 160(4):675–680.

[15] Johnston DC, Chapman KM, Goldstein LB. Low rate of complications of cerebral angiography in routine clinical practice. Neurology. 2001; 57(11): 2012–2014.

[16] Willinsky RA, Taylor SM, TerBrugge K, Farb RI, Tomlinson G, Montanera W. Neurologic complications of cerebral angiography: prospective analysis of 2,899 procedures and review of the literature. Radiology. 2003; 227(2): 522–528.

[17] Dawkins AA, Evans AL, Wattam J, et al. Complications of cerebral angiography: a prospective analysis of 2,924 consecutive procedures. Neuroradiology. 2007; 49(9):753–759.

[18] Schorstein J. Carotid ligation in saccular intracranial aneurysms. Br J Surg. 1940; 28(109):50–70.

[19] Olivecrona H. Ligature of the carotid artery in intracranial aneurysms. Acta Chir Scand. 1944; 91:353–368.

[20] Norlen G, Falconer M, Jefferson G, Johnson R. The pathology, diagnosis and treatment of intracranial saccular aneurysms. Proc R Soc Med. 1952; 45(5): 291–302.

[21] Moore O, Baker HW. Carotid-artery ligation in surgery of the head and neck. Cancer. 1955; 8(4):712–726.

[22] Schneweis S, Urbach H, Solymosi L, Ries F. Preoperative risk assessment for carotid occlusion by transcranial Doppler ultrasound. J Neurol Neurosurg Psychiatry. 1997; 62(5):485–489.

[23] Abud DG, Spelle L, Piotin M, Mounayer C, Vanzin JR, Moret J. Venous phase timing during balloon test occlusion as a criterion for permanent internal carotid artery sacrifice. AJNR Am J Neuroradiol. 2005; 26(10):2602–2609.

[24] Mathews D, Walker BS, Purdy PD, et al. Brain blood flow SPECT in temporary balloon occlusion of carotid and intracerebral arteries. J Nucl Med. 1993; 34 (8):1239–1243.

[25] Zhong J, Ding M, Mao Q, Wang B, Fu H. Evaluating brain tolerability to carotid artery occlusion. Neurol Res. 2003; 25(1):99–103.

[26] Lorberboym M, Pandit N, Machac J, et al. Brain perfusion imaging during preoperative temporary balloon occlusion of the internal carotid artery. J Nucl Med. 1996; 37(3):415–419.

[27] Eckert B, Thie A, Carvajal M, Groden C, Zeumer H. Predicting hemodynamic ischemia by transcranial Doppler monitoring during therapeutic balloon occlusion of the internal carotid artery. AJNR Am J Neuroradiol. 1998; 19(3): 577–582.

[28] Lui YW, Tang ER, Allmendinger AM, Spektor V. Evaluation of CT perfusion in the setting of cerebral ischemia: patterns and pitfalls. AJNR Am J Neuroradiol. 2010; 31(9):1552–1563.

[29] Linskey ME, Jungreis CA, Yonas H, et al. Stroke risk after abrupt internal carotid artery sacrifice: accuracy of preoperative assessment with balloon test occlusion and stable xenon-enhanced CT. AJNR Am J Neuroradiol. 1994; 15(5):829–843.

[30] Wang AY-C, Chen C-C, Lai H-Y, Lee S-T. Balloon test occlusion of the internal carotid artery with stump pressure ratio and venous phase delay technique. J Stroke Cerebrovasc Dis. 2013; 22(8):e533–e540.

[31] Chaudhary N, Gemmete JJ, Thompson BG, Pandey AS. Intracranial endovascular balloon test occlusion—indications, methods, and predictive value. Neurosurg Clin N Am. 2009; 20(3):369–375.

[32] Tarr RW, Jungreis CA, Horton JA, et al. Complications of preoperative balloon test occlusion of the internal carotid arteries: experience in 300 cases. Skull Base Surg. 1991; 1(4):240–244.

[33] Mathis JM, Barr JD, Jungreis CA, et al. Temporary balloon test occlusion of the internal carotid artery: experience in 500 cases. AJNR Am J Neuroradiol. 1995; 16(4):749–754.

[34] Okudaira Y, Arai H, Sato K. Cerebral blood flow alteration by acetazolamide during carotid balloon occlusion: parameters reflecting cerebral perfusion pressure in the acetazolamide test. Stroke. 1996; 27(4):617–621.

[35] Struffert T, Deuerling-Zheng Y, Engelhorn T, et al. Monitoring of balloon test occlusion of the internal carotid artery by parametric color coding and perfusion imaging within the angio suite: first results. Clin Neuroradiol. 2013; 23(4):285–292.

[36] Dare AO, Chaloupka JC, Putman CM, Fayad PB, Awad IA. Failure of the hypotensive provocative test during temporary balloon test occlusion of the internal carotid artery to predict delayed hemodynamic ischemia after therapeutic carotid occlusion. Surg Neurol. 1998; 50(2):147–155, discussion 155–156.

[37] Sorteberg A. Balloon occlusion tests and therapeutic vessel occlusions revisited: when, when not, and how. AJNR Am J Neuroradiol. 2014; 35(5): 862–865.

第 3 章　颅底肿瘤的栓塞治疗

Daniel A. Tonetti, Brian T. Jankowitz

周和平 / 译

摘要

　　本章将回顾颅底肿瘤不同栓塞方法，包括常见的缺点和风险。

　　关键词： 栓塞，微粒，PVA，液体栓塞材料，Onyx，NBCA，弹簧圈

3.1　学习要点

　　• 术前栓塞可减少肿瘤术中出血，增加成功切除的机会。

　　• 栓塞要完全以避免并发症为前提。

　　• 神经外科医生和神经介入医生应该对肿瘤栓塞的目标有一个清晰的共同认识。

　　• 安全栓塞需要术者了解患者特殊的吻合连接形式，以及可用于该特异相关解剖栓塞材料的风险 / 效益比。

3.2　引言

　　通过减少肿瘤血供，血管内栓塞治疗可以与手术联合应用，提高颅底肿瘤成功切除的可能性。自 1973 年首次描述此技术以来，栓塞技术和材料均取得了重大进展。目前，最常用的栓塞材料是乙烯 – 乙烯醇共聚物（Onyx）、氰基丙烯酸正丁酯（NBCA）、弹簧圈、颗粒、乙醇或上述材料的组合。

　　对于治疗颅底肿瘤的临床治疗团队来讲，最重要的是认识到肿瘤栓塞的主要目标是提高手术切除的成功率。颅底肿瘤的血供（血管供应）可能非常丰富，手术难以到达血管蒂，因此，栓塞术可以直接降低手术难度。理想情况下，栓塞还有助于增加术野清晰度，降低手术的并发症发生率。尽管文献报道认为栓塞有助于减少术中失血和降低复发率，但是栓塞基本不会显著影响手术的整体结果，因此，选择栓塞治疗应格外小心。没有绝对需要术前栓塞的肿瘤。

　　常见的颅底富血管性肿瘤包括一些脑膜瘤、血管外皮细胞瘤、青少年鼻咽血管纤维瘤（JNA）、血管网状细胞瘤和副神经节瘤（血管球瘤）。虽然上述所列并不详尽，但它们代表了神经介入医生推荐需要栓塞治疗的大多数最常见的血管性颅底肿瘤。

　　瘤内直接穿刺术是经皮或通过自然孔道进入颅底肿瘤。这项技术可用于病灶浅表、易接近、富血管性肿瘤患者，但并非没有严重并发症的风险。这种技术对以前做过栓塞治疗的复发性 JNA 最有用。当肿瘤所有供应动脉均被手术安全地闭塞或栓塞时，直接穿刺可能是进入肿瘤的唯一途径。在确诊颈动脉体、颈静脉球和迷走神经副神经节球瘤等一些小宗病例中对这个方法已有描述。临床上经动脉栓塞更常见，直接肿瘤穿刺的作用尚未完全确立，因此，本章将重点介绍术前经动脉栓塞在处理颅底富血管性肿瘤中的作用。然而，许多与手术安全性有关的指南、风险和建议同样适用于直接肿瘤手术技术。

3.3　栓塞目标及损伤规避

　　进行颅底肿瘤栓塞之前，识别患者特定的血管解剖结构（包括吻合口连接）并完全了解以下内容至关重要：

　　• 肿瘤的血供。

　　• 受累及的大脑和颅神经的血供。

　　• 皮肤及视网膜等终末器官的相关血供。

　　颅底肿瘤的常见供血动脉来自颈内动脉（ICA）、颈外动脉（ECA）、椎动脉（VA）的分支，或是这些动脉和（或）其分支的各种组合。起源于颅底脑膜的肿瘤通常由肿瘤附着部位的硬脑膜供血动脉供应。这些动脉可能来自 ECA/ICA/VA 的分支，以及肿瘤周围的皮层或软脑膜分支。关于硬脑膜起源肿瘤的血供，文献已有充分的描述。在栓塞前充分了解患者特定的具体解剖结构是避免错误栓塞导致并发症的先决条件。

　　即使没有栓塞计划，我们也主张对大多数颅底肿瘤进行术前诊断性血管造影。这样做的好处

是多方面的。即使广泛应用非侵入性成像技术，如磁共振成像（MRI）或计算机断层扫描（CT），我们也很难预测这些肿瘤的供血情况。了解异常增生的供血动脉、肿瘤整体的供血情况、Willis 环的侧支循环、静脉引流模式和受累情况，有助于规划手术入路，做好失血准备和预测牺牲血管的安全性。在必要时，确实需要计划将诊断性血管造影和球囊闭塞试验相结合。如果计划进行栓塞术，建议在患者清醒状态下单独进行造影诊断，这样可以避免全身麻醉下出现没有可栓塞供血动脉的尴尬情况。此外，一些直通式血管蒂可能适合清醒状态下栓塞，这样可以进行激发性 Wada 试验——选择性注射临时神经麻醉剂，如阿比妥钠、异丙酚或利多卡因来模拟神经功能缺损。

运用 ECA 和 ICA 分支超选择性导管确定肿瘤供应血管，同时明确一些潜在的颅内外吻合。如果对这些吻合缺乏充分的认识而误栓，很可能会引起危险。一些颅底肿瘤是由 ICA 和 ECA 形成的复杂脑膜吻合联合供血的。栓塞这些血管则充满挑战和风险。关于颅内外循环之间的吻合路径文献已有充分描述。总体来说，颅外血管主要通过 3 个部位，即经眶区眼动脉、岩骨海绵窦区和后循环的上颈段与颅内血管吻合。

眼动脉是参与 ICA-ECA 吻合的常见血管，因此，应特别关注眼动脉参与的任何潜在吻合。虽然眼动脉通常与筛动脉吻合，但后者也可起源于脑膜中动脉（MMA）；在这种情况下，牺牲 MMA 可能导致失明。枕动脉可通过 C1、C2 根支与椎动脉吻合；同样也可通过颈升动脉和颈深动脉与 C3~C7 神经根支吻合。岩骨海绵窦区 ICA-ECA 的主要吻合包括岩骨段 ICA 分支翼管动脉与上颌内动脉吻合，以及下外侧干（ILT）和脑膜垂体干（MHT）与咽升动脉（APA）之间的吻合。在颅底，ILT、MHT 和 APA 对颅神经供血复杂，因此也应仔细评估。根据我们的经验，栓塞这些血管的主要分支是不明智的。

在切除肿瘤之前决定对其进行栓塞，需要所有相关方积极参与，以团队方式进行决策。参与决策的各方应对栓塞的目标有一个清晰的认识和理解。由外科团队和神经介入医生在干预之前商定栓塞目标和时机。栓塞的具体目标可能包括：

• 与手术通路相反一侧的深部供血动脉阻塞。
• 对于一些因难以到达而增加切除难度的肿瘤，小型栓塞颗粒深层渗透，可软化和诱导瘤内坏死。
• 选择主要供血动脉用弹簧圈闭塞其近端，减少显露或减瘤体积期间的失血。

对血管介入团队来说，了解外科医生的具体需求，以及栓塞如何具体影响计划手术的结果是有利的，两个团队的目标应该是一致的。如经鼻蝶入路切除肿瘤后进行颅底重建需要鼻中隔瓣，就必须特别注意保留蝶腭动脉（SPA）的鼻中隔支。鼻中隔瓣常以鼻中隔后动脉为蒂，即 SPA 的终末支。该分支保留或牺牲，栓塞前应与整个手术团队进行讨论。

在栓塞治疗时，过度狂热的介入医生会追求遥不可及的影像学效果是很常见的现象。鉴于这一因素，我们发现预先设定栓塞终止点是很有用的，超过这个点代表栓塞带来的益处下降并迅速增加患者的风险。知道何时停止是通过经验获得的技能，我们发现预先确定终止点对于避免并发症非常有用。我们在实践中使用的具体终止点包括：

• 超过预定的辐射量（＞5 Gy）或 X 线曝光时间（＞60 min）。
• 液体栓塞材料反流至供血动脉。如果需要留取鼻中隔瓣，应小心避免双侧上颌内动脉反流和闭塞。
• 手术无法触及的深部供血动脉闭塞后。
• 单根主要供血动脉闭塞之后。

颅底肿瘤通常有一根主要供血动脉，这为显著降低肿瘤血供提供了最佳机会。这些血管常发自硬膜，在大多数情况下，牺牲这些血管并不会引起很大风险。相比之下，供应特定颅底肿瘤的枕动脉或颈内动脉海绵窦段分支却很少发出粗大的供血血管，通常情况下这些血管无须进行栓塞。

3.4 可用的栓塞材料

栓塞材料的选择对避免损伤有重要影响。我们发现以下药物（按安全性降序排列）是有益的：弹簧圈、大颗粒栓塞材料［如聚乙烯醇（PVA）］、Onyx、NBCA、小颗粒栓塞材料（如微球）和乙醇。无论从疗效还是并发症发生率来看，栓塞材料颗粒的大小都很重要。一般来说，液体栓塞材料和小颗粒可以穿透肿瘤毛细血管床，到达距离比弹簧圈或大颗粒栓塞材料更远；这有助于减少术中出血，但增加了颅内外吻合并发症或颅神经血管闭塞导致神经麻痹的可能。弹簧圈或大颗粒栓塞材料对于近端血管蒂栓塞是足够的，而且由于其控制能力增强，通常更安全。栓塞材料的选择应仔细考虑，不但要解决栓塞目的，而且要避免并发症。某些商业化栓塞材料的优缺点概述见表 3.1。

3.5　示例

病例 1：患者为一名 15 岁男童，诊断为巨大的 JNA，需要进行肿瘤术前栓塞（图 3.1）。术前前后（AP）位像和右侧 ECA 侧位像显示上颌内动脉远端出现强烈的肿瘤染色（图 3.2），选择该血管用 Onyx18 栓塞。术中超选择性右上颌内动脉远端注射造影剂后，肿瘤广泛染色（图 3.3）。栓塞后，右侧 ECA 造影前后（AP）位和侧位图像显示

右侧 ECA 供血的部分肿瘤无染色（图 3.4）；然而，ICA 造影显示肿瘤持续性染色的部分血来自几根海绵窦段颈动脉的分支（图 3.5）。考虑到超选择性栓塞这些颅内海绵状 ICA 分支的风险较高，便终止了继续栓塞。第二天患者成功地进行了经鼻肿瘤全切除。

病例 2：患者，男性，54 岁，因右侧听力丧失和面部偏瘫 3 个月，就诊于耳鼻喉科。MRI 显示右桥小脑角区域有一个异常强化肿瘤（图 3.6），拟诊断为血管外皮细胞瘤。应神经外科医生的要求，进行了术前栓塞。右侧 ECA 造影显示来自右侧上颌内动脉和脑膜中动脉（MMA）的多条血管（图 3.7，红色箭头）参与肿瘤供血（黑色箭头）。超选择性右侧 MMA 造影显示肿瘤显著染色（图 3.8，黑色箭头），随后用 Onyx18 和 Barricade 弹簧圈进行栓塞。在手术结束时 MMA 参与供血的部分

表 3.1　商业化栓塞材料的优缺点

栓塞材料类型（示例）	优点	缺点
弹簧圈 • Tornado®（Cook Medical, Bloomington，IN） • Axium™（Medtronic, Santa Rosa，CA） • Target®（Stryker Neurovascular, Fremont，CA） • Barricade™（Balt USA, Irvine, CA）	• 使用简单 • 在低流量或中等流量状态下非常可控 • 近端血流阻断	• 无远端穿透
大颗粒栓塞材料 • 聚乙烯醇（PVA）	• 相对安全 • 近端血流阻断 • 导致显著的炎性反应和血管纤维化	• 无远端穿透 • 显著的再通率 • 由于颗粒大小的差异，可能会出现颗粒聚集，导致血管更远端闭塞
氰基丙烯酸正丁酯（NBCA）	• 良好的远端穿透力 • 形成永久性血管铸型，进展为慢性炎症和纤维化	• 控制高流量瘘口困难 • 个体化调配 NBCA/ 乙二醇的混合比例需要一定的经验，从而获得适当的聚合时间 • 如果仅部分栓塞，则可能发生再通
乙烯 - 乙烯醇共聚物（Onyx） • Onyx18 • Onyx34	• 易于控制 • 良好的远端穿透力 • 常用，易懂 • 无黏附性，可长时间注射，必要时暂停注射 • 瘤内分布较均匀，使边界更清晰，便于手术分离和切除	• 高辐射暴露和时间较长 • 二甲基亚砜（DMSO）可能具有神经毒性，快速注射可能导致血管痉挛和坏死，从而增加颅脑损伤概率 • 手术时电灼可能会引起火花
小颗粒栓塞材料 • 三丙烯酸明胶微球	• 良好的远端穿透力 • 通常不会聚集 / 凝结成块 • 导致显著的炎性反应和血管纤维化 • 颗粒大小一致	• 需要间歇搅拌保持颗粒悬浮 • 控制较难 • 穿透毛细血管的风险高，可能导致缺血和颅脑损伤
乙醇	• 出色的远端穿透力	• 很少使用 • 控制较难且播散广泛 • 迅速被血液稀释

无染色（图3.9）。

其他参与肿瘤供血动脉是来自海绵窦段颈内

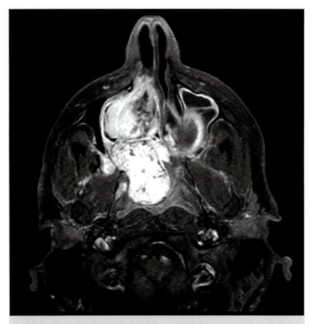

图3.1 T1加权增强MRI显示该15岁男童鼻咽部有一个巨大的非均一性的增强肿物

的动脉（ICA）分支（图3.10）和右侧小脑上动脉（SCA）与小脑前下动脉（AICA）（图3.11）的一些分支。超选择性右侧SCA用Onyx18栓塞。栓塞后的后循环造影术显示右侧SCA供应的部分染色；AICA供应的部分仍存在（图3.12）。此时，供应肿瘤的两根主要血管已被成功栓塞，总暴露时间超过60 min；神经介入医生和神经外科医生共同选择结束栓塞。患者苏醒后，没有出现新的神经功能障碍，第二天进行了肿瘤全切除。病理学检查证实为血管网状细胞瘤，而非血管外皮细胞瘤。

3.6 处理策略

颅底肿瘤栓塞后其组织病理学变化是动态的，阻断供血近期肿瘤发生梗死和坏死，随后形成血栓和水肿。栓塞后发生的炎性反应可导致肿瘤短暂性肿胀，而肿胀产生显著的占位效应可导致神经功能障碍、脑积水或脑疝；如果担心栓塞后占位效应导致的风险，则在栓塞后应用大剂量类固醇激素并在24 h内切除肿瘤或只进行部分栓塞。

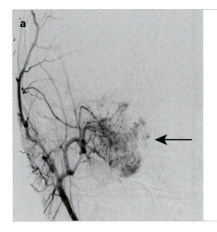
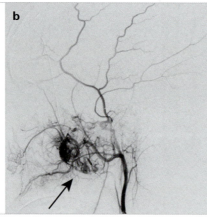

图3.2 a、b. 右侧颈外动脉（ECA）的前后（AP）位和侧位图像显示肿瘤致密染色（黑色箭头）的血供来自上颌内动脉远端

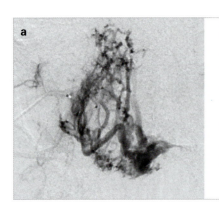
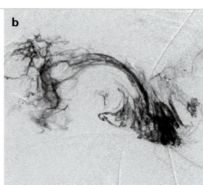

图3.3 超选择性栓塞上颌内动脉的正位（a）和侧位（b）图像

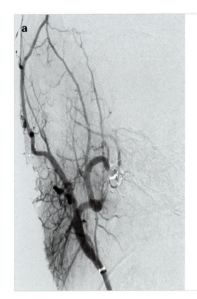
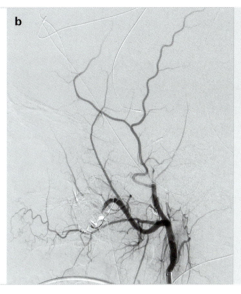

图 3.4 a、b. 栓塞后右侧颈外动脉（ECA）造影显示上颌动脉供应的部分肿瘤无染色

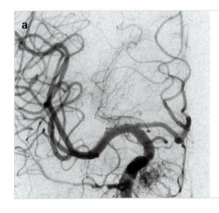
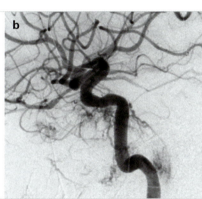

图 3.5 颈内动脉（ICA）造影的正位（a）和侧位（b）图像显示肿瘤持续性染色的部分血供来自几根海绵窦段颈动脉的分支

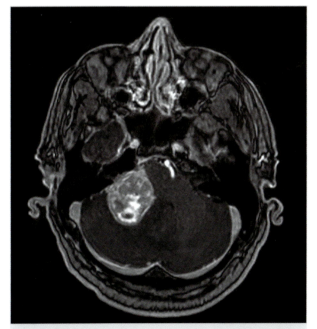

图 3.6 轴位增强 T1 加权 MRI 显示右侧桥小脑角区肿瘤非均一强化伴瘤内囊性变

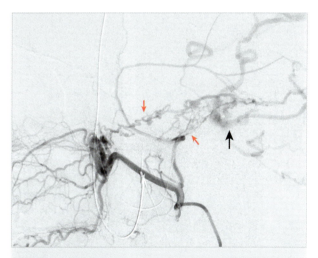

图 3.7 右侧颈外动脉（ECA）造影显示肿瘤的部分血供来源于上颌内动脉远端和脑膜中动脉（红色箭头），伴相应供血部分肿瘤染色（黑色箭头）

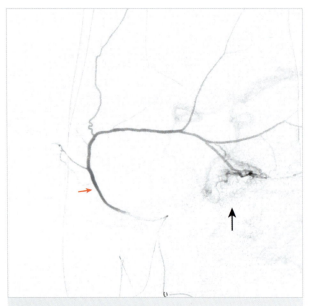

图 3.8 超选择性右侧脑膜中动脉（MMA）（红色箭头）造影侧位像显示肿瘤明显染色（黑色箭头）。该血管用 Onyx18 和 Barricade 弹簧圈栓塞

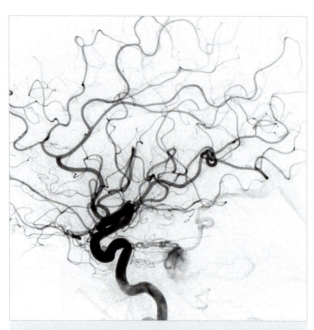

图 3.10 右侧颈内动脉（ICA）造影侧位图像显示肿瘤的部分血供来自颈内动脉海绵窦段分支

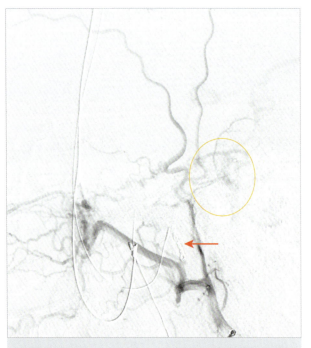

图 3.9 右侧颈外动脉（ECA）栓塞后侧位图像显示脑膜中动脉（MMA）（红色箭头）闭塞，相应的肿瘤染色也几乎消失（橙色圈）

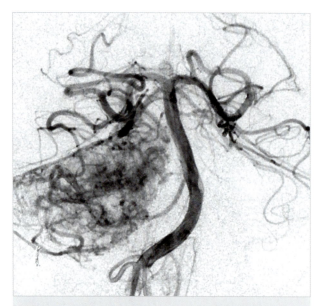

图 3.11 后循环造影前后（AP）位图像显示右侧小脑上动脉（SCA）和小脑前下动脉（AICA）供应肿瘤

然而，至少在手术前几天栓塞可以促进肿瘤坏死，更加便于手术切除，尤其是脑膜瘤。栓塞后 7 天，可能发生部分血管重建和血管再通。最大限度地

提高术前栓塞的效益并限制其缺陷需根据具体病例确定；对于大多数颅底肿瘤而言，考虑到其周围的精细解剖和栓塞后有梗死及水肿可能，我们倾向于及早（＜ 24 h）行手术切除。

对以前手术过的患者进行 4 根血管造影可能有助于明确之前的某些血管损伤（如假性动脉

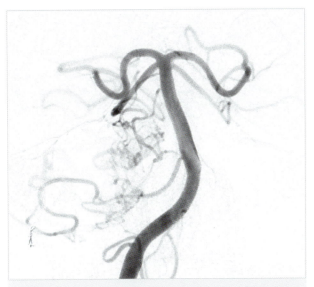

图 3.12　小脑上动脉（SCA）栓塞显示相应供应区肿瘤无染色，右侧小脑前下动脉（AICA）供应区持续染色

瘤、血管闭塞）。为了消除患者移动的干扰，通常选择全身麻醉来完成这些检查，有助于提高可行性和安全性。在无法进行神经功能检查的情况下，可以考虑术中体感诱发电位和脑电图监测大脑某些功能。许多这样的操作也可以在患者清醒的状态下进行；但是，必须要平衡运动增加、难以看到栓塞材料栓塞情况、尿潴留、患者不适以及由于身体平伸或药物刺激［尤其是二甲基亚砜（DMSO）］引起的注射部位疼痛之间的利弊。有趣的是，栓塞前立即经动脉给予 2~10 mg 利多卡因，可减轻注射 DMSO 引起的局部刺激症状。

在 Wada 试验中已经证实异戊巴比妥、利多卡因和异丙酚有效，也可用于识别颅神经的血管供应。据报道，在栓塞之前进行超选择性 Wada 试验明确颅神经的血供可以减少颅神经损伤。有研究表明，由 MMA 供血并向岩尖或海绵窦后内侧延伸的颅底脑膜瘤，栓塞后颅神经麻痹的风险增加。同样，栓塞时供应颅底肿瘤（如颈静脉球副神经节瘤）血供的咽升动脉可导致面神经损伤，而这可通过超选择性 Wada 试验预测。

3.7　潜在并发症

与肿瘤栓塞相关的并发症，按照由轻至重排列如下：腹股沟血肿、暂时性或永久性脱发、造影剂肾病、颅神经麻痹、皮肤或黏膜坏死、血管

穿孔、卒中（缺血性或出血性）和死亡。必须注意仔细识别并完全了解肿瘤和正常健康组织的供应血管。栓塞时，选择合适的栓塞材料和完美的操作技术，以确保结果满意。

特定的手术并发症取决于肿瘤的部位。对于颅底肿瘤，常规是栓塞颈外动脉分支，这些肿瘤特有的风险包括皮肤和（或）黏膜坏死及颅神经麻痹。对于颅内肿瘤或由颅内血管供应的肿瘤，缺血性卒中和死亡更常见。据报道，颅内栓塞后的主要并发症发生率高达 3%~6%。在任何情况下，术前肿瘤栓塞都不是绝对必需的，避免所有主要并发症才是关键。

栓塞血管时邀请外科医生在现场是有益的，不但可以衡量栓塞是否成功，还可以一起讨论手术方法和确定预设终止点。在栓塞后立即行肿瘤切除，很难区分并发症是由栓塞引起的还是手术引起的。在可能的情况下，我们建议在栓塞和手术切除的间隙进行神经系统检查，以区分栓塞和手术的并发症。

如果在栓塞过程中出现了并发症，立即识别并找出直接原因至关重要。危险的操作应立即停止。如果并发症是由栓塞材料偏离了栓塞血管引起的，则可诱发高血压和静脉压升高，可能会增强侧支循环的灌注。皮质类固醇对颅神经麻痹无任何益处。有报道称，某些栓塞材料栓塞后出现的颅神经病变部分或完全恢复，可能与血管再通有关。

3.8　静脉解剖

静脉解剖与颅底肿瘤的关系将在第 20 章中予以介绍。了解大量有关静脉解剖知识，对预防静脉损伤非常有帮助，因此在本节中仍值得特别说明。尽管静脉结构与栓塞没有直接关系，但静脉梗死仍导致显著的并发症；因此，术前血管造影了解这些信息非常重要。一个乐于思考的神经介入医生在栓塞过程中同样应该获得包括静脉期在内的全部血管影像。

3.9　结论

术前栓塞可减少术中出血，提高颅底肿瘤手术切除的成功率。没有绝对需要术前栓塞的肿瘤，因此，栓塞应完全基于避免并发症考虑。良好的

栓塞效果需要对患者特定的神经血管解剖、病例特点和终止点选择有深入的了解，对神经介入设备和栓塞材料的选择有良好的理解和熟悉，以及无可挑剔的技术。

参考文献

[1] Djindjian R, Cophignon J, Théron J, Merland JJ, Houdart R. Embolization by superselective arteriography from the femoral route in neuroradiology. Review of 60 cases. 1. Technique, indications, complications. Neuroradiology. 1973; 6(1):20–26.

[2] Duffis EJ, Gandhi CD, Prestigiacomo CJ, et al. Society for Neurointerventional Surgery. Head, neck, and brain tumor embolization guidelines. J Neurointerv Surg. 2012; 4(4):251–255.

[3] Gupta R, Thomas AJ, Horowitz M. Intracranial head and neck tumors: endovascular considerations, present and future. Neurosurgery. 2006; 59(5) Suppl 3:S251–S260, discussion S3–S13.

[4] Chun JY, McDermott MW, Lamborn KR, Wilson CB, Higashida R, Berger MS. Delayed surgical resection reduces intraoperative blood loss for embolized meningiomas. Neurosurgery. 2002; 50(6):1231–1235, discussion 1235–1237.

[5] Tikkakoski T, Luotonen J, Leinonen S, et al. Preoperative embolization in the management of neck paragangliomas. Laryngoscope. 1997; 107(6):821–826.

[6] LaMuraglia GM, Fabian RL, Brewster DC, et al. The current surgical management of carotid body paragangliomas. J Vasc Surg. 1992; 15(6):1038–1044, discussion 1044–1045.

[7] Ungkanont K, Byers RM, Weber RS, Callender DL, Wolf PF, Goepfert H. Juvenile nasopharyngeal angiofibroma: an update of therapeutic management. Head Neck. 1996; 18(1):60–66.

[8] Casasco A, Herbreteau D, Houdart E, et al. Devascularization of craniofacial tumors by percutaneous tumor puncture. AJNR Am J Neuroradiol. 1994; 15 (7):1233–1239.

[9] Casasco A, Houdart E, Biondi A, et al. Major complications of percutaneous embolization of skull-base tumors. AJNR Am J Neuroradiol. 1999; 20(1): 179–181.

[10] Ozyer U, Harman A, Yildirim E, Aytekin C, Akay TH, Boyvat F. Devascularization of head and neck paragangliomas by direct percutaneous embolization. Cardiovasc Intervent Radiol. 2010; 33(5):967–975.

[11] Derdeyn CP, Neely JG. Direct puncture embolization for paragangliomas: promising results but preliminary data. AJNR Am J Neuroradiol. 2004; 25(9): 1453–1454.

[12] Elhammady MS, Peterson EC, Johnson JN, Aziz-Sultan MA. Preoperative onyx embolization of vascular head and neck tumors by direct puncture. World Neurosurg. 2012; 77(5–6):725–730.

[13] Dubel GJ, Ahn SH, Soares GM. Contemporary endovascular embolotherapy for meningioma. Semin Intervent Radiol. 2013; 30(3):263–277.

[14] Geibprasert S, Pongpech S, Armstrong D, Krings T. Dangerous extracranialintracranial anastomoses and supply to the cranial nerves: vessels the neurointerventionalist needs to know. AJNR Am J Neuroradiol. 2009; 30(8): 1459–1468.

[15] Liu Q, Rhoton AL, Jr. Middle meningeal origin of the ophthalmic artery. Neurosurgery. 2001; 49(2):401–406, discussion 406–407.

[16] Wakhloo AK, Juengling FD, Van Velthoven V, Schumacher M, Hennig J, Schwechheimer K. Extended preoperative polyvinyl alcohol microembolization of intracranial meningiomas: assessment of two embolization techniques. AJNR AmJ Neuroradiol. 1993; 14(3):571–582.

[17] Carli DF, Sluzewski M, Beute GN, van Rooij WJ. Complications of particle embolization of meningiomas: frequency, risk factors, and outcome. AJNR Am J Neuroradiol. 2010; 31(1):152–154.

[18] Kai Y, Hamada J, Morioka M, Yano S, Todaka T, Ushio Y. Appropriate interval between embolization and surgery in patients with meningioma. AJNR Am J Neuroradiol. 2002; 23(1):139–142.

[19] Pauw BK, Makek MS, Fisch U, Valavanis A. Preoperative embolization of paragangliomas (glomus tumors) of the head and neck: histopathologic and clinical features. Skull Base Surg. 1993; 3(1):37–44.

[20] Patel A, Wordell C, Szarlej D. Alternatives to sodium amobarbital in the Wada test. Ann Pharmacother. 2011; 45(3):395–401.

[21] Chiu AH, Bynevelt M, Lawn N, Lee G, Singh TP. Propofol as a substitute for amobarbital in Wada testing. J Clin Neurosci. 2015; 22(11):1830–1832.

[22] Horton JA, Kerber CW. Lidocaine injection into external carotid branches: provocative test to preserve cranial nerve function in therapeutic embolization. AJNR Am J Neuroradiol. 1986; 7(1):105–108.

[23] Kai Y, Hamada J, Morioka M, et al. Preoperative cellulose porous beads for therapeutic embolization of meningioma: provocation test and technical considerations. Neuroradiology. 2007; 49(5):437–443.

[24] White JB, Link MJ, Cloft HJ. Endovascular embolization of paragangliomas: a safe adjuvant to treatment. J Vasc Interv Neurol. 2008; 1(2):37–41.

[25] Bendszus M, Monoranu CM, Schütz A, Nölte I, Vince GH, Solymosi L. Neurologic complications after particle embolization of intracranial meningiomas. AJNR Am J Neuroradiol. 2005; 26(6):1413–1419.

[26] Valavanis A. Preoperative embolization of the head and neck: indications, patient selection, goals, and precautions. AJNR Am J Neuroradiol. 1986; 7(5): 943–952.

第 4 章　颅底手术中局部区域瓣膜的血供

Philippe Lavigne, Eric W. Wang

耿良元 / 译

摘要

随着新技术的出现和对解剖的深入理解，颅底缺损变得越来越大，修补越来越复杂。如今在修补材料上，从游离的无血供移植物到大的轴向血管灌注的局部区域瓣，有多种选择。带蒂血管瓣大部分是通过传统的开放入路获得的，而另一部分可通过经鼻入路获得。两者的概念都是一样的：通过水密缝合来修补颅腔与外部空间以及呼吸道、消化道的屏障，防止术后并发症的发生。大多数带蒂血管瓣的血供来自颈外动脉的分支。此外，颅周瓣从眼动脉的分支接受血管供应，而眼动脉本身则是颈内动脉的分支。修补的方式取决于缺损的位置、大小、术式、病程、患者因素和外科医生的经验。理想情况下，外科医生会综合多种方案来进行个性化的重建，从而达到最佳效果。

关键词：内镜，修补，颅底，带蒂血管瓣

4.1 学习要点

- 颅底缺损的修补是在颅腔周围建立一个保护性屏障。
- 鼻外瓣的选择包括：前颅周瓣、颞顶筋膜瓣、颞肌瓣、面动脉肌黏膜瓣（FAMM）和枕颅周瓣。
- 鼻内瓣的选择包括：鼻中隔瓣（NSF）、下鼻甲 / 鼻侧壁瓣和中鼻甲瓣。
- 瓣的选择取决于潜在的病理学、患者的并发症、前期治疗、手术入路的扩展以及缺损的位置和大小。

4.2 引言

颅底重建对于修补颅腔和鼻窦道之间的屏障以及防止术后脑脊液漏至关重要。重建失败可能会导致气颅、脑膜炎、脑脓肿和脑室感染。由于手术技术的显著提升和经鼻内镜技术的发展，我们需要经鼻对更大、更复杂的颅底缺损进行重建。随着重建技术的进步，颅底外科医生可选择多种重建方法。主要取决于缺损的大小和位置、手术方法、病理诊断、患者因素及前期治疗。腹侧颅底的小缺损（＜1 cm）可以用多层游离的无血管移植物进行修补，成功率超过90%。在经鼻内镜手术和开颅手术中发现较大硬膜缺损或存在高流量脑脊液漏风险缺损的发生率分别为16.7%和16.2%。研究发现，带血管组织修补可以显著降低高风险缺损中脑脊液漏的发生率。本章介绍开颅和内镜颅底手术中最常用的带蒂血管瓣。表4.1列出了每种瓣的主要特征。

4.3 鼻外重建瓣

对于经颅入路，带蒂血管瓣能有效地重建颅腔的分隔。术前设计的头皮切口有助于获取和保留重建方案的血供。在开放入路中，通过缝合和嵌入筋膜移植物对硬膜缺损进行初步修补，有利于实现水密缝合。相对于鼻内颅底缺损的重建，鼻外瓣的优点是可以在离原发病变较远的地方取材。这对鼻窦和颅底恶性肿瘤来说是最重要的，因为原发组织会危及移植瓣的血管供应或影响肿瘤切除。此外，如果患者之前接受过鼻腔或颅底的放疗，那么移植瓣及其血供应在放疗区域以外。

4.3.1 前颅周瓣

前颅周瓣（PCF）的血供来自眶上动脉和耳上动脉，它们都是眼动脉的分支。PCF是唯一从颈内动脉（ICA）获得血供的局部颅底重建瓣。根据缺损的大小和弧度，术中可以单侧或双侧取材，如有需要，可以向后延伸到双侧皮肤切口以外。一个标准的PCF由骨膜和浅层松散的小间隙结缔组织组成。帽状腱膜 – 颅周瓣也包括帽状腱膜层，但由于覆盖后坏死的风险较高，所以很少采用。当使用前额部皮瓣时，最好保留前部头皮的血供，以降低皮肤坏死的风险，特别是对既往存在放疗的患者。在这些患者中，两侧的冠状切口设计应保留颞浅动脉（STA）的顶部分支，以增加额部头皮的血供。传统上 PCF 技术用于从额窦到鼻翼水平的颅底缺损。这种瓣可以通过额部开颅手术置入颅内，同时 PCF 在经鼻手术中的作用也越来越受到关注。可以通过在鼻根处的截骨术，在颅底水平以下（颅外）进行 PCF 经鼻移植。在这过程中须注意不要扭曲瓣和损害瓣的血

供（图 4.1）。有报道内镜辅助下的 PCF 移植，有可能降低发病率。使用 PCF 的缺点有需要鼻腔外部大切口和黏膜愈合延迟，从而导致鼻腔长时间的结痂，这一点在术后放疗患者表现中尤为明显（表 4.1）。

4.3.2　颞顶筋膜瓣

颞浅动脉是颈外动脉（ECA）的一个分支，供应颞顶筋膜瓣（TPFF）。颞浅动脉有一条或两条伴

表 4.1　颅底重建使用的鼻内和鼻外修补瓣

位置	皮瓣名称	血供来源	优点	缺点 / 局限
鼻外				
	前颅周瓣	眶上动脉和滑车上动脉	尺寸大，柔软，技术简单	有损伤面神经额支的风险；鼻内黏膜化延迟；传统的大切口
	颞顶筋膜瓣	颞浅动脉	固定的血管解剖；尺寸大；可到达颅后窝	颅前窝到达范围有限；有损伤面神经额支的风险；有皮肤坏死的风险；可能导致毛囊损伤；技术上具有挑战性
	颞肌瓣	颞深动脉	丰富的血供；体积较大	旋转角度有限；如果利用所有肌肉，有可能造成颞部塌陷
	FAMM	内眦动脉	无外切口；血供丰富	潜在并发症较多（牙关紧闭症、口鼻瘘、牙床开裂）；技术上有挑战；治疗范围有限
	枕颅周瓣	枕动脉	重建面积大；血供强	在颅前窝的范围有限；皮瓣与蒂的比例大；额外的颈部清扫；进入后颈部头皮
鼻内				
	鼻中隔瓣	后鼻中隔动脉	无外部切口；长血管蒂；可到达腹侧颅底所有区域	微观上有恶性肿瘤侵袭鼻窦的可能性；先前经鼻手术可能导致失去血供；同侧翼点入路的限制
	下鼻甲 / 鼻侧壁瓣	鼻壁后外侧动脉	当 NSF 不可用时，能替代它	可能导致鼻泪管损伤；不如 NSF 功能多；短蒂；鼻侧壁结痂损伤
	中鼻甲瓣	中鼻甲动脉	并发症少；可替代 NSF	修补面积小；短蒂；旋转角度有限

缩写：FAMM，面动脉肌黏膜瓣；NSF，鼻中隔瓣

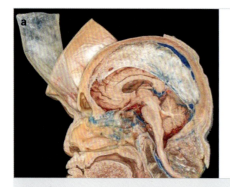
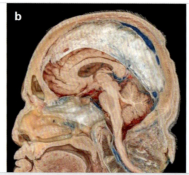
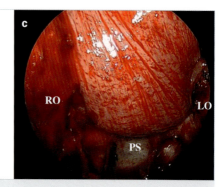

图 4.1　a. 矢状面尸体解剖图显示前颅周瓣（PCF）。b. 通过鼻窦截骨术进行鼻内移植，修补腹侧颅底的缺损。c. 鼻内镜下经鼻窦截骨术中 PCF 修补前颅底缺损的图像。PS，蝶骨平台；RO，右侧眶；LO，左侧眶

行静脉，都在颞顶筋膜的浅层或内部。TPFF 以扇形方式延伸到颞肌筋膜的浅层，并与帽状腱膜相延续。术前头皮切口的设计对于保留该筋膜瓣及颞浅动脉血供非常重要，因为在切开切口时必须分离该瓣。这种皮瓣的主要缺点有：有损伤毛囊的风险，随后会出现脱发；需要通过翼腭窝移位以到达腹侧颅底；有损伤面神经额支的风险。图 4.2 介绍了一例 TPFF 和 PCF 的病例，它们取自同一患者身上，用于重建复杂的颅底缺损。

4.3.3　颞肌瓣

颞肌的血供来自上颌内动脉的颞深支，该动脉在肌肉深处主要分为前部和后部分支。颞肌瓣提供强大的血供和填塞效果，但可旋转的程度有限，主要用于修补侧颅底和眶部的缺损。整个肌瓣用来修补时可以旋转，或者可以分为前后两部分，从而达到外观上减少颞部的凹陷但不影响其血供的效果。

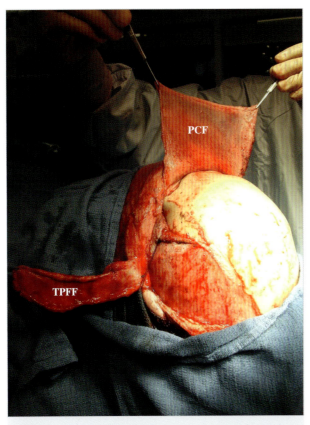

图 4.2　同一患者颞顶筋膜瓣（TPFF）和前颅周瓣（PCF）重建复杂颅底缺损的术中图

4.3.4　枕颅周瓣

供应颅骨膜的枕动脉较为曲折，多起源于二腹肌后腹的深处。为防止其损伤，术中可保留一个宽大的血管基底，而不是暴露整个动脉。这种方式最大可以得到 4 cm×11 cm 的重建面，并用于外侧和后部的颅底缺损修补。另外，可以将瓣旋转到乳突顶端以下，通过隧道深入下颌骨，并通过翼腭窝进入鼻腔，以重建牙龈中部缺损。

4.3.5　面动脉肌黏膜瓣（FAMM）

早在 1992 年，文献报道 FAMM 接受面动脉逆行血流的供应。该瓣从口腔内采集，并通过牙龈 – 颊沟进入上颌窦口（Caldwell-Luc）。在鼻腔内，可以旋转该瓣来重建颅前窝、颅中窝或颅后窝缺损。FAMM 血供丰富，是重建颅底颅骨坏死区的理想选择。FAMM 的缺点是其厚度、柔韧性和潜在的口腔并发症（牙关紧闭症、口鼻瘘、牙床开裂）。虽然 FAMM 在口腔缺损重建中已被广泛应用，但关于其在颅底重建中的报道非常有限。

4.4　经鼻重建瓣

经鼻手术的颅底缺损可以很容易地用经鼻内镜技术进行重建。大多数小的、低流量缺损（<1 cm）用游离的无血供移植物进行修补，且成功率超过 90%。较大的或高流量缺损的颅底重建则更具挑战性。研究证实，将有血供的组织作为重建的屏障相比于无血管移植物可大大降低术后脑脊液漏的风险。虽然仅限于鼻中隔瓣（NSF）、下鼻甲 / 鼻侧壁瓣和中鼻甲瓣，但瓣大小可以根据手术入路来确定，从而使硬膜修补更加有效。

4.4.1　鼻中隔瓣（NSF）

NSF 也被称为 Hadad–Bassagasteguy 瓣，NSF 的血供来自蝶腭动脉分支和鼻中隔后动脉。在初次手术和翻修手术中，可以在术中通过超声检查或荧光血管造影来评估 NSF 的血供（图 4.3 和图 4.4）。NSF 中心位置的基底较长且坚固，可以用来修补颅前窝、颅中窝和颅后窝腹侧的缺损。可以将 NSF 扩大到鼻底来增加重建的面积，这种皮瓣多由从鼻中隔延伸到鼻底的两条动脉供应（图

4.5）。在术中须注意保护黏膜瓣不受损伤，特别是在靠近基底处使用磨钻操作时。NSF 最好相对在动力器械（钻头、超声刀）的对侧并抬高，以避免误伤。在某些情况下，黏膜瓣抬高的一侧是由入路决定的。如翼点入路通常需要暴露翼腭窝内容物，因此需要抬高对侧的瓣。

NSF 仍然是经鼻颅底重建的主体，它用途广泛、柔韧，并有一个长的、能提供强力血供的基底。NSF 的潜在缺点是经鼻手术前期造成黏膜瓣

血供丧失，若有鼻内恶性肿瘤，则可能有潜在的肿瘤侵袭。此外，NSF 或其蒂的获取和保护，贯穿整个手术过程。这样会给 NSF 带来持续性风险。NSF 增加早期鼻部并发症发生率的可能性仍有争议；然而，其在颅底重建中的应用并未发现显著增加术后长期并发症发生率。嗅觉黏膜保留技术打消了人们最初担心术后嗅觉减退的担忧。目前已经报道了几种加快鼻中隔愈合的技术：黏膜或筋膜移植、硅胶片夹板和反向鼻中隔瓣（Caicedo 瓣）。

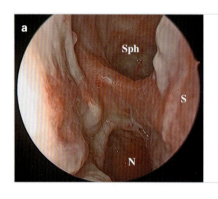
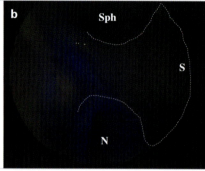

图 4.3 翻修手术中右侧鼻中隔瓣的血供评估。a. 右鼻腔内镜检查显示残留狭窄的鼻中隔瓣蒂。b. 吲哚菁绿染色荧光镜显示鼻中隔瓣区域（虚线）没有增强，提示血供不足。N，鼻咽；S，鼻中隔；Sph，蝶骨

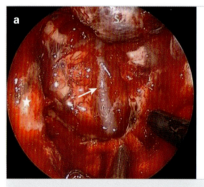
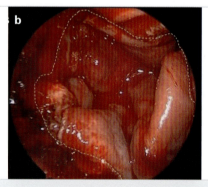
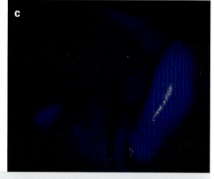

图 4.4 斜坡脊索瘤切除术后斜坡缺损的重建。a. 硬脑膜缺损术中视图：箭头，基底动脉；S，蝶鞍；★，暴露的右侧颈动脉。b. 鼻中隔瓣（虚线）修补硬脑膜缺损、右侧颈动脉和蝶鞍。c. 吲哚菁绿染色荧光镜显示最终修补后鼻中隔瓣明显增强，提示血供良好

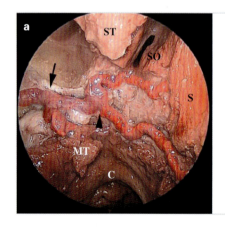
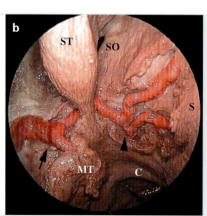

图 4.5 右侧鼻腔鼻中隔后动脉蝶窦分叉处的内镜视图。蝶窦分叉可分为外侧（a）型和内侧（b）型。黑色箭头，蝶腭动脉分叉；黑色三角箭头，鼻中隔后动脉的蝶骨处分叉；C，鼻后孔；MT，中鼻甲；S，鼻中隔；SO，蝶窦口；ST，上鼻甲

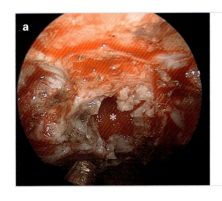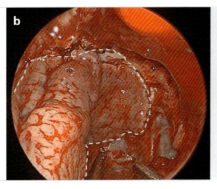

图 4.6　复发性垂体腺瘤切除后修补鞍部缺损的术中内镜视图。a. 硬脑膜缺陷中补入了嵌体胶原蛋白基质（＊）。b. 右鼻侧壁瓣（虚线）修补硬脑膜缺损

4.4.2　鼻侧壁瓣

鼻侧壁瓣的血供来自鼻壁后外侧动脉，该动脉是蝶腭动脉的一个分支，从下鼻甲后外侧附着处的上侧进入下鼻甲。最初被称为下鼻甲黏膜瓣，修补所用瓣面仅限于覆盖下鼻甲的黏膜。随着对血供认识的提高，可以"扩大黏膜瓣"，通过包括不同数量的鼻底和前侧鼻壁黏膜来扩大重建黏膜瓣的面积，因此称为"鼻侧壁瓣"更为恰当。为防止出现瘢痕和溢泪，从下鼻孔剥离黏膜时必须确定鼻泪管并将其锐性切开。由于这种皮瓣的旋转角度有限，在没有鼻中隔瓣的情况下，是最适用于修补较小的蝶鞍缺损和中等大小缺损的材料（图 4.6）。

4.4.3　中鼻甲瓣

中鼻甲瓣的血供来自蝶腭动脉分出的中鼻甲动脉，可用于修补小的蝶鞍和蝶骨缺损。它在取材上有技术难度，过早切断骨质与颅底的连接会增加难度，并可能导致脑脊液漏。这种瓣的修补面积有限，可旋转的角度也有限，因此很少使用。

4.5　结论

颅底缺损的重建是颅底手术的难点之一，尤其在没有理想的重建瓣膜的情况下更为困难。瓣膜的选择主要由潜在的病理学因素和缺损的位置、大小所决定。按照每一层结构来进行逐层修补多层重建是很好的选择。了解每个瓣膜的血供对于保证瓣膜的存活至关重要。颅底外科医生必须能够预见到重建过程中的难点，并且熟悉应用多种方法来降低重建失败的可能。

参考文献

[1] Hegazy HM, Carrau RL, Snyderman CH, Kassam A, Zweig J. Transnasal endoscopic repair of cerebrospinal fluid rhinorrhea: a meta-analysis. Laryngoscope. 2000; 110(7):1166–1172.

[2] Fraser S, Gardner PA, Koutourousiou M, et al. Risk factors associated with postoperative cerebrospinal fluid leak after endoscopic endonasal skull base surgery. J Neurosurg. 2018; 128(4):1066–1071.

[3] Ganly I, Patel SG, Singh B, et al. Complications of craniofacial resection for malignant tumors of the skull base: report of an International Collaborative Study. Head Neck. 2005; 27(6):445–451.

[4] Harvey RJ, Parmar P, Sacks R, Zanation AM. Endoscopic skull base reconstruction of large dural defects: a systematic review of published evidence. Laryngoscope. 2012; 122(2):452–459.

[5] Zanation AM, Thorp BD, Parmar P, Harvey RJ. Reconstructive options for endoscopic skull base surgery. Otolaryngol Clin North Am. 2011; 44(5): 1201–1222.

[6] Snyderman CH, Janecka IP, Sekhar LN, Sen CN, Eibling DE. Anterior cranial base reconstruction: role of galeal and pericranial flaps. Laryngoscope. 1990; 100(6):607–614.

[7] Zanation AM, Snyderman CH, Carrau RL, Kassam AB, Gardner PA, Prevedello DM. Minimally invasive endoscopic pericranial flap: a new method for endonasal skull base reconstruction. Laryngoscope. 2009; 119(1):13–18.

[8] Brent B, Upton J, Acland RD, et al. Experience with the temporoparietal fascial free flap. Plast Reconstr Surg. 1985; 76(2):177–188.

[9] Jaquet Y, Higgins KM, Enepekides DJ. The temporoparietal fascia flap: a versatile tool in head and neck reconstruction. Curr Opin Otolaryngol Head Neck Surg. 2011; 19(4):235–241.

[10] Fortes FS, Carrau RL, Snyderman CH, et al. Transpterygoid transposition of a temporoparietal fascia flap: a new method for skull base reconstruction after endoscopic expanded endonasal approaches. Laryngoscope. 2007; 117(6): 970–976.

[11] Rivera-Serrano CM, Snyderman CH, Carrau RL, Durmaz A, Gardner PA. Transparapharyngeal and transpterygoid transposition of a pedicled occipital galeopericranial flap: a new flap for skull base reconstruction. Laryngoscope. 2011; 121(5):914–922.

[12] Pribaz J, Stephens W, Crespo L, Gifford G. A new intraoral flap: facial artery musculomucosal (FAMM) flap. Plast Reconstr Surg. 1992; 90(3):421–429.

[13] Berania I, Lavigne F, Rahal A, Ayad T. Superiorly based facial artery musculomucosal flap: a versatile pedicled flap. Head Neck. 2018; 40(2): 402–405.

[14] Xie L, Lavigne P, Lavigne F, Ayad T. Modified facial artery musculomucosal flap for reconstruction of posterior skull base defects. J Neurol Surg Rep. 2016; 77(2):e98–e101.

[15] Rivera-Serrano CM, Oliver CL, Sok J, et al. Pedicled facial buccinator (FAB) flap: a new flap for reconstruction of skull base defects. Laryngoscope. 2010; 120(10):1922–1930.

[16] Farzal Z, Lemos-Rodriguez AM, Rawal RB, et al. The reverse-flow facial artery buccinator flap for skull base reconstruction: key anatomical and technical considerations. J Neurol Surg B Skull Base. 2015; 76(6):432–439.

[17] Kimple AJ, Leight WD, Wheless SA, Zanation AM. Reducing nasal morbidity after skull base reconstruction with the nasoseptal flap: free middle turbinate mucosal grafts. Laryngoscope. 2012; 122(9):1920–1924.

[18] Hadad G, Bassagasteguy L, Carrau RL, et al. A novel reconstructive technique after endoscopic expanded endonasal approaches: vascular pedicle nasoseptal flap. Laryngoscope. 2006; 116(10):1882–1886.

[19] Zhang X, Wang EW, Wei H, et al. Anatomy of the posterior septal artery with surgical implications on the vascularized pedicled nasoseptal flap. Head Neck. 2015; 37(10):1470–1476.

[20] Geltzeiler M, Nakassa ACI, Turner M, et al. Evaluation of intranasal flap perfusion by intraoperative indocyanine green fluorescence angiography. Oper Neurosurg (Hagerstown). 2018; 15(6):672–676.

[21] Harvey RJ, Malek J, Winder M, et al. Sinonasal morbidity following tumour resection with and without nasoseptal flap reconstruction. Rhinology. 2015; 53(2):122–128.

[22] Harvey RJ, Winder M, Davidson A, et al. The olfactory strip and its preservation in endoscopic pituitary surgery maintains smell and sinonasal function. J Neurol Surg B Skull Base. 2015; 76(6):464–470.

[23] Caicedo-Granados E, Carrau R, Snyderman CH, et al. Reverse rotation flap for reconstruction of donor site after vascular pedicled nasoseptal flap in skull base surgery. Laryngoscope. 2010; 120(8):1550–1552.

[24] Zeinalizadeh M, Sadrehosseini SM, Barkhoudarian G, Carrau RL. Reconstruction of the denuded nasoseptal flap donor site with a free fascia lata graft: technical note. Eur Arch Otorhinolaryngol. 2016; 273(10):3179–3182.

[25] Choby GW, Pinheiro-Neto CD, de Almeida JR, et al. Extended inferior turbinate flap for endoscopic reconstruction of skull base defects. J Neurol Surg B Skull Base. 2014; 75(4):225–230.

[26] Fortes FS, Carrau RL, Snyderman CH, et al. The posterior pedicle inferior turbinate flap: a new vascularized flap for skull base reconstruction. Laryngoscope. 2007; 117(8):1329–1332.

[27] Prevedello DM, Barges-Coll J, Fernandez-Miranda JC, et al. Middle turbinate flap for skull base reconstruction: cadaveric feasibility study. Laryngoscope. 2009; 119(11):2094–2098.

第 5 章　血管搭桥术在颅底肿瘤手术中的应用

Laligam N. Sekhar, Ananth K. Vellimana, Zeeshan Qazi

赵金兵 / 译

摘要

　　颅底肿瘤的脑血运重建术是颅内血管搭桥手术的一个复杂分支，与常规颅内动脉瘤的血运重建术相比更具有独特的挑战性。涉及脑血运重建技术的颅底肿瘤包括脑膜瘤、神经鞘瘤、脊索瘤、软骨肉瘤和侵袭性恶性肿瘤（鳞状细胞癌、腺样囊性癌等）。脑血运重建手术的目的是改善因肿瘤侵袭后血管狭窄所致的低灌注，或是替代因肿瘤侵袭而闭塞的脑血管；也可以是术中切除肿瘤时血管损伤的挽救措施。颅底肿瘤手术时的血管损伤通常是由于血管被包裹或侵袭、瘢痕组织的存在、正常蛛网膜界面的缺失和变异的血管解剖等所致。本章结合 Sekhar 教授 30 年来在颅底肿瘤脑血运重建手术方面的丰富经验，系统性地总结了相关的治疗策略及技术要点。同时，我们也通过真实病例来进一步展示如何为病患选择最佳治疗策略的整个过程。

　　关键词：脑血运重建术，颅底肿瘤，颅外 – 颅内血管搭桥术，高流量血管搭桥术

5.1　学习要点

　　• 颅底肿瘤手术中血管损伤的常见危险因素有：术后复发的肿瘤或放疗后的肿瘤、从血管壁分离肿瘤、血管解剖变异、外科医生术中解剖定位误差以及在血管附近使用磨钻、超声吸引器或激光。

　　• 可能需要血流替代的颅底肿瘤的病理类型，包括脑膜瘤、神经鞘瘤、脊索瘤、软骨肉瘤和鳞状细胞癌、腺样囊性癌和骨源性肉瘤等恶性病变。

　　• 多种技术，如直接缝合，颅内 – 颅内血管搭桥和高流量血管搭桥等，可用于血管重建或替代。患者对大动脉闭塞的耐受能力取决于动脉本身、侧支循环和患者的年龄。

5.2　引言

　　1967 年，Yasargil 教授利用颞浅动脉 – 大脑中动脉搭桥治疗颈动脉闭塞所致的脑缺血，是首次将颅外 – 颅内血管搭桥术用于脑血运重建。数年之后，Lougheed 教授和同事利用大隐静脉作为桥血管，进行了颈总动脉 – 颈内动脉之间的首次高流量血管搭桥术。在随后的几十年里，北美洲、亚洲和欧洲的外科医生不断地引入新技术，并改进现有的脑血运重建技术。但随着颅外 – 颅内血管搭桥研究（EC-IC Bypass Trial）和颈动脉闭塞手术研究（COSS）结果的发表，现在颅外 – 颅内血管搭桥术已经很少用于改善动脉粥样硬化血管狭窄、闭塞所致的脑缺血症状。然而，颅外 – 颅内血管搭桥术仍然适用于烟雾病所致的脑血管狭窄、闭塞，以及一些复杂颅内动脉瘤和颅底肿瘤患者。

5.3　血管性挑战

　　颅底肿瘤可累及脑血管系统的各种成分，包括动脉、毛细血管和静脉。本章中，我们将讨论在颅底肿瘤切除过程中发生的动脉问题，以及在发生损伤时如何使用搭桥技术进行血流替代。

　　肿瘤累及动脉的方式可以是部分或完全包裹血管，也可直接侵犯血管壁；累及血管的类型从穿支动脉到主要大血管，如颈内动脉（ICA）、基底动脉（BA）或椎动脉（VA）。除肿瘤直接累及颅内动脉外，术中分离过程中也可能发生医源性损伤，导致术中出血和梗死。当动脉发生急性闭塞时，血栓形成或侧支循环的欠缺均不足以维持足够的脑血流，因而易诱发缺血性卒中。

　　小动脉和毛细血管的受累可表现为肿瘤对软脑膜的侵犯，引起大脑或脑干血管源性水肿，且常常妨碍肿瘤的完全切除。因而，当试图在脑干或其他重要脑功能区切除此类肿瘤时，可能会出现严重的术后神经功能障碍。

　　颅内静脉系统也容易受到颅底肿瘤的影响，包括对大静脉窦的侵犯，或皮层重要引流静脉，如 Labbe 静脉等的移位、包裹或侵犯。与医源性动脉损伤相似，术中分离肿瘤时也易出现静脉损

伤，继而引起术后静脉性梗死及出血。

5.4　避免血管损伤

颅底肿瘤切除术中动脉损伤的常见情况有：

• 肿瘤进展、复发或首次手术切除不全的病例。瘢痕组织以及蛛网膜界面消失使这些病例的手术在技术上更具挑战性。既往的肿瘤放疗史也增加其治疗的复杂性。在这些病例中，意识到术中血管损伤的高风险至关重要。术前详细的脑血管影像学检查和激发试验，以及做好术中搭桥准备是很有必要的。T2 加权磁共振成像（MRI）可以帮助评估蛛网膜界面的完整性和脑血管是否狭窄，而增强扫描可能不是肿瘤侵犯血管壁的可靠指标。

• 从血管壁分离肿瘤。当动脉被肿瘤包裹或侵犯时，血管损伤更为常见。当血管被颅底恶性肿瘤侵犯时，肿瘤切除和血管搭桥可能是需要同时考虑的问题。对于颅底良性肿瘤，若术前影像学检查未见动脉狭窄，则可尝试从血管壁剥离肿瘤。如果可能，在操作之前应首先暴露并控制血管的近端和远端。如果在术前影像（如 T2 加权MRI）上可见动脉狭窄，治疗策略上可考虑肿瘤次全切除或肿瘤全切除加搭桥手术。对于受侵犯的动脉，较小的动脉比较大的动脉更易受损，因而在分离肿瘤累及的小动脉时，必须寻找到其蛛网膜界面后进行显微分离。

• 非预期的血管变异。颅底外科医生应在术前彻底评估患者的影像学资料，如有需要，应进一步完善脑血管检查，比如脑血管造影。

• 利用高速磨钻在大动脉附近处理骨质。术者应避免在磨钻附近放置棉片，减少意外损伤邻近血管或神经组织的风险。

• 用超声吸引器或激光切除肿瘤。在血管附近操作时，选择较细的吸引器或减小功率可以降低血管损伤风险。

• 术中迷失方向，尤其是在微创手术入路中。使用神经导航可以帮助外科医生在术中进行精确的解剖定位。

5.5　颅底肿瘤的相关病理分型

多种颅底肿瘤可影响邻近血管结构。其中包括：

• 脑膜瘤：是最常见易累及血管的一类颅底肿瘤。颅底脑膜瘤可包绕大动脉，包括颈内动脉（ICA）、大脑中动脉（MCA）、大脑前动脉（ACA）、椎动脉（VA）或基底动脉（BA）及其分支血管。初发的硬脑膜下型脑膜瘤的瘤周具有一个较为完整的蛛网膜界面，往往有利于手术切除，然而，受包裹的穿支血管依然很难分离。既往手术和（或）放疗后复发或进展的脑膜瘤，以及高级别的初发脑膜瘤（WHO 2 级或 3 级）可能存在严重的粘连或对邻近血管的侵犯，导致在不损伤动脉的情况下切除肿瘤很困难。对于硬膜外型脑膜瘤，被包裹的动脉通常可以从中剥离，从而实现肿瘤的完全切除；但是当被包裹的动脉出现狭窄时，肿瘤的切除将变得很困难，甚至不可能。

• 神经鞘瘤：神经鞘瘤很少出现包绕邻近动脉的情况。但对于既往有手术或经过放射治疗的肿瘤，可能存在与周边血管紧密粘连，而导致术中动脉损伤。

• 脊索瘤和软骨肉瘤：此类肿瘤常包绕海绵窦内颈内动脉。在首次手术中，被包绕的动脉往往可以从肿瘤中游离。复发肿瘤常出现严重的粘连以及对动脉壁的侵袭，而这些都是术中血管损伤的高危因素。

• 恶性肿瘤（如鳞状细胞癌、骨源性肉瘤、腺样囊性癌等）：当肿瘤侵犯颈内动脉（ICA）或椎动脉（VA）时，由于肿瘤的原因可能需要切除动脉，以获得阴性边界。

5.6　治疗策略

对于各种颅底肿瘤，血管搭桥术可能是必要的预防措施或挽救策略，以降低围手术期缺血性卒中的风险。对于邻近或累及重要血管的颅底肿瘤，术前进行完整的血流动力学评估是非常必要的。患者对大动脉闭塞的耐受能力取决于被闭塞的动脉本身、侧支代偿情况及患者的年龄。

5.6.1　颈内动脉

在临床实践中，即使患者具有良好的侧支循环代偿，并且通过了球囊闭塞试验（BOT），我们通常也会重建颈内动脉，减少因颈内动脉永久闭塞而出现反复的栓塞风险。这是基于我们既往对颈内动脉闭塞病例进行球囊闭塞试验和系统的脑血流代偿研究所得出的结论。我们发现，即使

BOT 证实侧支代偿良好，仍有近 13% 的患者在颈内动脉闭塞后出现了严重的卒中。

因此，我们倾向于尽可能重建所有受损伤的颈内动脉，而不考虑患者侧支代偿情况。当然，对于一些符合条件的患者，如年龄 < 50 岁，术前血管造影显示非常良好的侧支血流，术中阻断颈内动脉后躯体体感诱发电位（SSEP）和运动诱发电位（MEP）无变化，可以尝试不重建颈内动脉。

5.6.2　椎动脉

我们的首选策略是尽可能不闭塞椎动脉（VA）。但对非优势侧的椎动脉在硬脑膜外（V2 或 V3 段）闭塞是可行的。因为小脑后下动脉并不起源于椎动脉的 V2 和 V3 段，且椎动脉与基底动脉相连（也就是说，不影响小脑后下动脉的供血）。

5.6.3　基底动脉

术中损伤基底动脉（BA）必须进行血管重建或替代。患者对基底动脉临时阻断的耐受程度取决于来自后交通动脉（PComA）的血流量，以及临时闭塞段的基底动脉是否存在重要的穿支动脉。

5.6.4　大脑中动脉

大脑中动脉（MCA）闭塞会导致明显的卒中，其原因可以是同侧半球侧支代偿不足，也可以是豆纹动脉的闭塞导致内囊区的梗死。在颅底肿瘤手术中，如果损伤的是大脑中动脉 M1 段，必须采取直接缝合血管破口或颅外 – 颅内血管搭桥等措施快速重建脑血流。如果损伤的是大脑中动脉 M2 或 M3 段，同样可采取直接缝合血管破口或颅外 – 颅内血管搭桥挽救。对于既往手术或放疗后复发或进展的颅底肿瘤，术前评估提示大脑中动脉术中损伤可能性大，则治疗策略上首选在肿瘤切除前利用桡动脉（RA，首选）或胫前动脉（ATA）搭桥进行血流重建。

虽然胫骨前动脉比桡动脉更粗、痉挛发生率更低，但桡动脉较胫骨前动脉更易获取，因而也常作为首选。此外，胫骨前动脉要优于大隐静脉（GSV），后者管径较粗，搭桥后因动脉压力高而进一步扩张，易产生湍流。

5.6.5　大脑前动脉

如果有必要，非优势侧的大脑前动脉的 A1 段可以闭塞，术后缺血性卒中的风险很低。其前提是前交通动脉（AComA）开放，且对侧大脑前动脉可提供足够的血流；其次是重要的穿支动脉（如 Heubner 动脉）不受影响。

5.6.6　其他动脉

如果术中损伤大脑后动脉（PCA）和较小的后循环动脉，如小脑前下动脉（AICA）和小脑后下动脉（PICA），只要条件允许，即刻行直接缝合重建血管。

对于小脑后下动脉（PICA）损伤，考虑到血管迂曲的特征，可首先尝试 PICA 端 – 端吻合；其次根据损伤部位的不同，可选择 PICA–PICA 侧 – 侧吻合、PICA–AICA 侧 – 侧吻合、PICA 再植术、枕动脉 –PICA 搭桥、插入移植一小段血管如枕动脉或桡动脉进行血管修复。

当肿瘤粘连或侵袭供应脑干的小穿支动脉或前循环的小穿支血管时，为避免术后发生脑梗死，残留小部分肿瘤是更为安全的策略。在切除既往手术或放疗过的肿瘤，或血管被肿瘤完全包绕或伴有狭窄时，术中动脉损伤的风险很高。如果术前影像学提示缺乏足够的侧支循环，那么在切除肿瘤之前就可能需要进行搭桥手术。

对于动脉意外损伤，且外科医生可能不清楚患者侧支循环的状况下，应该尽可能进行血管重建或血管替代。当然，在这种突发情况下，如何控制损伤血管的近端和远端是具有挑战性的。

5.7　血管搭桥技术选择

血管重建和替代的手术方式有以下 3 种：
• 直接缝合：通常使用 8-0 或 9-0 尼龙线缝合。直接缝合适用于小动脉破裂及大动脉的小撕裂伤。
• 原位颅内 – 颅内血管搭桥：有多种不同类型：①通过端 – 侧吻合术再植血管；②直接端 – 端吻合或插入移植一小段血管后端 – 端吻合；③侧 – 侧吻合（如 ACA–ACA、PICA–PICA、AICA–PICA 的远端分支）。原位重建较适用于中、小型动脉的重建。

• 颅外 – 颅内（EC–IC）血管搭桥：EC–IC 血管搭桥术的流量取决于受体和供体血管的基础流量以及移植血管的直径。EC–IC 血管搭桥可分为：

- 低流量血管搭桥（< 50 mL/min）：可用于对血流量要求较低的中、小型动脉的血流替代或增强血流。如颞浅动脉 – 大脑中动脉（STA–MCA）和枕动脉 – 小脑后下动脉（OA–PICA）搭桥术。

- 中等流量血管搭桥（50~99 mL/min）：通常用于后循环的血流替代。桡动脉常作为中等流量血管搭桥手术中的旁路移植血管。

- 高流量血管搭桥（> 100 mL/min）：通常用于高血流需求的前循环血流替代（如侧支代偿不良患者的颈内动脉的替代）。桡动脉通常是首选的旁路移植血管，其次是胫前动脉（ATA）或大隐静脉（GSV）。

- 超高流量血管搭桥（> 200 mL/min）：使用大隐静脉、胫前动脉或大直径的桡动脉作为旁路移植血管，可建立超高流量血管搭桥。对于缺乏来自前交通动脉和后交通动脉的侧支代偿患者，这种搭桥手术是进行颈内动脉血流替代的最佳选择。对于超高流量的血管搭桥，需要考虑的是，由于血管直径的突然改变（通常是在受体血管部位），吻合口处形成的湍流可能会诱发移植血管内血栓形成。因此，术中应注意将移植血管吻合到直径较粗的受体血管或动脉分支处。由于搭桥术后的高流量可能导致脑出血或脑水肿，因而，超高流量的搭桥方式在慢性缺血患者中应谨慎使用。

高流量血管搭桥技术

外科医生、助手、麻醉师、洗手护士、巡回护士和神经电生理专家都应该熟悉他们在搭桥手术中的角色，相互配合，作为一个团队顺利地工作。

术前给患者服用 325 mg 阿司匹林防止移植血管内血栓形成。如果患者对阿司匹林过敏，可给予 75 mg 氯吡格雷替代。患者的体位取决于病变的位置及病理类型，以及拟定的供体和受体血管。如果考虑术中血管造影，术前应留置动脉鞘。开颅方式和颅底入路的选择取决于病变的位置、大小、病理类型以及患者的术前症状。建立皮下隧道或开放的移植血管通道，将移植血管从颅内引出到颅外。对于桡动脉或胫前动脉，可以经下颌骨表面的耳前或耳后皮下隧道。对于隐静脉，如

果受体血管是大脑中动脉，则首选耳后皮下隧道。这样使移植血管在进入颅内之前与外侧裂和大脑中动脉平行，可以减少移植血管中的湍流。如果受体血管是颈内动脉床突上段，则首选耳前皮下隧道。耳前隧道的建立，可通过切开或利用一根大管径胸管穿过颈部和头部切口之间的皮肤。对于耳后隧道的建立，我们倾向于弧形连接头部与颈部切口，并分离皮下组织至颅骨面。我们还使用超声骨刀沿皮下隧道走行在骨面上磨一个凹槽，以便于移植血管的扩张，防止皮肤压迫。

在实施血管吻合前取出移植血管，用肝素化生理盐水冲洗，然后加压扩张。压力扩张技术对于预防术后血管痉挛（通常发生在术后 3~5 天）非常重要，常用于动脉移植血管的处理。移植血管的末端通常斜形剪切形成椭圆形切面，甚至鱼嘴样切面。对于需要动脉或静脉移植血管的搭桥手术，术中需给予静脉注射 3000~4000 U 肝素。我们首先进行颅内端血管的吻合，因为一根游离的移植血管有助于进行深部血管吻合。在高流量血管搭桥术中通常使用的受体动脉包括大脑中动脉的 M2 段、大脑后动脉的 P2 段、颈内动脉床突上段或椎动脉。对于静脉移植血管，吻合口最好设置在大脑中动脉 M1 段或 M2 段分叉部。将一段没有重要穿支的受体血管分离出来，并放置临时阻断夹。使用丙泊酚麻醉的患者可出现脑电波暴发抑制。在临时阻断前，麻醉师需将患者的收缩压升高 20%。神经电生理专家应时刻关注临时阻断过程中 SSEP 或 MEP 的变化，并及时提醒外科医生和麻醉师。如 SSEP 或 MEP 有较明显变化，可通过输液或输血升高血压、增加循环血容量来对症处理。如果可能的话，可以先解除临时阻断。用标记笔标记受体血管的侧壁和移植血管的远端。在受体血管上切开一个小口，修剪扩大成椭圆形，其直径是受体血管直径的 1.5~2 倍。供体血管与受体血管间最好成 45°角行端 – 侧吻合。显微缝针的大小取决于血管的大小，颅内血管通常使用 8-0 或 9-0 尼龙无损伤缝线缝合。首先在吻合口的两端各缝合一针锚定。对于较难缝合的一侧，我们倾向于使用连续缝合，对于较容易缝合的一侧，可采用连续缝合或 8 字间断缝合。需要特别注意的是，应确保每一针都能缝到动脉的内膜和中膜，同时避免缝合到对侧血管壁。在最后一针打结前，用肝素生理盐水冲洗吻合口及移植血管。临时阻断移植血管，移除受体动脉的临时阻断夹。然后

将移植血管穿过先前建立好的耳前或耳后皮下隧道至供体血管处。供体动脉可以是颈外动脉、颈内动脉颈段、椎动脉 V2 段或 V3 段、二腹肌沟附近的枕动脉。少数情况下，颧弓下方的颞浅动脉主干或颌内动脉也可作为供体动脉。供体血管的管径决定了进入移植血管的血流。

移植血管与供体血管动脉间可采用端 – 端吻合或端 – 侧吻合。当移植血管与供体血管的管径差异较大时，首选端 – 侧吻合。此外，通常使用直径 3.5~4.5 mm 血管穿孔器在供体动脉上建立一个椭圆形吻合口。吻合多采用 8-0 尼龙缝线或 7-0 Prolene 缝线。吻合口一侧采用连续缝合，另一侧采用 8 字间断缝合的方式。因为恢复血流后移植动脉和静脉均会扩张，因而在缝合移植血管时需保持一定的张力，这对于静脉移植血管尤为重要。在最后一针打结前，打开颅内端临时阻断夹，利用反流血排出桡动脉内的空气。对于隐静脉，由于存在静脉瓣，无法通过颅内端的反流来排气，需要通过穿刺或分支血管来排出空气。先打开颅外端临时阻断夹，然后再打开颅内端临时阻断夹，检查移植血管及吻合口有无渗漏或扭转。使用微型多普勒探针和吲哚菁绿（ICG）血管造影确认移植血管和受体血管的血流。一般来说，吻合时间不超过 45 min，最好 < 30 min。然而，对于大脑后动脉和小脑上动脉等深部血管，其吻合时间可能长达 50 min。

关颅时，将硬脑膜呈圆形或十字形切开，允许移植血管自由通过。去除相应位置的小部分骨瓣，避免卡压或扭转移植血管；最后缝合皮下组织和皮肤时也需注意避免卡压移植血管。如果供体血管在颈部，则最后缝合颈部切口。关颅每一步完成后都需使用微型多普勒超声检查移植血管内的血流。

除了术中多普勒超声和吲哚菁绿血管造影外，术后即刻脑数字减影血管造影（DSA）也常用于评估整个移植血管有无明显的狭窄或扭结，评估血流速度和远端循环的显影情况。如果术中多普勒超声或吲哚菁绿血管造影发现问题，需使用术中脑血管造影或移动式计算机断层扫描血管造影（CTA）来进一步确定。

术后 24 h 内每小时都进行多普勒超声检查，监测移植血管的通畅情况。此后，每天对移植血管进行 Duplex 和血流评估，连续监测 7 天。良好的舒张期血流可作为移植血管通畅的指标，收

缩期血流不是一个可靠的指标，因为几乎闭塞的移植血管也可表现出正常的收缩期血流。血流下降 30% 或更多是一个值得关注的问题，应该立即复查头颅 CTA。使用动脉移植血管的患者术后每日口服阿司匹林 325 mg，持续 6 周；对于使用静脉移植血管的患者则需要终身服用阿司匹林。随访期间，每年进行头颅 CTA 或磁共振动脉成像（MRA）。

尽管很少见，但移植血管仍可能在术中或术后出现问题，其中包括供体或受体血管吻合口的血栓形成或其他阻塞，移植血管的局灶性狭窄，以及由骨瓣或皮下隧道引起的血管闭塞。如果术后即刻发现移植血管问题，术者通常会立即进行处理。如果术后较长时间出现移植血管完全闭塞，但患者无临床症状，则不进行干预。如果发生移植血管部分闭塞，则采用经动脉途径注入组织型纤溶酶原激活剂溶栓。尽管术中对移植血管进行了压力扩张，但移植血管痉挛仍偶有发生。治疗上可采用高压球囊，如 Gateway 球囊等进行血管成形术。血管内治疗，需进行全身肝素化，并给予患者双重抗血小板治疗。在随访期间，偶尔会发现移植血管颅内端或颅外端存在狭窄。短节段（< 1 cm）狭窄可以采取切除狭窄段后再吻合的方式来修复。长节段狭窄的处理通常有两种方式：一是切除狭窄段，移植一段新的桥血管重新吻合；二是重建一个新的血管搭桥。取一根新的移植血管，近端吻合口位于原移植血管狭窄段的近端，颅内吻合口位于原受体血管的远端。

5.8　结果和并发症

回顾本中心资料，2005—2018 年间共开展了 221 例血管搭桥手术，其中 17 例为颅底肿瘤（表 5.1）。分别为：脑膜瘤（7 例；41%）、骨肉瘤（3 例；17%）、脊索瘤（3 例；17%）、软骨肉瘤（1 例；6%）、神经鞘瘤（1 例；6%）、巨细胞瘤（1 例；6%）和 B 细胞淋巴瘤（1 例；6%）。14 例患者因术中需闭塞肿瘤累及的动脉而行血管搭桥手术，其中 12 例为颈内动脉海绵窦段，1 例为椎动脉 V3 段，1 例为椎动脉和小脑后下动脉。3 例患者分别因术中损伤颈内动脉岩骨段、海绵窦段和小脑前下动脉行搭桥手术。

在最后一次随访时，所有患者的搭桥血管均通畅（表 5.2）。其中，1 例患者术后出现移植血

表 5.1 本中心颅底肿瘤行血管搭桥手术的经验 – 手术适应证

总病例数	17
肿瘤	
• 脑膜瘤	7（41%）
• 骨肉瘤	3（17%）
• 脊索瘤	3（17%）
• 软骨肉瘤	1（6%）
• 神经鞘瘤	1（6%）
• 巨细胞瘤	1（6%）
• B 细胞淋巴瘤	1（6%）
手术适应证	
• 需闭塞病变血管	14
- ICA（海绵窦段）	12（85%）
- VA（V3 段）	1（7%）
- VA+PICA	1（7%）
• 术中血管损伤	3
- ICA（岩骨段或海绵窦段）	2（66%）
- AICA	1（33%）

缩写：AICA，小脑前下动脉；ICA，颈内动脉；PICA，小脑后下动脉；VA，椎动脉

表 5.2 本中心颅底肿瘤行血管搭桥手术的经验、结果与并发症

血管搭桥结果	
• 通畅	17（100%）
• 迟发狭窄	1（修复后通畅）
• 术后卒中	无
肿瘤切除情况	
• 全切除	14（82%）
• 近全切除	3（18%）
• 肿瘤复发、再手术	1
死亡	5（31%）
• 其他原因	2
• 疾病进展 / 恶性肿瘤转移	2
• ICA 损伤致卒中和 SAH	1

缩写：ICA，颈内动脉；SAH，蛛网膜下腔出血

管狭窄，经再手术后好转。所有患者术后均未出现新的症状性卒中。14 例患者的肿瘤全切除，3 例患者近全切除，其中 1 例术后因肿瘤复发行再次手术治疗。在最后一次随访时，5 例患者已死亡，2 例因其他疾病死亡，2 例因原发疾病 / 转移灶进展死亡，1 例死于经蝶窦入路切除鞍区和鞍旁肿瘤时颈内动脉损伤所致的卒中和蛛网膜下腔出血。

5.9　典型病例

病例 1：患者，男性，19 岁。在一次机动车事故后检查偶然发现一个大型颅底肿瘤。回顾病史，患者有头痛，偶有复视，并有过一次短暂性右上肢无力发作的病史。体格检查发现患者存在外展神经部分麻痹。影像学检查明确为蝶岩斜肿瘤伴明显钙化（图 5.1）。首次患者经左侧额颞 + 眶颧入路切除肿瘤（软骨肉瘤）。术中，在切除海绵窦内肿瘤时出现了严重的动脉出血。进一步探查发现肿瘤侵犯了颈内动脉且无法直接修补。我们在颈部和床突上段分别阻断了颈内动脉，并紧急行颈外动脉 – 桡动脉 – 大脑中动脉 M2 段血管搭

桥术（图 5.2）。后来患者接受了两次手术，先通过原先的骨窗进一步切除肿瘤（图 5.3），随后采用扩大双侧额下入路实现肿瘤的近全切除。最后对瘤床进行了质子束照射治疗。患者术后遗留左侧外展神经麻痹，后通过眼部肌肉手术得以矫正。在术后随访的 5 年里，肿瘤无复发（图 5.4），顺利完成大学学业并正常工作。

病例 2：患者，男性，62 岁。左侧海绵窦脑膜瘤伽马刀放射治疗后，表现为左侧三叉神经痛进行性加重，且药物治疗效果差。体格检查提示左侧三叉神经眼支（V1）感觉减退，左侧上颌支（V2）和下颌支（V3）支配区域皮肤感觉异常，左侧外展神经（VI）部分麻痹。脑 MRI 显示左侧海绵窦内肿瘤压迫左侧三叉神经（图 5.5 a~c）。脑血管造影显示左侧颈内动脉海绵窦段重度狭窄（近全闭塞状态：Sekhar–Hirsch 3 级），伴侧支循环（图 5.5 d~f）。但头颅 CT 灌注显示左侧大脑半球灌注及脑血管储备较右侧轻度降低，神经心理检查提示血管性认知障碍。鉴于检查结果，我们制定了分期手术的策略。在第一阶段行左侧额颞开颅 + 断颧弓 + 眶后外侧壁切除入路部分切除肿瘤及海绵窦内颅神经减压。第二阶段行高流量血管搭桥术，即左侧颈外动脉 – 胫前动脉 – 大脑中动脉 M2 段搭桥术。术中通过微型多普勒超声和吲哚菁绿（ICG）血管造影证实移植血管通畅。

术后进一步行脑血管造影确认移植血管通畅（图 5.6 a~c）。术后早期患者出现伤口感染（革兰阴性菌）和脑膜炎，予伤口冲洗和加强抗感染治

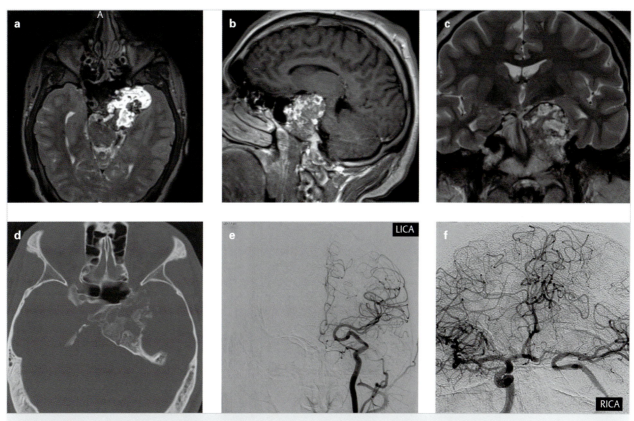

图 5.1　病例 1：术前轴位 T2 加权磁共振成像（MRI）(a)、矢状位增强 T1 加权 MRI (b)、冠状位 T2 加权 MRI (c) 和轴位 CT 平扫骨窗相 (d) 显示一个巨大的、显著钙化的蝶岩斜肿瘤。术前脑血管造影：左侧颈内动脉（ICA）正位 (e) 图像显示 ICA 被肿瘤包裹并移位。左侧 ICA 压迫后行右侧 ICA (f) 造影显示因左侧 A1 段狭窄，左侧半球侧支代偿受限

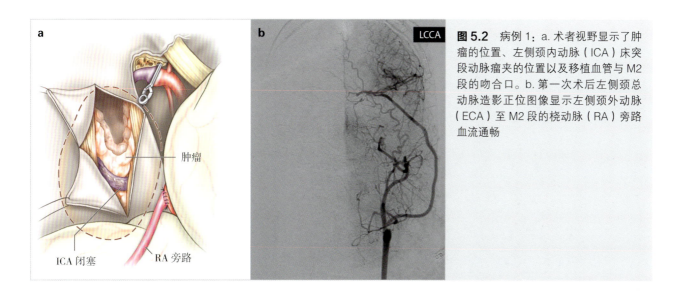

图 5.2　病例 1：a. 术者视野显示了肿瘤的位置、左侧颈内动脉（ICA）床突段动脉瘤夹的位置以及移植血管与 M2 段的吻合口。b. 第一次术后左侧颈总动脉造影正位图像显示左侧颈外动脉（ECA）至 M2 段的桡动脉（RA）旁路血流通畅

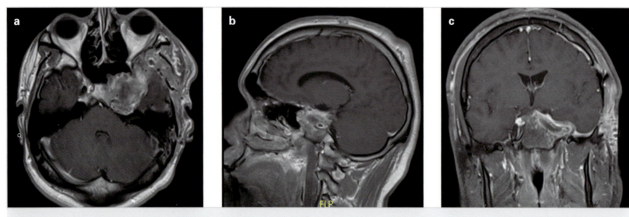

图 5.3 病例 1：轴位（a）、矢状位（b）和冠状位（c）增强 T1 加权 MRI 显示在第二次手术后，蝶窦和岩斜坡区有部分肿瘤残留

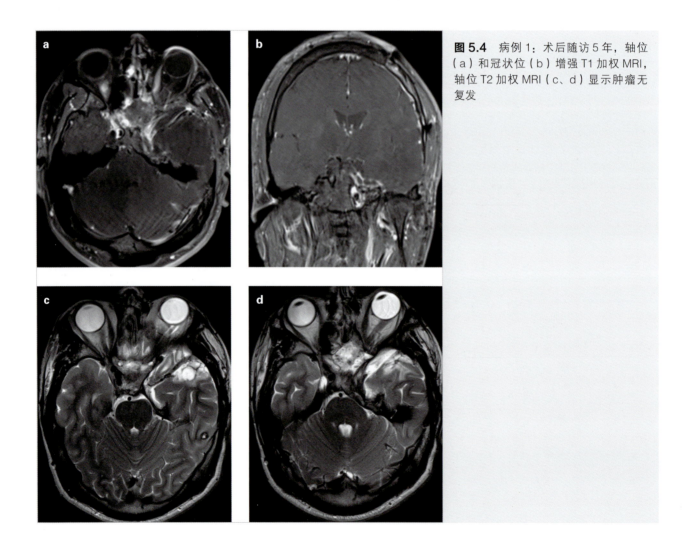

图 5.4 病例 1：术后随访 5 年，轴位（a）和冠状位（b）增强 T1 加权 MRI，轴位 T2 加权 MRI（c、d）显示肿瘤无复发

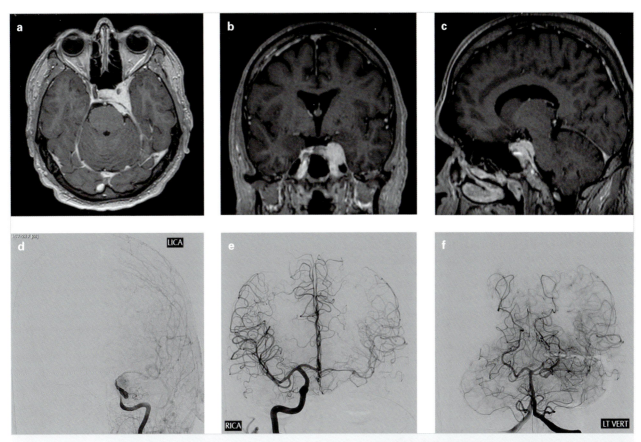

图 5.5　病例 2：术前轴位（a）、冠状位（b）、矢状位（c）增强 T1 加权 MRI 显示左侧海绵窦内强化的肿瘤病灶伴颈内动脉（ICA）狭窄。术前脑血管造影：左侧 ICA 正位（d）图像提示左侧 ICA 海绵窦段重度狭窄（Sekhar–Hirsch 3 级），右侧 ICA 正位图像可见部分侧支血流（e），以及椎基底循环（f）

疗。后期出现脑积水，行脑室 – 腹腔分流术。此外，患者术后存在眼肌麻痹，除术前即存在的中度外展神经麻痹外，其余眼部症状在 6 周后完全恢复。术后患者面部疼痛症状明显缓解，偶有疼痛发作。术后头部 MRI 显示肿瘤大部分切除，海绵窦内有少量残留（图 5.6 d~f）。术后 6 个月的 mRS 评分为 1 分。

5.10　其他治疗策略

近年来，有研究报道在颅底良性肿瘤和头颈部恶性肿瘤切除前行病变段的颈总动脉或颈内动脉的血管内支架治疗。这种治疗方式的前提是当支架发生内膜化后，切除支架外肿瘤累及的血管壁和外膜是安全的。此外，支架置入术的一个限制是患者在手术后需要至少 3 个月的双重抗血小板治疗。当然，未来可能出现的不需要长时间双重抗血小板治疗的支架置入术，将会是血管搭桥手术的另一个合理选择。

5.11　结论

对于良性或恶性颅底肿瘤患者，如术中需切除受侵袭的颈内动脉或椎动脉，或存在因肿瘤侵袭压迫大血管闭塞致脑缺血症状，或术中出现颈内动脉或椎动脉的意外损伤，可选择行高流量血管搭桥手术。后者是一种安全可行的手术方式，且远期预后良好。对于不伴有颈内动脉狭窄的良性颅底肿瘤，颈内动脉腔内支架置入术可能是一种潜在的选择。

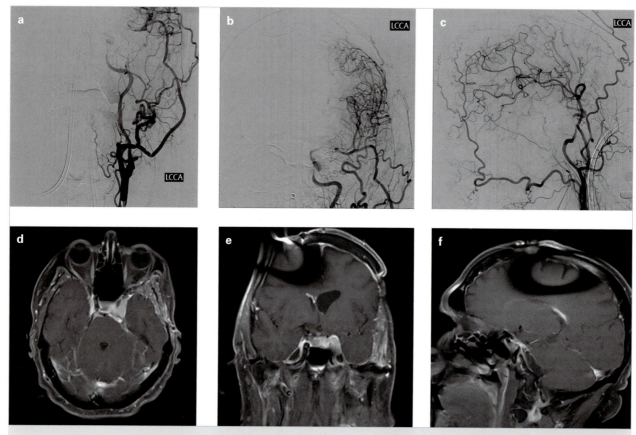

图 5.6 病例 2：术后左侧颈总动脉（CCA）造影正位（a、b）和侧位（c）图像显示左侧颈外动脉 – 胫前动脉 – 大脑中动脉 M2 段旁路通畅，左侧 MCA 区域血流充盈良好。术后轴位（d）、冠状位（e）和矢状位（f）增强 T1 加权 MRI 显示左侧海绵窦内肿瘤体积减小

参考文献

[1] Yasargil MG. Anastomosis between superficial temporal artery and a branch of the middle cerebral artery. Stuttgart: George Thieme Verlag; 1969.

[2] Lougheed WM, Marshall BM, Hunter M, Michel ER, Sandwith-Smyth H. Common carotid to intracranial internal carotid bypass venous graft. Technical note. J Neurosurg. 1971; 34(1):114–118.

[3] Group EIBS, EC/IC Bypass Study Group. Failure of extracranial-intracranial arterial bypass to reduce the risk of ischemic stroke. Results of an international randomized trial. N Engl J Med. 1985; 313(19):1191–1200.

[4] Powers WJ, Clarke WR, Grubb RL, Jr, Videen TO, Adams HP, Jr, Derdeyn CP, COSS Investigators. Extracranial-intracranial bypass surgery for stroke prevention in hemodynamic cerebral ischemia: the Carotid Occlusion Surgery Study randomized trial. JAMA. 2011; 306(18):1983–1992.

[5] Straus DC, Brito da Silva H, McGrath L, et al. Cerebral revascularization for aneurysms in the flow-diverter era. Neurosurgery. 2017; 80(5):759–768.

[6] Sekhar LN, Cheng CY, Da Silva HB, Qazi Z. What is the current role of bypass surgery in the management of cerebral aneurysms? Neurol India. 2018; 66 (3):661–663.

[7] Yang T, Tariq F, Chabot J, Madhok R, Sekhar LN. Cerebral revascularization for difficult skull base tumors: a contemporary series of 18 patients. World Neurosurg. 2014; 82(5):660–671.

[8] Kim LJ, Tariq F, Sekhar LN. Pediatric bypasses for aneurysms and skull base tumors: short- and long-term outcomes. J Neurosurg Pediatr. 2013; 11(5): 533–542.

[9] Mohit AA, Sekhar LN, Natarajan SK, Britz GW, Ghodke B. High-flow bypass grafts in the management of complex intracranial aneurysms. Neurosurgery. 2007; 60(2) Suppl 1:ONS105–ONS122, discussion ONS122–ONS123.

[10] Sekhar LN, Kalavakonda C. Cerebral revascularization for aneurysms and tumors. Neurosurgery. 2002; 50(2):321–331.

[11] Sekhar LN, Tzortzidis FN, Bejjani GK, Schessel DA. Saphenous vein graft bypass of the sigmoid sinus and jugular bulb during the removal of glomus jugulare tumors. Report of two cases. J Neurosurg. 1997; 86(6): 1036–1041.

[12] Morita A, Sekhar LN. Reconstruction of the vein of Labbé by using a short saphenous vein bypass graft. Technical note. J Neurosurg. 1998; 89(4): 671–675.

[13] Sekhar LN, Patel SJ. Permanent occlusion of the internal carotid artery during skull-base and vascular surgery: is it really safe? Am J Otol. 1993; 14(5):421–422.

[14] Ramanathan D, Hegazy A, Mukherjee SK, Sekhar LN. Intracranial in situ side-to-side microvascular anastomosis: principles, operative technique,

and applications.World Neurosurg. 2010; 73(4):317–325.

[15] Sekhar LN, Duff JM, Kalavakonda C, Olding M. Cerebral revascularization using radial artery grafts for the treatment of complex intracranial aneurysms: techniques and outcomes for 17 patients. Neurosurgery. 2001; 49(3):646–658, discussion 658–659.

[16] Ramanathan D, Starnes B, Hatsukami T, Kim LJ, Di Maio S, Sekhar L. Tibial artery autografts: alternative conduits for high flow cerebral revascularizations. World Neurosurg. 2013; 80(3–4):322–327.

[17] Sekhar LN, Bucur SD, Bank WO, Wright DC. Venous and arterial bypass grafts for difficult tumors, aneurysms, and occlusive vascular lesions: evolution of surgical treatment and improved graft results. Neurosurgery. 1999; 44(6): 1207–1223, discussion 1223–1224.

[18] Morton RP, Moore AE, Barber J, et al. Monitoring flow in extracranialintracranial bypass grafts using duplex ultrasonography: a single-center experience in 80 grafts over 8 years. Neurosurgery. 2014; 74(1):62–70.

[19] Morton RP, Abecassis IJ, Moore AE, et al. The use of ultrasound for postoperative monitoring of cerebral bypass grafts: a technical report. J Clin Neurosci. 2017; 40:169–174.

[20] Ramanathan D, Temkin N, Kim LJ, Ghodke B, Sekhar LN. Cerebral bypasses for complex aneurysms and tumors: long-term results and graft management strategies. Neurosurgery. 2012; 70(6):1442–1457, discussion 1457.

[21] Ramanathan D, Ghodke B, Kim LJ, Hallam D, Herbes-Rocha M, Sekhar LN. Endovascular management of cerebral bypass graft problems: an analysis of technique and results. AJNR Am J Neuroradiol. 2011; 32(8):1415–1419.

[22] Hirsch WL, Sekhar LN, Lanzino G, Pomonis S, Sen CN. Meningiomas involving the cavernous sinus: value of imaging for predicting surgical complications. AJR Am J Roentgenol. 1993; 160(5):1083–1088.

[23] Sanna M, Piazza P, De Donato G, Menozzi R, Falcioni M. Combined endovascular-surgical management of the internal carotid artery in complex tympanojugular paragangliomas. Skull Base. 2009; 19(1):26–42.

[24] Konishi M, Piazza P, Shin SH, Sivalingam S, Sanna M. The use of internal carotid artery stenting in management of bilateral carotid body tumors. Eur Arch Otorhinolaryngol. 2011; 268(10):1535–1539.

[25] Markiewicz MR, Pirgousis P, Bryant C, et al. Preoperative protective endovascular covered stent placement followed by surgery for management of the cervical common and internal carotid arteries with tumor encasement. J Neurol Surg B Skull Base. 2017; 78(1):52–58.

第 6 章　颅底肿瘤标准搭桥技术的替代方案（包括直接 IMax 搭桥术）

Kevin Kwan, Julia R. Schneider, Ivo Peto, Amir R. Dehdashti

雷霆 / 译

摘要

颅底肿瘤包绕主要的血管常是造成肿瘤难以全部切除的原因。如果经跨学科团队的多模式评估确定有必要对肿瘤进行全部切除，则可能认为有必要对脑血流进行内部或外部重建。血管闭塞性疾病导致大脑出现低灌注状态时，脑血管搭桥手术可以改善脑部血流状态。目前用于肿瘤治疗的同时保留脑血流的搭桥手术仍然是选择性应用，而且常和肿瘤切除术分期进行。本章将集中介绍颅底肿瘤手术中搭桥术的适应证、手术技术和替代方案。本章还会重点介绍一种利用颌内动脉（IMax）搭桥术作为供体血管的新方法，并结合其适应证、手术方法、移植物选择和潜在问题进行讨论。

关键词：颅底肿瘤，颈动脉闭塞，血运重建，大隐静脉搭桥术，桡动脉搭桥术，颌内动脉搭桥术

6.1　学习要点

• IMax 搭桥术是一种安全有效的颅内外吻合技术，同时不需要太长的桥血管。

• 如果颞浅动脉不可用，IMax 搭桥术可以作为中 / 高流量供体血管。

• 有必要在术前影像上详细研究 IMax 解剖结构，特别是其与翼外肌上下两头的关系。

• 为了更长地游离 IMax，翼上颌裂可以作为初始定位标志，然后在颅中窝后部向棘孔方向磨除骨质。

• 根据外科医生的偏好，也可以考虑其他搭桥技术，包括颅内 - 颅内血管搭桥术和 "Bonnet" 搭桥术（因同侧颈外动脉闭塞，取大隐静脉行对侧颞浅动脉 - 大隐静脉 - 同侧大脑中动脉搭桥术）。

6.2　适应证

侵袭性颅底肿瘤通常包绕颅底血管。特别在全切肿瘤的必要情况下，被肿瘤包裹的血管可能妨碍肿瘤切除，此时就需要动脉搭桥术的辅助。

有些肿瘤行放化疗，故对于一些颅底肿瘤，可能需要先行立体定向活检，明确病理性质，再决定是否需要行扩大颅底肿瘤切除。对放化疗不敏感且包绕血管的颅底肿瘤应考虑积极手术切除改善预后。对于非侵袭性且质软的肿瘤，即使靠近颈内动脉，仍可能在显微镜下完全切除。

术前应仔细评估患者的整体功能状态、疾病负荷以及是否能够全切肿瘤。术前应用影像学检查仔细评估肿瘤和颅底骨质及血管的关系。计算机断层扫描血管造影（CTA）或磁共振动脉成像（MRA）等无创方法有助于了解肿瘤和周围空间结构，但全脑数字减影血管造影（DSA）可以了解肿瘤与周围血管和侧支循环之间的动态关系。此外，了解颌内动脉的解剖结构至关重要。

6.3　脑血管储备的评估

结扎颈内动脉或大脑中动脉（MCA）导致发生缺血的风险显著增加，术前有必要明确是否存在来自后循环和对侧循环的侧支血流。MRI/MRA 和一种最重要的无创最佳血管分析（NOVA）MRA 可用于此目的，然后再进行正式的血管造影。NOVA MRA 可对颅内血管的血流进行精确定量测量，这可能有助于规划脑血运重建。

更具侵入性的手段也可用来评估患者对颈动脉闭塞的耐受性，如临时球囊闭塞试验（BOT）（见第 2 章）。通过血管内的充气球囊暂时闭塞颈内动脉，使平均动脉压降低约 20%。然后对患者进行临床评估，检查神经系统是否有变化。单光子发射计算机断层扫描（SPECT）、CT 灌注成像（CTP）或经颅多普勒超声（TCD）可与 BOT 联合进行，进一步评估血流。由于血栓栓塞事件或血运重建损伤引起的并发症，导致未来仍有脑血管事件发生的风险，所以在出现正常 BOT 的结果时仍须谨慎。此外，颅底手术通常可以牺牲颈外动脉的侧支血管。

6.4　传统高流量脑血运重建术方法及其局限性

标准高流量搭桥技术在上一章（见第 5 章）中已经讨论过，这里仅做简要介绍。从本质上讲，将颈总动脉或颈外动脉用作供体血管，并通过自体移植血管吻合到颈内动脉颅内段或 MCA。通常是大隐静脉或桡动脉。然而，当使用长的移植血管（约 20 cm）时，由于在血管任何部位都可能形成血栓，所以导致并发症发生率可能增加。必须建立 3 个单独暴露部位，包括颈内动脉颅内段或 MCA 暴露、颈总动脉或颈外动脉颈部暴露以及移植部位（即桡动脉或大隐动脉）暴露，这就导致手术野不断变化。通常需要 20 cm 长的桥血管才能将血流引导至受体部位，这可能导致并发症发生率增加和手术时间延长。

6.5　颌内动脉（IMax）颈外 – 颈内（EC–IC）血管搭桥术的优点

20 多年前，在尸体解剖研究中首次对 IMax 进行描述，认为 IMax 作为 EC–IC 血管搭桥术的供体血管是可行的。在此之后，通过不断改进技术，IMax 已经可以安全地作为中 / 高流量（20~120 mL/min）搭桥的供体血管。

由于 IMax EC–IC 血管搭桥术可减少暴露范围、缩短手术时间、使用桥血管较短（7~10 cm）、降低闭塞风险、术区可见整条桥血管，而且可以作为之前颈部术后的挽救性治疗方法，因此与传统手术技术相比更受青睐。在将 IMax 用作供体血管之前，必须仔细评估所需的替代血流量。

6.6　IMax 术前血管造影的重要性

手术前，根据血管造影谨慎地评估 IMax 的走行，识别变异情况，最大限度地改善预后。此外，还需明确是否存在颅内外动脉吻合支。应特别注意 IMax 可能发出分支与眼动脉相吻合，并确保结扎使翼状肌段的 IMax 远端不会影响眼内血液供应（如果它是单独供应视网膜的）。

首先建议使用无创方法，如 CTA 和 MRA，同时术中影像对 IMax 定位也非常有帮助。具体而言，CTA 或 MRA 有助于显示 IMax 作为供体血管（包括下颌段、翼状肌段和翼腭段）的可行性、血管粗细和走行，特别注意与翼外肌的关系。为了更好地描述供体血管的可用性、粗细、走行及位置，应进行正式的全脑数字减影血管造影（DSA）检查，帮助选择合适的患者并检查 IMax 血管供体的可用性。具体而言，翼状肌段远端位置更浅，直径 2.3~3.2 mm，因而最容易吻合，是大多数血运重建术的合适供体动脉。术前决策应包括与神经介入医生进行合作和讨论，确定哪些患者可以选择 IMax EC–IC 搭桥术。

6.7　IMax 解剖注意事项

从颈总动脉分叉发出后，颈外动脉分为颞浅动脉和远端的 IMax。IMax 起源于下颌颈深处，向前走行并分成 3 段：①下颌段；②翼状肌段；③翼腭段。下颌段继续向背侧走行至下颌骨。翼状肌段继续走行至翼上颌裂，而翼腭段走行于 V2 下方。最初，用 IMax 的翼腭分支作为中 / 高流量搭桥的供体血管。然而，最近翼肌段因其显露范围更广和可操作性更大，动脉侧支数量较少以及更靠近颅中窝底而更加受到青睐。相对翼腭段来说，翼状肌段更易于对桥血管进行端 – 端吻合。虽然 IMax 的直径有变化，但翼状肌段和翼腭段的平均直径相似（2.4~3.46 mm vs 2.3~3.2 mm），在理论上流速相似。与 MCA 的 M2 段直径非常匹配，因此采用此段血管进行搭桥在技术上是可行的。

6.8　高流量搭桥的桥血管选择

合适的桥血管必须满足供体动脉提供目标区域脑血管舒张所需的血流动力学输出条件。还必须考虑供体和受体动脉的直径、桥血管位置及桥血管的最大跨度。

通常，可用于行高流量颈动脉搭桥术（80~200 mL/min）的桥血管包括下肢大隐静脉、头臂静脉和桡动脉。桥静脉（70~140 mL/min）和桥动脉（40~150 mL/min）之间的流速相当。桡动脉作为首选桥血管是因为表浅且容易分离。桡动脉直径与供体和受体血管匹配良好，吻合更容易。据报道，用桡动脉作为桥血管时，血管闭塞率较低，有记载表明，其通畅率高于静脉。桡动脉作为桥血管的主要缺点是血管痉挛，因此在分离时需要用压力扩张术降低术后血管痉挛的风险。压力扩张技术是从两端（另一端闭塞）将生理盐水注入血管中强制充盈血管。其他移植动脉选择包括胫前动脉、胫后动脉、股动脉和乳内动脉。如果无法获得移植动脉，或者由于痉挛风险而不适合使用移植动脉，也可用大隐静脉作为桥血管。但术后需密切监测，因为研究表明移植静脉容易在术后加速形成动脉粥样硬化。建议在移植静脉术后 72 h 内通过肝素化治疗将部分凝血活酶时间（PTT）控制在 45~50 s。患者在手术当天早晨常规服用 ASA 81 mg，之后长期服用。

6.9 IMax 搭桥手术技术

在额颞部设计切口并翻开皮瓣获得 IMax 搭桥所需的侧显露范围。我们更喜欢利用筋膜间技术分离颞肌，并显露颧骨额突。

然后采用翼点联合断颧弓入路或眶颧入路，暴露颞下窝并将颞肌向下翻（图 6.1）。沿着上颌骨后壁找到翼上颌裂（PMF）。如果不能快速找到 IMax，则可通过寻找部分附着于颞下嵴的翼外肌上头，从而观察颞下窝及其内结构。IMax 在翼内肌和翼外肌之间走行并进入翼上颌裂。以逆行的方式分离足够长度的翼状肌段 IMax，增加动脉残端的活动性。识别颞深分支，通常 IMax 大小与近端相似的远端分支是 IMax 翼肌段远端分离和结扎的极限。在远端结扎（带血管夹）并暂时阻断近端部分后，切断血管并向上移动进行端 – 端吻合。

术中利用立体定向导航联合融合术前 CTA 和增强 MRI 扫描，有助于根据解剖学特征确定 IMax 的位置。随着导航和多普勒的应用，可以在翼外肌（LPM）内侧（38%）或外侧（61.6%）找到 IMax（图 6.2）。

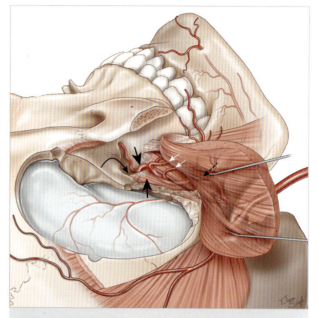

图 6.1 右侧翼点联合断颧弓入路，显示翼上颌裂，翼外肌上头和 IMax 翼状肌段末端的关系。黑色箭头，IMax 翼状肌段远端；黑色箭头尖，翼外肌上头；弯曲箭头，翼上颌裂；虚线箭头，IMax 下颌段位于反转的颞肌后面；白色箭头，颞深动脉

以外侧裂为中心打开硬膜，并将硬膜翻向前方。以标准方式分离外侧裂，直到显露管径适当的 MCA 段（M2 血管）（图 6.3）。我们更喜欢使用 MCA 而不是 ICA 进行远端吻合。选取一段长 1~2 cm 没有侧支的 MCA 作为皮层受体血管，并分离表面的蛛网膜和软脑膜。通过显微多普勒探头评估受体血管的通畅性。在血管下方，放置彩色塑料作为背景，增加血管与大脑之间的对比度。

与准备受体血管的方式类似，分离 IMax 并去除表面任何软组织。显微多普勒超声检测血管通畅

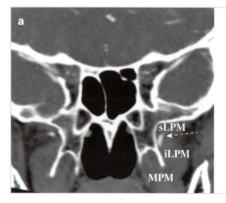
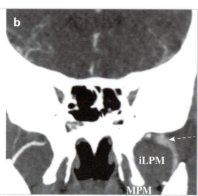

图 6.2 计算机断层扫描（CT）血管成像显示 IMax 位于 LPM 的内侧（a），IMax 位于 LPM 外侧（b）。位于内侧时通常需要横切 LPM 上头（sLPM）。虚线箭头，翼状肌段 IMax；iLPM，翼外肌下头；LPM，翼外肌；MPM，翼内肌；sLPM，翼外肌上头

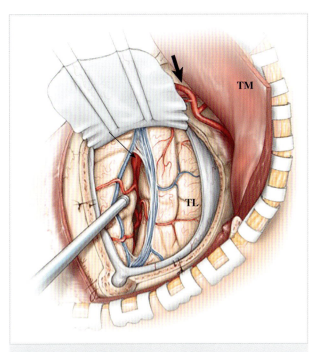

图 6.3 分离右侧外侧裂，并将硬膜翻转向前，找到大脑中动脉（MCA）。箭头，IMax；TL，颞叶；TM，颞肌

理盐水冲洗临时阻断夹远端的近端 IMax 残端管腔，清除血液。IMax 和桥血管的外膜都应清理干净。

将桥血管近端和 IMax 末端用 8-0 缝线 / 切割针以端 – 端方式进行吻合（图 6.4）。将 IMax 上近端临时阻断夹短暂打开评估吻合口的通畅性。一旦确定通畅，临时阻断夹重新阻断 IMax，并用肝素生理盐水冲洗桥血管中的血液，并准备连接 MCA 血管（图 6.5）。将桥血管远端剪成鱼嘴状（匹配受体血管的大小），用端 – 侧方式与 MCA 血管进行吻合。同时，MCA 吻合部位周围进行临时阻断。用 9-0 或 10-0 缝线，首先缝合上下两端，然后缝合血管后壁，最后缝合前壁。该缝合技术非常有效，在缝合过程中用肝素生理盐水持续冲洗吻合部位。

在打最后一个线结之前，将 IMax 上临时阻断夹打开，观察桥血管的血流情况。这有助于识别吻合口是否有异常，包括无意中将 MCA 血管的前后壁缝合在一起、受体血管闭塞导致血栓形成或存在气泡。完成此操作后，再将 IMax 临时阻断，对吻合口最后一针进行打结，并移除所有临时阻断夹。按照如下顺序移除阻断夹，首先去除 MCA 远端，然后是 MCA 近端，最后是 IMax。吻合部位可能有轻微出血，将小的吸收性明胶海绵放置于吻合口可以帮助止血。

后，将临时阻断夹置于预定吻合部位的近端以进行近端吻合，并结扎血管远端。将 IMax 从周围肌肉中游离，切断后将其拉至颅中窝底水平。用肝素生

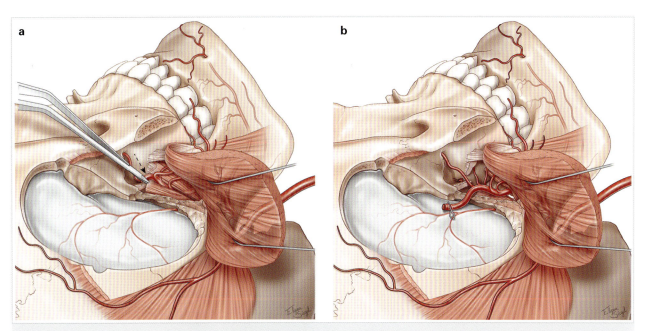

图 6.4　a. 在右侧 IMax 远端将其离断。用临时阻断夹阻断血管。b. 游离近端并向上牵拉至颅中窝，用于与桥血管进行近端吻合。虚线箭头表示切开动脉的部位

利用术中电生理监测观察运动或体感诱发电位的变化，特别在阻断 MCA 期间。用罂粟碱预防动脉血管痉挛。建议使用多普勒超声和吲哚菁绿术中血管造影对桥血管血流进行评估。如果可以

维持正常血流量，则随时可以对颈动脉或相关血管进行结扎。应特别注意的是，在关颅（缝合皮肤和硬膜、固定颅骨）时应该避免压迫或扭转桥血管。通常在临时阻断期间给予 3000 U 肝素，并在术前和术后每天服用 ASA 325 mg。对于静脉桥血管，在实施肝素化的同时，需要在术后 72 h 将部分凝血活酶时间（PTT）控制在 45~50 s。

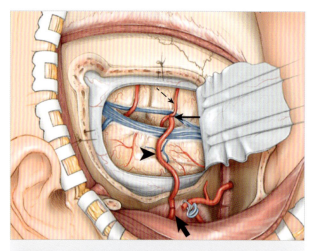

图 6.5 桥血管缝合到右侧 IMax 和大脑中动脉（MCA）受体血管上。尖箭头，插入性桥血管；虚线箭头，MCA 受体分支血管；粗箭头，近端吻合部位；细箭头，远端吻合部位

6.10　典型病例 1

患者男性，64 岁。因左侧咽旁有一个向颅底方向生长、直径约 6 cm 的肿瘤前来就诊（图 6.6）。肿瘤包裹颅外段 ICA，在阻断 ICA 期间，电生理监测未提示脑电明显异常，遂将肿瘤和血管一并切除。术后患者反复出现短暂性脑缺血发作（TIA），弥散加权成像（DWI）序列显示在额叶呈现分水岭梗死，特别是手术后几天在半卵圆中心和脑盖部位出现梗死（图 6.7）。这也证实了脑血运重建的必要性。术后血管造影显示 IMax–MCA 搭桥术对大脑进行持续稳定的血流供应（图 6.8）。短期随访发现患者右侧肢体无力症状显著改善。

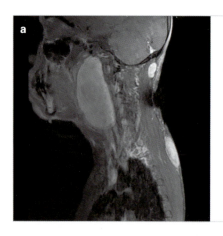
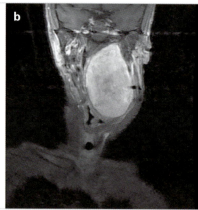

图 6.6 矢状位（a）和冠状位（b）磁共振成像（MRI）显示一个左侧巨大咽旁肿瘤向颅底方向生长并包裹颅外段颈内动脉（未显示）

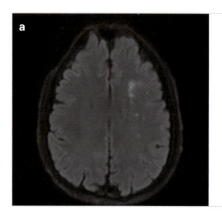
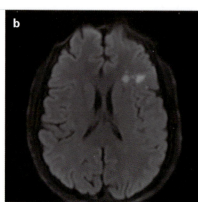

图 6.7 弥散加权成像（DWI）序列显示弥散受限，在左侧额叶半卵圆中心皮层/皮层下广泛的缺血灶（a）和左侧脑盖（b）

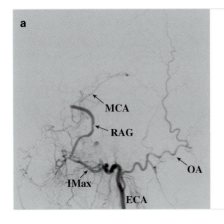
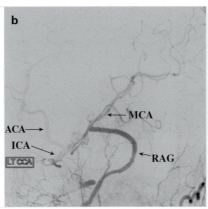

图 6.8　侧位（a）和放大（b）动脉期 CCA 注射造影剂后的侧位和晚期图像显示，IMax 至大脑中动脉（MCA）桥血管通畅，MCA 远端分支显影，血流逆向填充 ACA 和 ICA 末端（右侧）。ACA，大脑前动脉；CCA，颈总动脉；ECA，颈外动脉；ICA，颈内动脉；IMax，颌内动脉；MCA，大脑中动脉；RAG，桡动脉移植物

6.11　典型病例 2

　　患者女性，43 岁。检查发现大小约 19 mm 的脉络膜前动脉段梭形动脉瘤（图 6.9）。因难以栓塞且覆膜支架可能会影响脉络膜前动脉的通畅性，因此通过介入难以治疗。因动脉瘤呈梭形无法夹闭，因此血流重建可能有助于治疗。具体措施包括：用头臂静脉行 IMax–MCA 搭桥术，通过夹闭右侧 ICA（PComA 近端）对动脉瘤进行部分孤立，同时夹闭右侧 A1。脉络膜前动脉和 PComA 通过桥血管逆流血流得以保持通畅，通过术后 3 个月随访，发现动脉瘤内血栓形成（图 6.10，视频 6.1）。

6.12　IMax 搭桥术的局限性

　　批评者认为将 IMax 作为供体血管与颈外动脉相比，解剖更加困难；通过磨除颅中窝底暴露

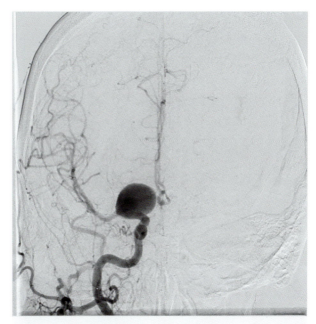

图 6.9　右侧颈总动脉（CCA）造影前后（AP）位图像显示巨大的颈内动脉（ICA）C7 段动脉瘤

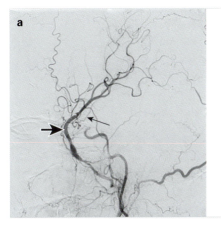
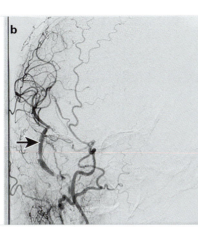

图 6.10　颈总动脉（CCA）造影侧位（a）和前后（AP）位（b）的图像。颈内动脉（ICA）C5 段闭塞。粗箭头，桥血管；细箭头，脉络膜前动脉

IMax 所需的技术相当费力；较小的术野也可能限制 IMax 和桥血管的吻合。然而，选择翼状肌段和翼腭段的 IMax，有助于解决这一问题。此外，向后朝棘孔方向磨除更多颅中窝底骨质，可获得更长的 IMax，平均显露长度 17.6 mm。将翼上颌裂作为定位 IMax 的标志，可获取更长的 IMax，因为在 IMax 上升过程中该位置更表浅。这种解剖特点，意味着有较长的供体动脉可进入颅内区域便于吻合。此外，在上颌窦的后外侧发现外翼状肌段 IMax 时，可以游离足够的长度用于搭桥而避免磨除颅中窝底骨质。神经外科医生刚开展此手术时可与耳鼻喉科同事联合辅助手术暴露，但当具备足够的手术技术和经验时便可自行操作。但术前在影像学上详细研究 IMax 解剖结构是十分必要的，特别是与翼外肌上下两头之间的关系。影像导航或显微多普勒超声可为显露增加安全性。

在我们的实践中，运用上述技术，仅增加一点点暴露，IMax 都可以被识别。然而，IMax 流量可能不足以取代整个颈内动脉循环系统，故术前应仔细评估流量需求。当需要替代整个颈内动脉循环时，IMax 最高可提供 100 mL/min 的血流量，术前需仔细评估血流量是否充沛。当 IMax 直径小于均值（< 2.6 mm）时，应该考虑使用传统技术，包括使用颈外动脉作为全颈内动脉循环替换的供体。

虽然罕见，但已有关于甲状腺上动脉和枕动脉在颅底肿瘤的血运重建中应用的报道。前者的成功有限，枕动脉可能需要解剖很长一段血管，并且与 IMax 相比，血管腔很小，因此不能作为理想的替代方案。

6.13 IC-IC 旁路的优点

在缺乏颅外供体动脉的情况下，便采用了颅内 - 颅内（IC-IC）血管搭桥。与 EC-IC 血管搭桥术相比，IC-IC 血管搭桥术的桥血管更短，无须颅外的血液供给，受体 / 供体血管的直径相当。IC-IC 血管搭桥手术技术包括原位搭桥术、再置入术、再吻合术和利用桥血管进行颅内血管搭桥术。虽然 IC-IC 搭桥术似乎有更高的学习曲线和更高的难度，以及对两个颅内血管区域的潜在影响，但经验丰富的神经外科医生可采用这种技术，以改善患者的预后。

6.14 "Bonnet"搭桥术的优点

在没有同侧供体血管情况下，还可以选择将对侧颞浅动脉作桥血管与 MCA 进行吻合。该技术被称为 "Bonnet" 搭桥术，这被证明是一种安全的手术方式。这种技术的一个优点就是桥血管靠近颅骨表面，头部运动对桥血管近端和远端都无影响。

6.15 结论

IMax 是神经外科医生脑血管库中一个有价值的武器，可将其用于 EC-IC 血管搭桥术并提供高达 100 mL/min 的血流替代治疗。当技术成熟时，特别是无法采用传统 EC-IC 血管搭桥方法的情况下，这是我们的优先选择。IMax EC-IC 血管搭桥是一种在颈内动脉或 MCA 结扎后向受体动脉提供中等至相对较高血流量的技术。术前需要仔细对患者血流进行评估，确定 IMax 流量是否能够提供足够的血流替代治疗。与传统的高流量 EC-IC 血管搭桥方法相比，有必要继续进行临床评估，以确定 IMax 搭桥术的长期有效性。

参考文献

[1] Muhm M, Grasl MCh, Burian M, Exadaktylos A, Staudacher M, Polterauer P. Carotid resection and reconstruction for locally advanced head and neck tumors. Acta Otolaryngol. 2002; 122(5):561–564.

[2] Lawton MT, Hamilton MG, Beals SP, Joganic EF, Spetzler RF. Radical resection of anterior skull base tumors. Clin Neurosurg. 1995; 42:43–70.

[3] Meredith SD, Shores CG, Carrasco VN, Pillsbury HC. Management of the carotid artery at the skull base. Am J Otolaryngol. 2001; 22(5): 336–342.

[4] Sekhar LN, Duff JM, Kalavakonda C, Olding M. Cerebral revascularization using radial artery grafts for the treatment of complex intracranial aneurysms: techniques and outcomes for 17 patients. Neurosurgery. 2001; 49(3):646–658, discussion 658–659.

[5] Wright JG, Nicholson R, Schuller DE, Smead WL. Resection of the internal carotid artery and replacement with greater saphenous vein: a safe procedure for en bloc cancer resections with carotid involvement. J Vasc Surg. 1996; 23(5):775–780, discussion 781–782.

[6] Bae YJ, Jung C, Kim JH, Choi BS, Kim E. Quantitative magnetic resonance angiography in internal carotid artery occlusion with primary collateral pathway. J Stroke. 2015; 17(3):320–326.

[7] Drake CG, Peerless SJ, Ferguson GG. Hunterian proximal arterial occlusion for giant aneurysms of the carotid circulation. J Neurosurg. 1994; 81(5):656–665.

[8] Origitano TC, al-Mefty O, Leonetti JP, DeMonte F, Reichman OH. Vascular considerations and complications in cranial base surgery. Neurosurgery. 1994; 35(3):351–362, discussion 362–363.

[9] Gonzalez CF, Moret J. Balloon occlusion of the carotid artery prior to surgery for neck tumors. AJNR Am J Neuroradiol. 1990; 11(4):649–652.

[10] Sekhar LN, Patel SJ. Permanent occlusion of the internal carotid artery during skull-base and vascular surgery: is it really safe? Am J Otol. 1993; 14(5):421–422.

[11] Lougheed WM, Marshall BM, Hunter M, Michel ER, Sandwith-Smyth H. Common carotid to intracranial internal carotid bypass venous graft.

Technical note. J Neurosurg. 1971; 34(1):114–118.

[12] Sia SF, Morgan MK. High flow extracranial-to-intracranial brain bypass surgery. J Clin Neurosci. 2013; 20(1):1–5.

[13] Amin-Hanjani S, Charbel FT. Flow-assisted surgical technique in cerebrovascular surgery. Surg Neurol. 2007; 68 Suppl 1:S4–S11.

[14] Kalavakonda C, Sekhar LN. Cerebral revascularization in cranial base tumors. Neurosurg Clin N Am. 2001; 12(3):557–574, viii–ix.

[15] Sekhar LN, Bucur SD, Bank WO, Wright DC. Venous and arterial bypass grafts for difficult tumors, aneurysms, and occlusive vascular lesions: evolution of surgical treatment and improved graft results. Neurosurgery. 1999; 44(6): 1207–1223, discussion 1223–1224.

[16] Sekhar LN, Kalavakonda C. Cerebral revascularization for aneurysms and tumors. Neurosurgery. 2002; 50(2):321–331.

[17] Ashley WW, Amin-Hanjani S, Alaraj A, Shin JH, Charbel FT. Flow-assisted surgical cerebral revascularization. Neurosurg Focus. 2008; 24(2):E20.

[18] Vrionis FD, Cano WG, Heilman CB. Microsurgical anatomy of the infratemporal fossa as viewed laterally and superiorly. Neurosurgery. 1996; 39(4):777–785, discussion 785–786.

[19] Ustun ME, Buyukmumcu M, Ulku CH, Cicekcibasi AE, Arbag H. Radial artery graft for bypass of the maxillary to proximal middle cerebral artery: an anatomic and technical study. Neurosurgery. 2004; 54(3):667–670, discussion 670–671.

[20] Arbağ H, Ustun ME, Buyukmumcu M, Cicekcibasi AE, Ulku CH. A modified technique to bypass the maxillary artery to supraclinoid internal carotid artery by using radial artery graft: an anatomical study. J Laryngol Otol. 2005; 119(7):519–523.

[21] Büyükmumcu M, Ustün ME, Seker M, Karabulut AK, Uysal YY. Maxillaryto-petrous internal carotid artery bypass: an anatomical feasibility study. Surg Radiol Anat. 2003; 25(5–6):368–371.

[22] Allen WE, III, Kier EL, Rothman SL. The maxillary artery in craniofacial pathology. Am J Roentgenol Radium Ther Nucl Med. 1974; 121(1):124–138.

[23] Arimoto S, Hasegawa T, Okamoto N, et al. Determining the location of the internal maxillary artery on ultrasonography and unenhanced magnetic resonance imaging before orthognathic surgery. Int J Oral Maxillofac Surg. 2015; 44(8):977–983.

[24] Akiyama O, Güngör A, Middlebrooks EH, Kondo A, Arai H. Microsurgical anatomy of the maxillary artery for extracranial-intracranial bypass in the pterygopalatine segment of the maxillary artery. Clin Anat. 2018; 31(5): 724–733.

[25] Gulses A, Oren C, Altug HA, Ilica T, Sencimen M. Radiologic assessment of the relationship between the maxillary artery and the lateral pterygoid muscle. J Craniofac Surg. 2012; 23(5):1465–1467.

[26] Osborn AG. The external carotid vasculature. Philadelphia: Lippincott Williams & Wilkins; 1999:31–55.

[27] Feng X, Meybodi AT, Rincon-Torroella J, El-Sayed IH, Lawton MT, Benet A. Surgical technique for high-flow internal maxillary artery to middle cerebral artery bypass using a superficial temporal artery interposition graft. Oper Neurosurg (Hagerstown). 2017; 13(2):246–257.

[28] Uysal II, Buyukmumcu M, Dogan NU, Seker M, Ziylan T. Clinical significance of maxillary artery and its branches: a cadaver study and review of the literature. Int J Morphol. 2011; 29(4):1274–1281.

[29] Eller JL, Sasaki-Adams D, Sweeney JM, Abdulrauf SI. Localization of the internal maxillary artery for extracranial-to-intracranial bypass through the middle cranial fossa: a cadaveric study. J Neurol Surg B Skull Base. 2012; 73 (1):48–53.

[30] Wang L, Cai L, Lu S, Qian H, Lawton MT, Shi X. The history and evolution of internal maxillary artery bypass.World Neurosurg. 2018; 113:320–332.

[31] Ma L, Ren HC, Huang Y. Bypass of the maxillary artery to proximal middle cerebral artery. J Craniofac Surg. 2015; 26(2):544–547.

[32] Ban SP, Cho WS, Kim JE, et al. Bypass surgery for complex intracranial aneurysms: 15 years of experience at a single institution and review of pertinent literature. Oper Neurosurg (Hagerstown). 2017; 13(6):679–688.

[33] Roberts B, Hardesty WH, Holling HE, Reivich M, Toole JF. Studies on extracranial cerebral blood flow. Surgery. 1964; 56:826–833.

[34] Nossek E, Costantino PD, Chalif DJ, Ortiz RA, Dehdashti AR, Langer DJ. Forearm cephalic vein graft for short, "middle"-flow, internal maxillary artery to middle cerebral artery bypass. Oper Neurosurg (Hagerstown). 2016; 12(2):99–105.

[35] Drake CG. Giant intracranial aneurysms: experience with surgical treatment in 174 patients. Clin Neurosurg. 1979; 26:12–95.

[36] Ulku CH, Ustun ME, Buyukmumcu M, Cicekcibasi AE, Ziylan T. Radial artery graft for bypass of the maxillary to proximal posterior cerebral artery: an anatomical and technical study. Acta Otolaryngol. 2004; 124(7): 858–862.

[37] Kocaeli H, Andaluz N, Choutka O, Zuccarello M. Use of radial artery grafts in extracranial-intracranial revascularization procedures. Neurosurg Focus. 2008; 24(2):E5.

[38] Purohit M, Dunning J. Do coronary artery bypass grafts using cephalic veins have a satisfactory patency? Interact Cardiovasc Thorac Surg. 2007; 6(2): 251–254.

[39] Peto I, Nouri M, Agazzi S, Langer D, Dehdashti AR. Pterygo-maxillary fissure as a landmark for localization of internal maxillary artery for use in extracranial-intracranial bypass. Oper Neurosurg (Hagerstown). 2020; 19 (5):E480–E486.

[40] Maeda S, Aizawa Y, Kumaki K, Kageyama I. Variations in the course of the maxillary artery in Japanese adults. Anat Sci Int. 2012; 87(4):187–194.

[41] Nossek E, Costantino PD, Eisenberg M, et al. Internal maxillary artery-middle cerebral artery bypass: infratemporal approach for subcranial-intracranial (SC-IC) bypass. Neurosurgery. 2014; 75(1):87–95.

[42] Abdulrauf SI, Sweeney JM, Mohan YS, Palejwala SK. Short segment internal maxillary artery to middle cerebral artery bypass: a novel technique for extracranial-to-intracranial bypass. Neurosurgery. 2011; 68(3):804–808, discussion 808–809.

[43] Hanakita S, Lenck S, Labidi M, Watanabe K, Bresson D, Froelich S. The occipital artery as an alternative donor for low-flow bypass to anterior circulation after internal carotid artery occlusion failure prior to exenteration for an atypical cavernous sinus meningioma. World Neurosurg. 2018; 109: 10–17.

[44] Mura J, Cuevas JL, Riquelme F, Torche E, Julio R, Isolan GR. Use of superior thyroid artery as a donor vessel in extracranial-intracranial revascularization procedures: a novel technique. J Neurol Surg B Skull Base. 2014; 75(6):421–426.

[45] Sanai N, Zador Z, Lawton MT. Bypass surgery for complex brain aneurysms: an assessment of intracranial-intracranial bypass. Neurosurgery. 2009; 65(4): 670–683, discussion 683.

[46] Spetzler RF, Roski RA, Rhodes RS, Modic MT. The "bonnet bypass". Case report. J Neurosurg. 1980; 53(5):707–709.

第 7 章 动脉瘤的颅底入路

Rokuya Tanikawa, Kosumo Noda

林宁 / 译

摘要

颅底入路可用于扩展所有动脉瘤夹闭的标准入路。为减少或避免过度牵拉脑组织，可通过对乳突、髁窝、蝶骨或颞骨的磨除，经岩前和岩后入路，到达深部动脉瘤部位。额颞开颅时甚至可以离断颧弓，便于观察和处理高位动脉瘤。本章我们将对颅内动脉瘤的颅底入路进行阐述。

关键词：额颞开颅，眶颧入路，经颧入路，前床突，海绵窦，岩骨，枕下肌群，髁窝

7.1 学习要点

- 额颞开颅：
- 可用于高位基底动脉瘤和除大脑前动脉远端动脉瘤外的所有前循环动脉瘤。
- 额叶和颞叶应均匀暴露，将外侧裂置于骨窗的中间。
- 切除外侧蝶骨嵴，磨平颅底，从而最大限度地暴露床突上段颈内动脉。
- 磨除眶后外侧壁，扩大颅底手术空间。
- 经颧入路：
- 可用于高位动脉瘤，如基底动脉尖动脉瘤、颈动脉分叉动脉瘤和 M1 段指向上方的动脉瘤。
- 与标准额颞开颅术相比，去除颧弓向下牵拉颞肌，可扩展翼点底部的手术野。
- 剥离海绵窦外侧壁：
- 通过硬膜外牵拉颞叶，增加颞前空间，而不损伤横跨外侧裂的浅静脉分支。
- 通过打开动眼神经孔，分离动眼神经和海绵窦外侧壁之间的结缔组织，松解动眼神经海绵窦段，减少动眼神经的机械性损伤。
- 岩前入路：
- 通过岩前骨质切除，可获得三叉神经孔与内耳道（IAC）之间的手术空间。
- 该入路也可暴露位于 IAC 和三叉神经孔之间的基底动脉中段动脉瘤。
- 在分离颅中窝时应识别的重要解剖标志，

如眶上裂、圆孔、棘孔、卵圆孔、V3 后缘、岩浅大神经（GSPN）、颈内动脉（ICA）C6 段、岩骨嵴、岩上窦（SPS）、弓状隆起、膝状神经节、岩骨硬膜内层、IAC 和耳蜗等。
- 鉴别 Glasscock 三角和 Kawase 三角以及颅中窝和菱形窝的关键。
- 岩后入路：
- 适用于颈静脉孔和 IAC 之间的椎动脉远端或低位基底动脉瘤。
- 磨除乳突和岩骨嵴，打开位于上半规管和窦脑膜角之间的空间。
- 乳突磨除：
- 乳突磨除是岩后入路必需的步骤。
- 乳突磨除的重要解剖标志包括颧骨根部、乳突上嵴、顶乳缝、人字缝、枕乳缝、星点、Henle 棘、乳突尖、乳突外三角、窦膜角、SPS、乙状窦、横窦、二腹肌嵴、颈静脉球、乳突窦、砧骨、外侧半规管、面神经管、后半规管、上半规管、内淋巴囊、乙状窦前硬膜、茎乳孔、鼓索、面隐窝和鼓膜外缘。
- 枕下肌肉逐层解剖：
- 逐层分离枕下肌肉，可以获得相对表浅的术野，而没有肌肉阻挡，便于使用较短的器械〔如在枕动脉 – 小脑后下动脉（OA–PICA）搭桥当中〕。
- 枕下肌群第一层是枕肌、胸锁乳突肌和斜方肌；第二层是头夹肌、头最长肌、头半棘肌和二腹肌；第三层是上斜肌、大直肌和小直肌、下斜肌。
- 除胸锁乳突肌、斜方肌和枕肌外，其他肌肉均由 C2 脊神经的后支支配。胸锁乳突肌和斜方肌受副神经支配，枕肌受面神经支配。
- 枕下外侧开颅：
- 如果动脉瘤位于颅神经Ⅷ以下，经此入路可显露椎动脉颅内段。
- 如果椎动脉瘤向同侧偏倚，仅此入路就足够了。

• 经髁窝入路：

- 该入路可暴露累及整个椎动脉颅内段至基底动脉（BA）下段的动脉瘤。

- 将远端椎动脉或基底动脉（BA）下段向对侧移位可以扩大手术视野。

- 重要解剖标志有乙状窦向前内侧颈静脉球移行的转角，枕髁，突向枕髁面的 C1 髁面，髁后导静脉，边缘窦，椎动脉 V3 段周围静脉丛和舌下神经管。

7.2　引言

颅底入路的理念是通过去除部分颅骨骨质，减少对脑的牵拉和神经血管的操作，来处理深部各种病变。

对颅骨、血管和神经解剖的准确了解至关重要。它们的关系相对简单，每一根重要的神经和血管结构都被致密的骨质包围，这些骨质保护着这些重要结构，同时也是其潜在的通道。

7.3　经颞入路

通过去除颧弓，将颞肌向下牵拉，可暴露更广泛的颞下空间。因此，向下牵拉的颞肌不会影响对颅中窝底和翼点的暴露，从而获得宽阔的手术视野。

当手术通道主要经额下或海绵窦时，可能需要采用眶颧入路，但当打开远端侧裂经颞前入路处理病变时，则经颞入路可能更好。如基底动脉尖小脑上动脉瘤就是经颞入路的良好适应证。

患者取仰卧位，头部向对侧旋转 30°，床头抬高 15°~20°（Low-Fowler 体位）。

皮肤切口从耳屏前颞浅动脉主干后方开始，避免其损伤，然后向上弯曲至中线发际线（图 7.1）。

在颞肌筋膜上方分层 / 其他方式分离皮瓣，直到显露眶颧突和额颧缝。额颧缝被骨膜和连接颞肌深筋膜的结缔组织所覆盖。半圆弧形切口分离颞浅筋膜的脂肪垫，暴露颧骨根部和额颧突之间的颧弓（图 7.2）。

用骨锯或往复锯在颧骨根部前方、额颧突前方暴露颧弓，呈 T 形斜向切断颧弓。必须将附着在颧弓下缘的咬肌和连接到颧弓内表面的颞肌分离，才能去除颧弓（图 7.3）。

颞肌可以沿皮肤切口的后垂直部分向下切开

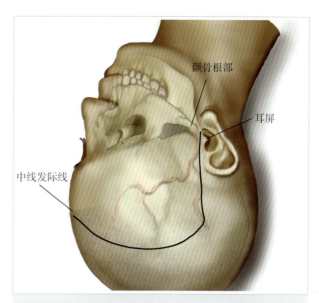

图 7.1　额颞开颅的 L 形或倒 L 形皮瓣是为保留颞浅动脉而设计的。皮肤切口从耳屏前方开始，向上延伸，然后转向中线发际线，避免切开颞浅动脉的主干

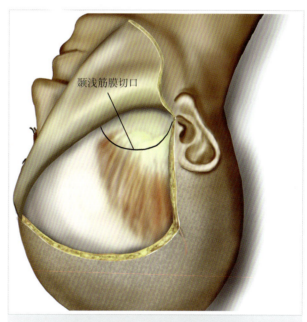

图 7.2　眶颧突和颧骨根部之间弧形切开颞浅筋膜，并将其与深面的脂肪垫一并抬起，显露颧弓

到颧骨根部，然后从颞上线分离并向下牵拉（图 7.4）。

接下来，行额颞开颅。去除骨瓣后，磨除蝶骨嵴外侧缘，直至暴露眶脑膜带（图 7.5）。在眶脑膜带外侧磨除剩余的骨质扩大手术视野，确保不干扰显微镜照明。

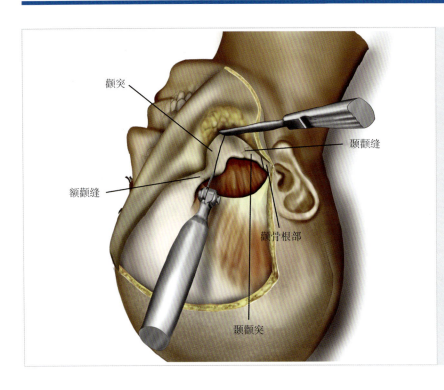

图 7.3 用摆锯将 L 形颧骨进行两次切开。第一次垂直切开额颧突，第二次在颧骨根部前方斜向切开颧颞突

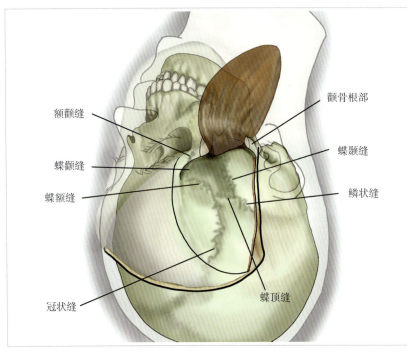

图 7.4 平行皮肤垂直切口切开颞肌，将其抬起后显露冠状缝、鳞状缝、蝶顶缝、蝶额缝、蝶颧缝、蝶颞缝

7.4 经岩骨入路（包括岩后入路和岩前入路）

7.4.1 岩后入路

岩后入路通过磨除乳突、上半规管后外侧骨质，使半规管和面神经管蛋壳化，显露乙状窦、岩上窦、内淋巴囊、乙状窦前硬膜和二腹肌嵴。该入路可用于处理位于颈静脉孔和 IAC 之间椎动脉远端或低位基底动脉瘤。

磨除乳突并保留迷路并非易事；这不但需要认真训练使用高速钻，还要透彻理解解剖结构。磨除乳突开始需识别的解剖标志为颧弓根、外耳道、Henle 棘、乳突上嵴、乳突尖、二腹肌沟和星

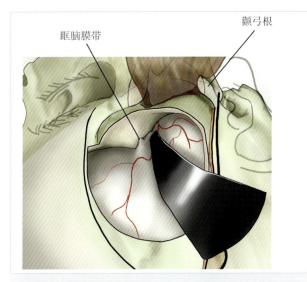

眶脑膜带　　　　　　颧弓根

图 7.5　骨骼化眶后外侧壁，显露眶脑膜带减少对脑组织牵拉

点。乳突外三角由颧弓根、Henle 棘、乳突尖和星点来确定（图 7.6）。

乳突磨除的第一步是沿着乳突外三角磨除浅表致密骨暴露松质骨和乳突气房。外耳道的后上壁须保留 0.5~1.0 mm 厚的薄壁，同时保留与外耳道后壁相连的 Henle 棘，以便保留外耳道菲薄的皮肤（图 7.7）。

乙状窦在乳突外三角的后部呈蓝色状凸起。通过磨除骨密质使之呈"蛋壳"或"薄纸"状覆盖于乙状窦表面，起到保护作用，避免破坏静脉窦壁。在骨骼化乙状窦完成后逐渐显露乙状窦前硬膜。

磨除乳突外三角表面上部骨质暴露颞部硬膜，在窦脑膜角处将颞底硬膜和乙状窦表面的骨质蛋壳化，暴露岩上窦。

在颧弓根部后方的深面打开乳突窦，在其旁边可以发现黄色致密骨，即外侧半规管。外侧半规管一般距离乳突表面 15 mm。由于外侧半规管位于乳突窦的后部，仅打开乳突窦后部才可暴露（图 7.8），因此应首先寻找乳突窦，不要试图直接找外半规管。

面神经的鼓室段位于外侧半规管前外侧，鼓室段与面神经管之间的拐角称为面神经膝部。

由于半规管被乳突气房的松质骨包围，其黄色坚硬的密质骨在显微镜下很容易辨认。半规管的每个平面都以直角相交：后半规管在外侧半规管的后面，上半规管在外侧半规管上方（图 7.9）。

将后半规管下方和面神经管后方的松质骨磨除，可以蛋壳化显露颈静脉球；面神经管即悬于颈静脉球前半部分的上方。为磨除颈静脉球上方

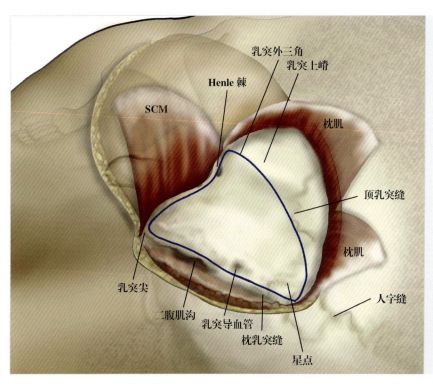

图 7.6　乳突外三角（左侧），由颧弓根、Henle 棘、乳突尖和星点构成，通过向前抬起胸锁乳突肌，在乳突后缘分离头夹肌和剥离枕肌，可以显露乳突外三角

乳突外三角
乳突上嵴
Henle 棘
SCM
枕肌
顶乳突缝
枕肌
人字缝
乳突尖
二腹肌沟
乳突导血管
枕乳突缝
星点

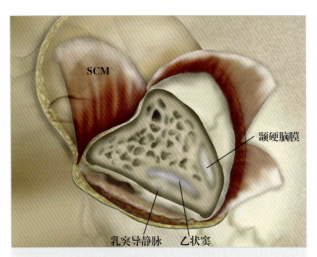

图 7.7 采用平面法磨除左侧乳突表面皮质骨，局部不宜过深，以保留重要硬脑膜、血管或神经结构表面的薄层密质骨

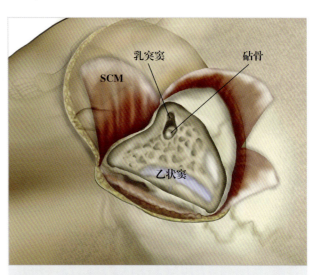

图 7.8 中耳乳突窦是寻找迷路的第一个解剖标志。在乳突窦内找到砧骨，在其后缘的黄色致密骨即为外侧半规管

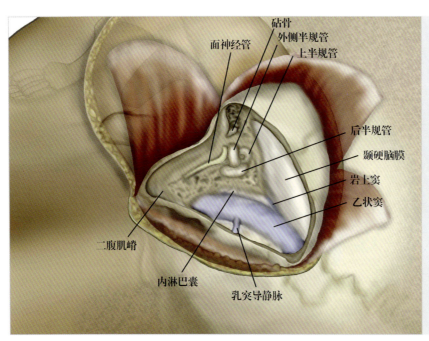

图 7.9 面神经膝部与外侧半规管位于同一深度。外侧半规管、后半规管和上半规管相互之间以90°相交

的骨质，精细骨骼化面神经管，蛋壳化暴露面神经，对面神经的保护非常必要。二腹肌后腹即附着于二腹肌沟。通过磨除二腹肌沟外侧的松质骨可以显露二腹肌嵴。面神经管与二腹肌嵴前部的茎乳孔相连（图 7.10）。

该入路的目的是在迷路和小脑之间获得足够的手术空间，便于到达脑干腹侧、远端椎动脉和低位基底动脉。由于岩骨后缘阻碍了通往脑桥腹侧，因此完全磨除上半规管后部岩骨嵴可最大限度地扩大手术空间。

7.4.2　岩前入路

经岩前入路可以显露位于 IAC 和三叉神经孔之间的基底动脉中段动脉瘤。岩前入路、岩后入路的分界线是上半规管，可以通过弓状隆起对其定位。颞部菱形窝由三叉神经（V3）下颌支后缘、岩骨嵴、弓状隆起和 GSPN（岩浅大神经）界定。在棘孔处电凝切断脑膜中动脉，抬起中颅底硬膜，切开硬膜固有层，在卵圆孔处显露 V3。注意保护 GSPN，避免牵拉膝状神经节导致面神经损伤。

在膝状神经节和 V3 之间的骨裂缝中确认 GSPN。GSPN 向前走行在下颌神经（V3）下方的翼管中，汇入翼管神经连接翼腭神经节，支配头部和颈部的分泌腺，包括泪腺。

通过 Glasscock 三角（G）和 Kawase 三角（K）可以定位位于在 GSPN 下方的 ICA 的岩骨段（C6）（图 7.11）。

从菱形窝的前内侧角开始，向岩骨嵴和弓状隆起交叉的后内侧角进行磨除。沿岩骨嵴方向磨

除是安全的，IAC 的上壁被厚厚的骨质覆盖（图7.12）。

另一方面，在磨除 GSPN 附近骨质时必须小心，因为 ICA 的 C6 段正好位于 GSPN 下方，且耳蜗也正好位于 ICA 的 C6~C7 段拐角的内侧（图 7.13）

松解三叉孔纤维环，抬起三叉神经根即可磨除岩尖。只有在处理基底动脉中段和更低基底动脉病变时，才需要显露和磨除岩尖。打开三叉神经孔，在三叉神经根前方可以显露上段基底动脉

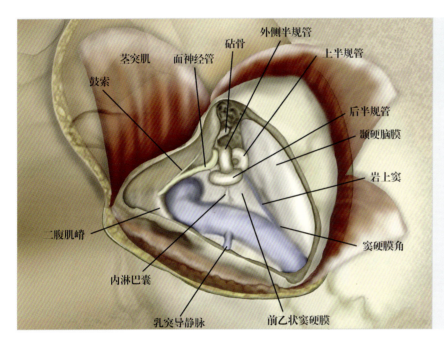

图 7.10　磨除岩骨后部迷路周围的骨质可以最大化乙状窦前的手术空间。磨除岩骨嵴可显露位于窦硬膜角与上半规管之间的岩上窦

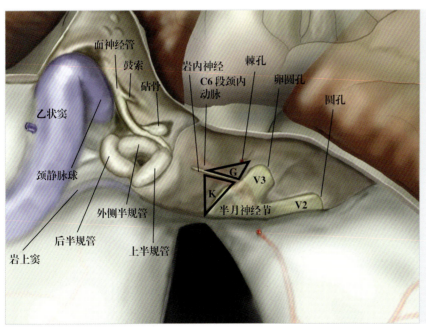

图 7.11　左侧。Glasscock 三角（G）由卵圆孔后缘、耳蜗、岩浅大神经（GSPN）与 V3 交叉处构成；Kawase 三角（K）由耳蜗 GSPN 与 V3 连接处、耳蜗、三叉神经孔后缘构成。这两个重要的三角均可以定位 C6 段颈内动（ICA）、鼓索及 ICA C6 段移行段和 C7 段

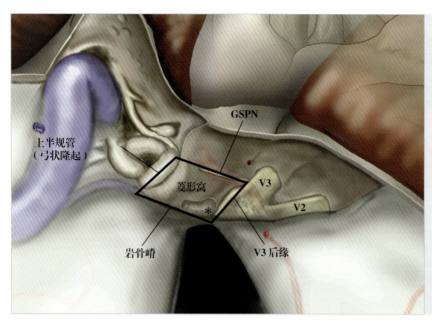

图 7.12　颞骨菱形窝由 V3 后缘、岩浅大神经（GSPN）、弓状隆起和岩骨嵴所构成，是安全磨除岩前入路的重要解剖结构。菱形窝（＊）的前内侧角是开始磨除的安全区域

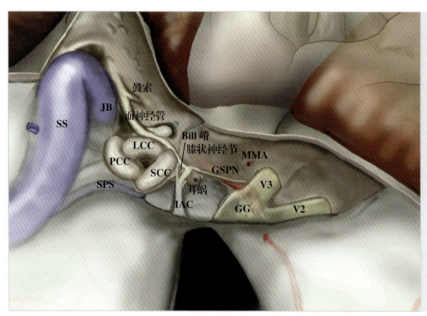

图 7.13　磨除菱形窝骨质可以将颈内动脉 C6 段、位于该段膝部的耳蜗、内耳道（IAC）和岩部硬膜骨骼化。Bill 嵴是面神经鼓室段的起始部位，磨除在 IAC 远端和 Bill 嵴之间的骨质可以暴露前庭神经和面神经。GG，半月神经节；IAC，内耳道；JB，颈静脉球；LCC，侧半规管；MMA，枕骨棘孔处的脑膜中动脉；PCC，后半规管；SCC，上半规管；SPS，岩上窦；SS，乙状窦；＊，耳蜗

病变。

　　磨除颞菱形区后部将 IAC 骨骼化。IAC 长轴将 GSPN 和上半规管的成角分开，耳蜗和上半规管之间成角为 60°。

7.5　枕下远外侧入路

　　枕下远外侧入路可减少对小脑的牵拉，同时可到达桥小脑角和侧方脑干的更前方和更下方。如果动脉瘤低于颅神经Ⅷ，即可通过此入路暴露

椎动脉的颅内段。

　　将横窦 – 乙状窦交界处与向颈静脉球移行处之间的乙状窦后半部分骨骼化可以获得一定的空间。术者尤其要注意乳突导静脉，该静脉连接枕部静脉丛和乙状窦的外侧表面。需要蛋壳化磨除技术显露乙状窦壁（图 7.14）。

逐层分离枕下肌肉

　　远外侧入路可以通过逐层分离，解剖出枕下

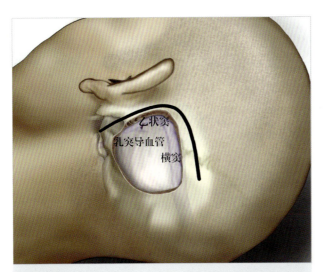

图 7.14　标准枕下外侧开颅，显露乙状窦后半部分，而不暴露髁窝。在标准枕下开颅中，通过分离上斜肌、头后大/小直肌来显露星点、上项线和下项线。这种倒 L 形切口可能并不常见，但作者喜欢

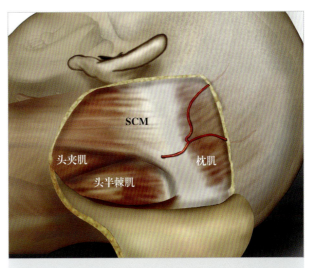

图 7.15　枕动脉走行于枕肌表面和上项线上方的帽状腱膜内。枕肌、胸锁乳突肌和斜方肌均附着于上项线，枕动脉通常在此进入胸锁乳突肌腱。图示所采用的切口虽不典型，但作者应用较广泛

肌肉。枕下肌分为 3 层：胸锁乳突肌、斜方肌和枕肌是第一层；头夹肌、头最长肌和头半棘肌是第二层；上斜肌、头后大小直肌、下斜肌是第三层（图 7.15）。

在上项线处分离胸锁乳突肌，然后将三角形肌瓣抬起，向前牵拉。在上项线枕肌起点处将枕肌分离，并向上牵拉，显露并识别星点，即 3 条骨缝（顶乳缝、枕乳缝和人字缝）的汇集点。头夹肌附着在乳突体和乳突尖，将其分离后向后下方牵拉（图 7.16）。

枕动脉走行于头夹肌和下项线之间。70% 位于头最长肌内侧，30% 位于外侧。当需要将枕动脉作为移植供体动脉时［如小脑后下梭形动脉（PICA）梭形动脉瘤］，在分离头夹肌和头最长肌时仔细观察和识别枕动脉走行于头最长肌内侧还是外侧是非常重要的。将头最长肌抬起，可以完全骨骼化枕动脉。

在下项线处显露枕肌第三层，由该层肌肉构成枕下三角，其内有脂肪垫。由上斜肌、头后大直肌和下斜肌组成枕下三角覆盖硬膜外椎动脉（V3 段）（图 7.17）。

椎动脉 V3 段位于枕下三角，在寰椎上缘的"J 沟"处被静脉丛包围。在下项线处将跨过头后大直肌的上斜肌分离。然后分离后头大直肌，打开枕上三角上部分。在其内可以识别出 V3 段椎动脉及周围静脉丛和脂肪垫（图 7.18）。

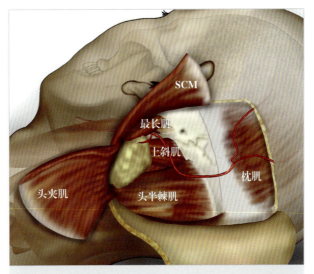

图 7.16　分离头夹肌可暴露肌间枕动脉。70% 的枕动脉走行至头最长肌内侧（深面），30% 走行至头最长肌外侧（表面）

7.6　经髁（窝）入路

在处理小脑后下动脉动脉瘤、椎基底动脉交界处或基底动脉下段动脉瘤时，凸出的颈静脉结节遮挡了结节上内侧深部的视野。经髁（窝）入路，通过在硬膜外磨除颈静脉结节来暴露低位基底动脉区域。为了能顺利磨除颈静脉球内侧的颈静脉结节，在处理髁后导静脉后对髁窝的显露非

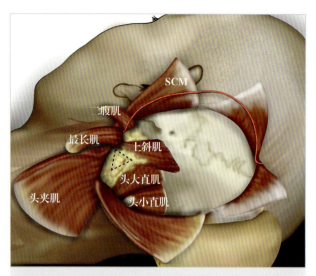

图 7.17 将头最长肌和头半棘肌分离后显露第三层肌肉。枕下三角（三角形虚线）由上斜肌内侧缘、下斜肌上缘和头大直肌内侧缘构成

常必要。髁后导静脉与椎静脉丛相连，后者环绕硬膜外椎动脉（V3 段）到颈静脉球（图 7.19）。

去除周围脂肪组织显露髁后导静脉，然后将其电凝、切断，暴露识别髁窝。

髁窝是位于枕髁面和乙状窦底面间的骨质，其内走行舌下神经管。

骨骼化乙状窦枕下窦后开颅，同时去除枕骨大

孔后外侧，然后通过磨除枕髁骨骼化暴露舌下神经管。采用蛋壳化技术可骨骼化枕骨大孔缘的边缘窦。由于舌下神经管周围静脉丛与边缘窦相连，因此骨骼化边缘窦是识别舌下神经管一个很好的标记。

由于颈静脉结节位于颈静脉球的内侧、舌下神经管的上方和乙状窦转弯的前内侧，因此识别并骨骼化磨除这些解剖标志对于安全磨除颈静脉结节是必要的（图 7.20）。

7.7 血管挑战

7.7.1 高位远端基底动脉瘤［基底动脉尖部和基底 – 小脑上动脉（SCA）动脉瘤］

经侧裂入路或颞前路夹闭远端基底动脉瘤，如果瘤颈高于床突连线 15 mm，去除颧弓不仅可以清楚地看到动脉瘤颈部，而且可以看到丘脑后穿支动脉等重要穿支血管。

7.7.2 P2p 或 P2-P3 交界处动脉瘤

在保留迷路的情况下，磨除乳突，联合幕上和幕下（经天幕）入路，可处理位于 P2p 或 P2-P3 交界处动脉瘤，同时最大限度地减少对颞叶的牵拉。

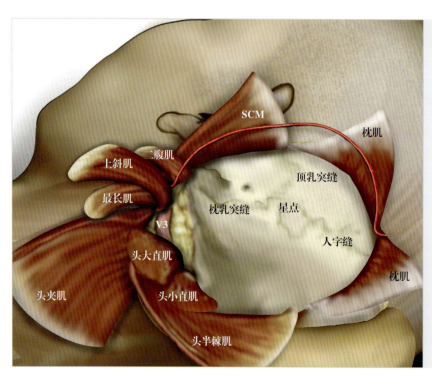

图 7.18 打开枕下三角可以暴露被椎静脉丛包绕的 V3 段椎动脉。SCM，胸锁乳突肌；V3，下颌神经

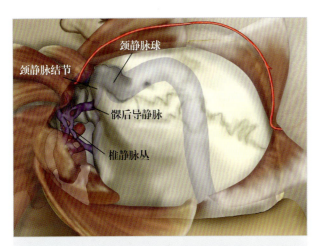

图 7.19　髁后导静脉连接椎静脉丛和颈静脉球。电凝和离断髁后导静脉显露髁窝

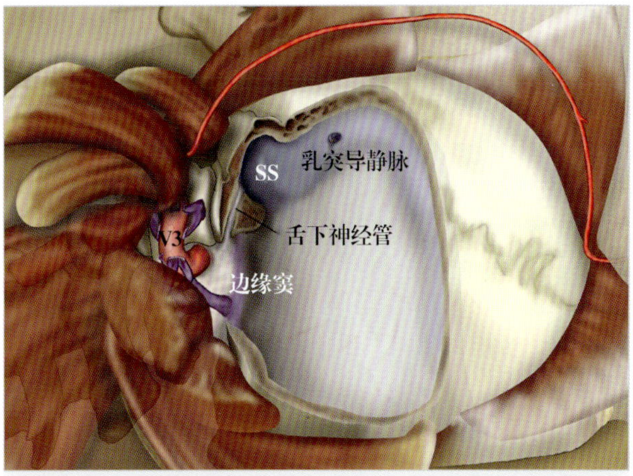

图 7.20　暴露枕骨大孔后，磨除髁窝，经髁窝入路轮廓化舌下神经管。必要时，可磨除舌下神经管上的颈静脉结节。SS，乙状窦

7.7.3　VA-PICA 动脉瘤

远外侧甚至经髁入路是处理位于颈内结节内侧或紧靠椎动脉硬膜环远端的椎动脉 – 小脑后下动脉（PICA）瘤的一种有效方式，同时可确保分别完全控制动脉瘤远端或近端。

7.7.4　VA-AICA 动脉瘤（基底动脉中段动脉瘤）

基底动脉中段区是最难到达的区域。磨除岩前骨质，松解三叉神经孔的硬膜环，打开 IAC，确定术区位于三叉神经和面听神经复合体之间，显露中段基底动脉和基底动脉 – 小脑前下动脉动脉瘤。

7.8　避免损伤

虽然本章描述的所有入路均需要大量解剖，磨除骨质，但通过显著改善到达比较困难动脉瘤的通路，有助于避免血管损伤或不充分的治疗。此外，这对控制动脉瘤的近端和（或）远端也至关重要，这是治疗任何动脉瘤的基本原则。

7.8.1　避免额神经和颞下颌关节（TMJ）损伤

在额颧突与颧弓根之间从上向下分离颞肌筋膜，暴露颧弓（图 7.3）。然后将颞肌从额颞蝶骨上分离。颞下颌关节位于颧骨根部下方，因此，显露颧骨根部时应格外小心，防止因过度暴露或定向错误而误入关节囊，造成颞下颌关节（TMJ）损伤。

面神经额支在颧弓中点附近跨过颧弓，走行于颞肌瓣的皮下组织中。从颧弓表面分离颞浅筋膜保护面神经额支。

7.8.2　保护眶筋膜

磨除蝶骨嵴可以有效地扩大翼点的手术视野，以便更好地观察深部和高位基底动脉尖动脉瘤。因为眶后壁限制了对基底动脉分叉前内侧边界的暴露，因此磨除眶后壁，有助于建立一个宽阔的通道来接近深部中线结构。由于眶后壁的内侧骨非常菲薄，因此必须小心进行眶骨骼化，避免损伤眶骨膜。如果眶骨膜损伤，必须仔细电凝眶内脂肪和出血，并用纤维蛋白原浸泡的吸收性明胶海绵覆盖，防止脂肪突出。

切除眶缘的眶颧入路只在有限的情况下使用。在采用该入路时，为了避免过度暴露眶内组织，尤其是眶内脂肪组织，将眶顶部蛋壳化，有助于术者切除眶缘不破坏眶筋膜，也不会造成脂肪挤出，后者会造成手术野缩小。

7.8.3　避免视神经和颈内动脉（ICA）损伤

在磨除前床突过程中，为避免视神经损伤，须采用"蛋壳化"技术将视神经管骨骼化。视神

经管顶部近端（靠近眼眶）骨质通常比远端更薄。

通过在前床突内部磨除，即所谓的"前内侧（Dolenc）三角"，可以将被薄层致密骨包绕的 C3 段 ICA 骨骼化。该部位薄层皮质骨必须用金刚砂磨钻均匀磨除，直至"蛋壳化"将 C3 段 ICA 骨骼化。在确定 C6 段 ICA 精确位置后，也可以用同样的技术磨除岩前骨质。C6 段 ICA 的位置，可以用以棘孔、弓状隆起、GSPN 和下颌神经为边界的 Glasscock（后内侧）三角来定位。

7.9 相关疾病

除动脉瘤外，这些入路还可用于处理向鞍上生长的垂体大腺瘤、床突脑膜瘤、蝶骨嵴、海绵窦和 Meckel 腔脑膜瘤，三叉神经鞘瘤，岩尖或岩斜区脑膜瘤，颈静脉孔哑铃状神经鞘瘤和脑膜瘤，舌下神经鞘瘤。

7.10 典型病例

7.10.1 病例 1

患者，女性，69 岁，偶然发现无症状基底动脉尖动脉瘤（图 7.21）。

家族史：患者母亲死于蛛网膜下腔出血（SAH）
该患者的动脉瘤位于床突间连线上方 19.4 mm

（图 7.22）。由上一位介入医生将患者转诊给我们，因为该患者的动脉瘤呈宽基底、低高度的形状，即使采用辅助技术，栓塞后也有较高的复发率。经左颞额颞开颅颞前入路夹闭该动脉瘤。动脉瘤周围的所有穿支动脉均可通过颞前入路确认，并在夹闭瘤颈时予以保留（图 7.23）。用两个直跨血管夹将动脉瘤夹闭。用跨血管夹保护左侧丘脑后穿支动脉（图 7.24）以及其他所有重要穿支动脉。患者术后无不适，于术后第 14 天正常出院。

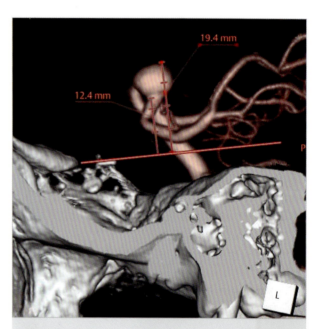

图 7.22 三维计算机断层扫描（CT）血管造影重建显示动脉瘤位于高位，高于床突线 19.4 mm（前床突顶点和后床突顶点之间连线）

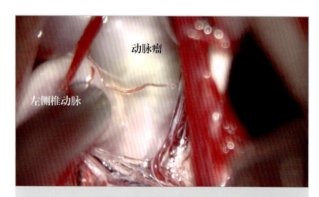

图 7.23 左侧经颞骨颞前入路可显露动脉瘤和重要的穿支动脉

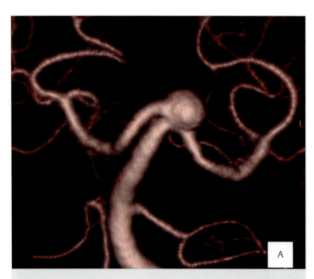

图 7.21 三维计算机断层扫描（CT）血管造影重建显示基底动脉宽颈分叉动脉瘤向左上方凸起

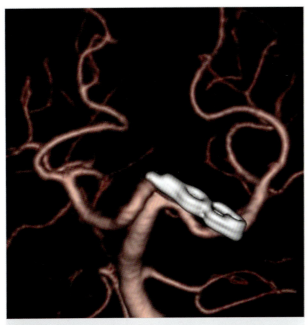

图 7.24　用组合夹闭技术夹闭动脉瘤，用跨血管夹保留附着于动脉瘤颈部的丘脑后穿支动脉

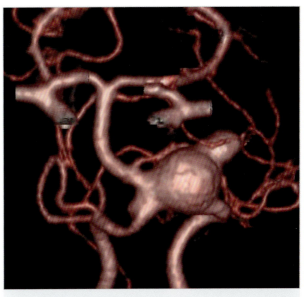

图 7.25　三维计算机断层扫描（CT）血管造影显示椎 – 基底动脉交界处一巨大梭形动脉瘤

7.10.2　病例 2

患者，女性，27 岁，因头痛检查发现无症状巨大椎 – 基底动脉交界处动脉瘤（图 7.25）。

为确保有足够的术野，不仅能在颅神经Ⅶ和Ⅸ之间，还可以在颅神经Ⅴ和颅神经Ⅶ / Ⅷ复合体之间进行操作和观察动脉瘤，我们选择左侧联合经岩入路。先进行岩后部乳突切除，磨除上半规管外侧的岩骨嵴，然后再磨除岩前骨质（图 7.26）。在颅神经Ⅶ / Ⅷ复合体和颅神经Ⅴ之间可直接显露动脉瘤（图 7.27）。通过临时阻断双侧椎动脉和基底动脉近端，使动脉瘤皱缩。将动脉瘤安全地夹闭在动脉瘤近端的同侧椎动脉和汇合处近端的椎动脉远端（图 7.28）。患者很快恢复，无

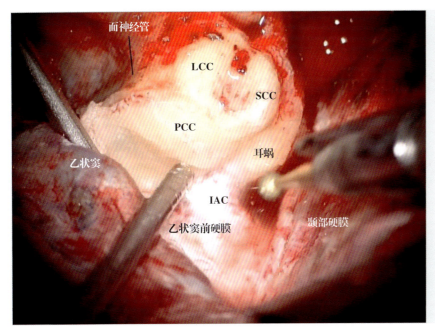

图 7.26　术中图片显示左侧联合经岩入路磨除乳突和岩骨前部，使岩骨前部和岩骨后部完全骨骼化。IAC，内耳道；LCC，侧半规管；PCC，后半规管；SCC，上半规管

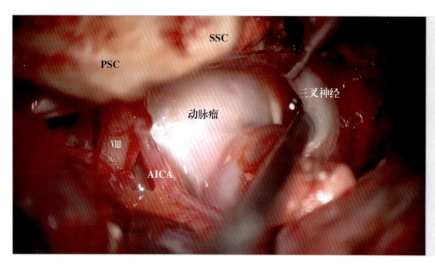

图 7.27 联合岩骨入路术中图片显示可在三叉神经和颅神经Ⅶ / Ⅷ复合体之间对动脉瘤进行操作

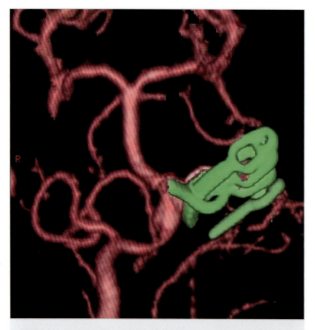

图 7.28 术后三维 CT 血管造影显示动脉瘤体闭塞，右侧远端椎动脉梭状扩张仍存在

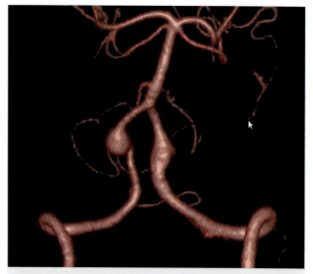

图 7.29 计算机断层成像（CT）血管造影显示双侧椎动脉梭形动脉瘤

任何并发症，于术后第 21 天出院。

7.10.3 病例 3

患者，男性，60 岁，在头痛筛查时发现无症状双侧椎动脉梭形动脉瘤（图 7.29）。因严重担心动脉瘤破裂而坚持治疗。为了能够在动脉瘤孤立后给右侧椎动脉搭桥，我们选择了右侧经髁（窝）入路（图 7.29）。用移植的桡动脉在动脉瘤近端颅外 V3 段和远端颅内 V4 段之间进行直接重建（图 7.30~ 图 7.32）。患者术后恢复良好；没有出现新的神经功能障碍，于术后第 30 天出院。一年后患者接受近端夹闭术治疗对侧动脉瘤，同时保留延髓穿支，手术过程顺利。

7.11 治疗策略

术前管理

患者的总体健康状况对于安全开展广泛的颅

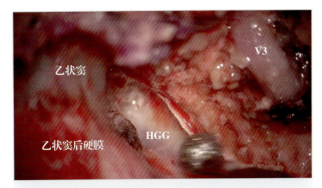

图 7.30　右侧经髁入路术中所示。HGC，舌下神经管

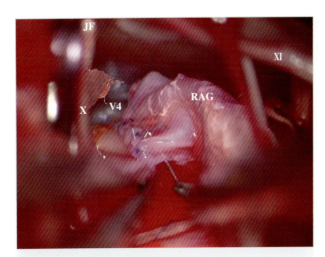

图 7.31　右侧椎动脉重建后术中图片所示，直接在 V3 和颅内 V4 节段之间移植桡动脉（RAG）重建。JF，颈静脉孔；X，颅神经 X；XI，颅神经 XI

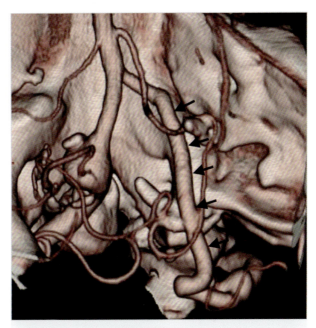

图 7.32　术后 CT 血管造影显示经桡动脉移植（黑色箭头）重建良好的右侧椎动脉，动脉瘤消失

底入路非常重要。动脉瘤等血管病变的患者常伴有糖尿病或糖耐量受损，糖代谢控制不良是导致术后伤口愈合延迟和（或）感染的重要原因。术前必须严格控制血糖，由于慢性糖尿病会引起脱水，因此如无心力衰竭、肺充血等疾病时，应考虑围手术期适当补液。术前类固醇的使用对保护患者免受手术创伤很重要，短期（约 3 天）应用泼尼松龙或地塞米松对围手术期治疗有效。虽然作者没有常规使用腰大池引流，但必要时应使用腰大池或脑室引流。

7.12　潜在并发症

　　早期视觉障碍：磨除视神经管时可导致视神经损伤。任何眶骨膜损伤都会引起术后早期眶周瘀斑和肿胀。极少情况下，由于完全磨除眶顶，影响眶骨膜，可出现迟发性眼球内陷。

　　12 h 后迟发性视觉障碍：可能是由眶内静脉充血导致眼上静脉回流进入前海绵窦入口处阻塞引起的，该入口位于 ICA 近环下方。所有发生迟发性单盲患者术后均立即出现同侧结膜水肿。诊断该并发症时应排除血管痉挛或血肿导致可逆性视力丧失的原因。

　　动眼神经麻痹：当将颞叶固有层硬膜从眶上裂及海绵窦外侧壁分离时，导致海绵窦侧壁动眼神经的机械性损伤。

　　面部麻木：分离固有层硬脑膜时，导致三叉神经机械性损伤。

　　干眼症：因 GSPN 的损伤或断裂导致泪腺分泌功能丧失。

　　面神经麻痹：面神经及其分支可在多个部位受到损伤。牵拉膝状神经节和将 GSPN 从硬膜固有层上分离都可导致面神经损伤。乳突磨除过程中可直接导致面神经管内面神经损伤。最后，额颞部开颅或去除颧弓时分离颞浅筋膜时可导致面神经额支损伤。

　　颈动脉损伤：在 GSPN 下磨除颞菱形窝不慎操作导致 C6 段损伤，或在前床突磨除时损伤 C3 段。

　　听力障碍：在磨除乳突过程中骨骼化半规管

时开放了迷路或磨除颞菱形窝时开放了耳蜗。

乙状窦损伤：骨骼化乙状窦技术不当，未采用蛋壳化技术。

7.13 结论

理解颅底重要结构对安全开展颅底入路治疗挑战性动脉瘤至关重要。

这些入路在控制许多具有挑战性的后循环动脉瘤和一些前循环动脉瘤的血管方面起到关键作用，应谨慎选择并充分理解其所能提供的路径。其中包括了颞前经硬膜外和（或）硬膜下入路治疗基底动脉远端动脉瘤如基底动脉尖和基底 – 小脑上动脉瘤；经岩前入路治疗基底中段动脉瘤；经联合经岩入路治疗椎体动脉远端和基底动脉下段动脉瘤；经髁入路治疗硬膜内椎动脉硬膜环近端椎动脉瘤、对侧移位动脉瘤和椎动脉远端动脉瘤。

在尝试这些入路之前，外科医生应尽可能多地进行尸头解剖，充分理解颅底解剖。

参考文献

[1] Fukushima T, Nonaka Y. Fukushima manual of skull base dissection. 3rd ed. Raleigh: AF-Neuro Video Inc.; 2010.

[2] Hatano Y, Ota N, Noda K, et al. Surgical microanatomy of the occipital artery for suboccipital muscle dissection and intracranial artery reconstruction. Surg Neurol Int. 2019; 10:127.

[3] Katsuno M, Tanikawa R, Uemori G, Kawasaki K, Izumi N, Hashimoto M. Occipital artery-to-posterior inferior cerebellar artery anastomosis with multiple-layer dissection of suboccipital muscles under a reverse C-shaped skin incision. Br J Neurosurg. 2015; 29(3):401–405.

[4] Matano F, Tanikawa R, Kamiyama H, et al. Surgical treatment of 127 paraclinoid aneurysms with multifarious strategy: factors related with outcome.World Neurosurg. 2016; 85:169–176.

[5] Matsukawa H, Tanikawa R, Kamiyama H, et al. Risk factors for visual impairments in patients with unruptured intradural paraclinoid aneurysms treated by neck clipping without bypass surgery. World Neurosurg. 2016; 91:183–189.

[6] Ota N, Tanikawa R, Miyazaki T, et al. Surgical microanatomy of the anterior clinoid process for paraclinoid aneurysm surgery and efficient modification of extradural anterior clinoidectomy.World Neurosurg. 2015; 83(4):635–643.

[7] Ota N, Tanikawa R, Yoshikane T, et al. Surgical microanatomy of the posterior condylar emissary vein and its anatomical variations for the transcondylar fossa approach. Oper Neurosurg (Hagerstown). 2017; 13(3):382–391.

[8] Ota N, Tanikawa R, Eda H, et al. Radical treatment for bilateral vertebral artery dissecting aneurysms by reconstruction of the vertebral artery. J Neurosurg. 2016; 125(4):953–963.

[9] Tanikawa R, Sugimura T, Seki T, et al. Basic surgical techniques and pitfalls in vascular reconstruction in the posterior fossa: surgical anatomy for OA-PICA anastomosis (Japanese). Jpn J Neurosurg. 2008; 17:587–595.

第 8 章　内镜经鼻入路治疗动脉瘤

Aneek Patel, Hussam Abou-Al-Shaar, Michael M. McDowell, Georgios A. Zenonos, Eric W. Wang, Carl H. Snyderman, Paul A. Gardner

沈李奎 / 译

摘要

　　本章回顾了内镜经鼻入路治疗颅内动脉瘤的应用现状。尽管所有动脉瘤都可经血管内介入或显微外科手术治疗，但是仍有一些特定部位的动脉瘤可以考虑采用经鼻入路，以最大限度地减少跨关键神经血管结构操作，并增加显露和血管控制。我们回顾了这些动脉瘤的最优选择和处理技术细节。

　　关键词：内镜经鼻入路，动脉瘤夹闭，显微神经外科，鼻中隔瓣，脑血管，学习曲线，"多学科方法"，吲哚菁绿

8.1　学习要点

　　• 经正确全面评估后选择的动脉瘤，采用内镜经鼻与传统显微外科相比较，可以最大限度地减少对神经血管结构的操作，提供极佳的近端血管控制和手术视野，且使并发症最少。

　　• 内镜经鼻手术也应遵循显微外科和显微血管外科技术的基本原则。

　　• 采用多学科协作来克服陡峭的学习曲线，为可能发生的血管损伤最好准备并提供应急处理计划。

　　• 扎实的解剖学知识和内镜技术训练可以减少并发症的发生，同时辅助应用术中内镜荧光造影 / 多普勒超声 / 术中血管造影 / 考虑瘤夹凸起的多层血运化的皮瓣重建。

　　• 有两个特殊部位的动脉瘤，因其解剖结构特别适合内镜经鼻处理：①向内或向下指向的床突旁段动脉瘤（垂体上动脉动脉瘤 /Cave 动脉瘤）；②低位基底动脉尖或基底动脉主干及分支动脉瘤。

　　• 在评估血管相关疾病的手术指征时，必须考虑内镜经鼻入路相关的陡峭学习曲线。只有对简单和复杂病例都有丰富经验的团队才考虑这种内镜下的 5 级入路。

8.2　引言

　　近年来内镜经鼻入路（EEA）在神经外科的应用范围日益扩展。尽管 EEA 可能减少了一定程度的侵入性，比如显露组织的范围和外部切口，但其并不仅仅是经颅腹侧颅底手术的微侵袭替代技术。更准确地讲，而是作为手术备选模式的首选项之一，特别是关键结构密布区域，EEA 提供了一种潜在的、最小化显露和对主要血管及神经组织骚扰最少的通道。这些通道能够直接到达位于中线或者内侧关键结构（如视神经）的病变，从而减少并发症的发生或减轻其严重程度。

　　选择适合 EEA 治疗的动脉瘤一般基于以下两点：①动脉瘤的定位；②动脉瘤相对于主干动脉和相邻神经的指向。这只是动脉瘤的一小部分，通常位于颅底中央；另外，这一治疗方法对于由神经外科医生和耳鼻喉科医生组成的团队来说，有着陡峭的学习曲线。但该入路在特定的病例中减少了大量的风险和挑战，因此关于颅内动脉瘤治疗的讨论仍在缓慢进行。幸运的是，这些基础工作将有助于确定哪些动脉瘤最适合 EEA 处理，但每个动脉瘤都是独一无二的且要求个体化治疗和全面考虑内镜、显微镜和血管内治疗的模式。

8.3　血管挑战

　　尽管血管内介入治疗已经彻底改变了颅内动脉瘤的治疗，但仍有一些动脉瘤，基于包含形态、瘤颈解剖、位置和人口学特征等一系列标准而言，最好采用手术夹闭。夹闭（开放式或 EEA）对年轻患者而言，是一个优先的选择，避免血管内治疗后需长期双抗治疗，虽然后者无须开颅。夹闭对于有出血病史或者无法耐受口服抗血小板或抗凝治疗的患者也可能是一个安全的选择。此外，血管内治疗不适合主干血管的宽颈动脉瘤、有多个分支血管的囊状动脉瘤、多叶动脉瘤和对周围结构有压迫效应的大动脉瘤。对于这些有夹闭指征的动脉瘤患者而言，EEA 提供了一种比"开放"开颅手术更优的通路进行显微夹闭。

　　反对经 EEA 有选择地治疗动脉瘤的主要争论

在于专业知识和经验。如今，显微外科夹闭方法得到了更深入的研究，并已证明具有良好的长期疗效和治愈率。事实上，大多数外科医生对这一方法感觉更舒适和熟悉。掌握 EEA 这一技术需要更陡峭的学习曲线。Snyderman 团队研发了一套 EEA 训练体系，他们将 EEA 手术分为不同难度系数的层级水准；采用 EEA 夹闭颅内动脉瘤属于最高难度水准。重要的是，Lavigne 发现那些包括失血、颅神经损伤和脑脊液漏在内的确切的手术并发症，随着 EEA 难度系数提升为颅内动脉瘤时也随之上升。这一研究强调了内镜经鼻团队需要进行手术室和实验室持续的训练，尽量减少可避免的不良后果。一旦拥有足够经验，一个优秀的内镜经鼻团队就可以开始安全地探索动脉瘤的治疗。

采用传统开颅手术处理一些特定的动脉瘤十分具有挑战性或（和）不利因素。前循环动脉瘤中 ICA 床突旁段动脉瘤指向内下方时，经颅手术视野不佳，需要处理视神经。这对控制 ICA 近端形成挑战，至少需要磨除前床突（即使分离硬膜也可能低于预期）、经海绵窦分离（需要处理颅神经）或者显露颈段 ICA（不考虑干预侧支循环）。除了显露和对接近动脉瘤颈所需的视神经进行暴露和移动外，垂体上动脉也很难清晰显露。这可能会增加视力丧失甚至垂体功能低下的风险。同样，起源于眼动脉内侧的动脉瘤在颅内位置极深，在解剖上也构成挑战，这可能需要过多地牵拉视神经并避开关键且通常解剖变异的血管。对于后循环动脉瘤，基底动脉主干和椎动脉远端动脉瘤与颅神经、脑干和多变的穿支血管之间的关系必须清晰辨认分离，这对由外向内的传统经颅入路构成极大挑战。起源于近中线（乙状窦后或远外侧入路）或者低位基底动脉尖或者主干的动脉瘤（眶颧或颞下入路）尤其如此。

脑桥和延髓腹侧及相关的血管很难通过传统"开放"（后外侧或前外侧）入路显露。低位基底动脉、基底动脉中段 /AICA、腹内侧 PICA 和椎 - 基底动脉结合部等部位的动脉瘤，无论是控制远、近端还是清晰显露动脉瘤颈和相关穿支都面临极大挑战。内镜经鼻经斜坡入路能提供一个直接通路到达并清楚显露这些区域。

由于内镜直视视野和相对于鞍旁结构的狭窄通道，在夹闭动脉瘤时必须使用内镜专用的夹闭工具，防止夹闭过程中遮挡目标。延长的单柄持夹器，可能存在部分可塑性——在放置动脉瘤夹

时，最大限度地保持瘤夹正面可视度。另外，鉴于施夹角度不足，一些瘤夹的结构应该更具创造性和灵活性。根据位置的不同，弧形夹或者角度夹可能比直夹具有更好的可视角度。这些技术限制可以通过一些方法克服和解决，这将在一些部分进行讨论，但讨论显微和内镜夹闭动脉瘤时，必须要考虑。

8.4　避免损伤

避免并发症的基本原则是从经鼻角度扎实理解解剖标志（图 8.1）。双人团队协作具有很多好处，包括对于关键神经血管结构的一致性确定。与内镜支架相比，由第二名医生扶持镜的更微妙益处是，动态调整有助于在二维屏幕上不断提供理想的视野及一定程度的深度感知。最后，在血管损伤或动脉瘤破裂情况下，使用移动式内镜可确保能够清除术野大量积血，从而方便确定损伤部位。在夹闭动脉瘤过程中，为保持血管和动脉瘤的清晰视野，有必要在器械两侧或者器械之间反复移动内镜。一个优秀的协作团队应学习同时移动并保证这种移动迅速到位。这也是被认为此技术是 5 级水准的关键原因之一，也是任何团队都要仔细考虑的问题。手术团队在尝试内镜经鼻动脉瘤夹闭时必须深入其共同学习曲线。

内镜经鼻手术避免严重并发症的最重要方法就是清晰描述其指征和缺点。包括采用严格的标准选择适合内镜夹闭的动脉瘤、神经外科医生和耳鼻喉科医生在内的多学科团队共同计划和手术、近端和远端控制的优化及突发事件的应对预案。

就像开放手术一样，ICG 造影能提升内镜经鼻动脉瘤手术的安全性和有效性。内镜 ICG 造影可确保在不损伤载瘤动脉或穿支（通常在血管造影中不显影）的情况下，避免动脉瘤显影。同时如果需要的话，术中允许即刻评估动脉瘤夹的放置并调整。与此相似的是应用术中多普勒超声，它既能保证夹闭后大血管内充足的血流，也能确认动脉瘤顶搏动的消失。最后，内镜经鼻手术也能很好地与术中造影技术联合。患者仰卧位时可以轻松建立经股动脉或桡动脉通道来评估动脉瘤完全夹闭和周围血管的通畅性。

由于 EEA 可到达全腹侧颅底，因此这一入路有损伤神经血管结构和颅神经（CN Ⅲ ~ Ⅻ）的潜

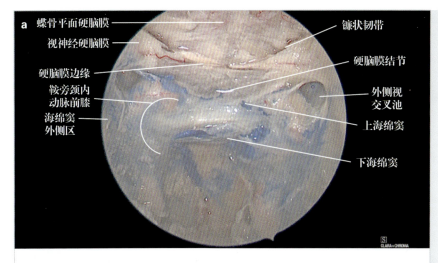

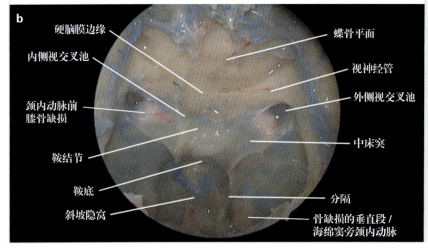

图 8.1　a、b. 内镜经鼻手术的解剖标志。ICA，颈内动脉；OCR，颈内动脉视神经隐窝

在风险。为积极主动地预见和减少术后神经功能障碍的可能性，在 EEA 术中常规应用神经电生理监测。术中体感诱发电位（SSEP）可探测脊髓背侧束、内侧丘系传导通路和丘脑投射至初级感觉皮层的灌注改变。脑干听觉诱发电位（BAEP）监测听力功能。业已证明在 EEA 术中采用这些措施有利于预防潜在的永久性损伤和致残性神经功能障碍。

8.4.1　病例选择

在讨论内镜经鼻入路的应用和价值时，动脉瘤的位置和指向是关键因素。应用 EEA 的一个特别有效的例子就是指向中线并进入鞍上空间的床突旁段动脉瘤。目前，在显微镜下夹闭床旁动脉瘤的风险包括：操作视神经、开放海绵窦顶、切开或者不切开硬脑膜环进行低位近端血管控制。

鉴于此，床突旁段动脉瘤大部分采用了栓塞和（或）血流导向装置治疗。但血管内治疗对于载瘤动脉宽颈动脉瘤、有多分支的囊状动脉瘤、某些多叶动脉瘤和表现为占位效应如挤压视神经的动脉瘤等存在一定程度禁忌。另外，需持续双抗治疗；而血流导向装置则是一个相对的新技术，还需要进一步研究其长期预后及发生脑实质出血的罕见风险机制。对于这些病例如有夹闭指征，内镜入路可以很好地获得近端和远端控制，同时对周围结构骚扰程度最小。经鼻通道视角可以在不磨除前床突和牵拉视神经的情况下获得血管结构的极佳视野。此外，还可经海绵窦内侧建立血管的直接近端控制，这与开放海绵窦顶相比术后并发症更低。海绵窦内侧壁可以在 ICA 内侧锐性切开，然后轻柔地注射止血剂即可止血。向上弯曲的钩刀如羽毛刀（Mizuho）可以用来向外侧跨过 ICA 膝段切开硬膜。

经 EEA 也可以选择性用于前交通动脉瘤（AComm），这很大程度取决于动脉瘤的指向。如动脉瘤指向内下时，经内镜入路可显露动脉瘤颈，此时可以考虑经 EEA。但内镜并不适合夹闭所有类型前交通动脉瘤，因为这一手术经常涉及视交叉上方操作。如前交通动脉瘤适合中线入路时，半球间入路能避免操作视交叉而提供相似的显露。另外，只有部分前交通动脉瘤才能获得满意的近端控制。对于视交叉后置（鞍背上方）的动脉瘤和（或）前交通动脉相对视交叉更靠前方时更容易控制血管近端。而大多数其他病例中，在术中破裂的情况下获得充分的近端控制具有挑战性。尽管内镜经鼻入路可处理大多数前交通动脉瘤，且存在一定的美容优势，但必须仔细考虑动脉瘤指向、与视交叉空间位置关系和血管控制，否则这一入路并非理想的选择（图 8.2）。

如前所述，EEA 也可用于低位基底动脉尖或基底动脉干动脉瘤，包括小脑上动脉瘤和 AICA 动脉瘤。采用显微手术夹闭这些动脉瘤需要磨除后

床突或联合经海绵窦入路，极易出现并发症；而颞下入路的视野较差，对对侧血管的控制不足。内镜从前方视角可以非常清晰显示基底动脉干、穿支血管和远端分支血管，尤其是基底动脉尖低于桥前池时。尽管如此，对于一些向上指向的大型低位基底动脉尖动脉瘤，特别是当这些动脉瘤同时后屈时，显露基底动脉穿支仍然存在盲区；当这些穿支血管被动脉瘤顶向后方时，单纯腹侧入路并不理想。与床突旁段动脉瘤不同，基底动脉瘤的夹闭角度很难预测且需更多的创造性；基底动脉瘤偏侧指向时更容易夹闭。

后循环动脉瘤的一般经验性原则是这种入路可以很好地进入脑干腹侧和鞍下或鞍下的病变（见下文病例 2），与经颅入路相比，该入路提供了更加充分的近端控制和更佳的手术视野。

8.4.2　近端和远端控制

术前计划应该考虑经鼻控制血管的难度。较

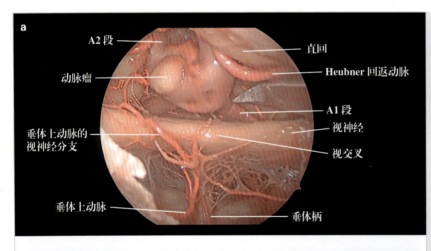

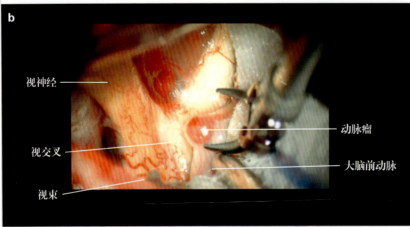

图 8.2　a. 尸头解剖时内镜经鼻视野下发现的前交通动脉瘤，瘤颈可采用角度动脉瘤夹夹闭，但是瘤顶正对术者，对 A1 近端控制需跨过动脉瘤顶并牵拉视神经或视交叉。b. 采用眉弓 / 眶上入路开颅夹闭类似的小动脉瘤，可以早期控制同侧或优势侧 A1 段而不需要跨越动脉瘤顶，并直接夹闭动脉瘤颈

大型床突旁动脉瘤会遮挡瘤颈以及阻碍床突上段 ICA 远端的阻断，这可能提示经侧裂显微手术时需增加空间来获取更充分的远端控制。实际上，一些外科医生可能在内镜经鼻手术之前已准备好翼点开颅，以便发生动脉瘤破裂时进行额外的控制。

在手术前应计划好血管的近端和远端控制。术中发生动脉瘤破裂时快速获得血管控制至关重要。根据动脉瘤的位置不同，可以快速夹闭斜坡旁段或鞍旁段 ICA 来获得近端控制，因此应该在动脉瘤显露之前，识别并充分显露斜坡旁段或鞍旁段 ICA。这些考虑在内镜手术中尤为重要，当显露近端控制部位时，应考虑到内镜下有限的可操作性。经鼻入路对基底动脉主干或基底动脉尖动脉瘤进行近端控制也更有利，通过广泛的斜坡切除（远内侧入路）或垂体移位，能够从椎 - 基底交界处到基底动脉尖这一宽阔区域获得近端控制。

对于起源于大血管的动脉瘤，侧支循环反流非常丰富，因此术前计划远端控制同样重要。在识别并显露近端控制点后，动脉瘤之后的"下游"区域也应充分显露，这一点在内镜手术时与夹闭角度同样值得关注。如前所述，内镜经鼻入路时对一些床突旁段动脉瘤的远端控制可能不易。此时，应该考虑开颅或者血管内球囊辅助进行远端控制。控制基底动脉的远端相对容易，除非基底动脉处于高位。理解基底动脉与蝶鞍的相对关系和后交通动脉提供的侧支循环也非常重要（图 8.3）。

8.4.3　应急计划

由于已讨论 EEA 的所有局限性，特别是专业知识有限的局限性、需要团队协作手术、出血时极易模糊视野、通道狭窄，对于内镜经鼻动脉瘤

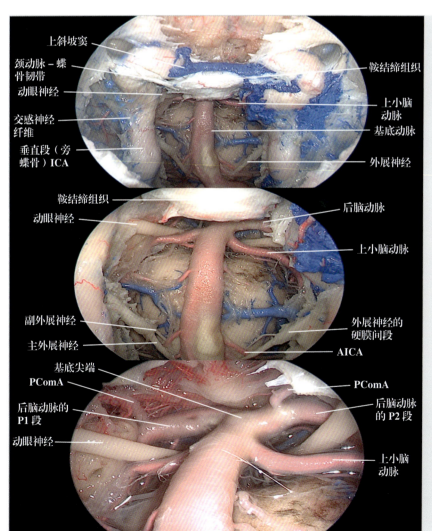

图 8.3　内镜经鼻经斜坡入路下蝶鞍和后循环解剖关系。AICA，小脑后下动脉；ICA，颈内动脉；PComA，后交通动脉

上斜坡窦
颈动脉 - 蝶骨韧带
动眼神经
交感神经纤维
垂直段（旁蝶骨）ICA
鞍结缔组织
上小脑动脉
基底动脉
外展神经

鞍结缔组织
动眼神经
后脑动脉
上小脑动脉
副外展神经
主外展神经
外展神经的硬膜间段
AICA

基底尖端
PComA
后脑动脉的 P1 段
动眼神经
PComA
后脑动脉的 P2 段
上小脑动脉

手术的应急计划应将识别和暴露范围超出动脉瘤夹闭所需的近端和远端控制点。应该备好显微镜以便随时使用，如果发生内镜下无法控制的并发症，也可随时放置血管鞘便于血管内控制出血。如术中无法清晰显露并控制近端和远端时，采用血管内球囊阻断非常有用。对于开颅获得近端控制已详细描述，但这在经鼻手术中也已相对成熟，并对远端控制更有帮助。此外，在一些特殊的病例中，充盈位于动脉瘤颈的球囊，加强对动脉瘤的控制，可增加瘤夹放置的准确性。

8.4.4 颅底重建

内镜颅底手术有着陡峭的学习曲线，它需要神经外科和耳鼻喉科医生在术前、术中和术后深度合作。放置动脉瘤夹的位置和角度对随后的颅底重建有非常大的潜在压力。如果角度不合适，凸起的瘤夹会顶着鼻中隔瓣并阻碍黏膜瓣黏附于颅底缺损，最终导致脑脊液（CSF）漏的可能性非常大。此外，瘤夹直接接触黏膜瓣，瘤夹的搏动会随着时间推移侵蚀黏膜瓣（图 8.4）。这类手术后脑脊液（CSF）漏的发生率高，因此手术团队必须采用坚固的多层重建方式。尽管带蒂鼻中隔瓣已显著减少了 EEA 术后 CSF 漏发生率，但瘤夹凸向蝶窦时仍需更大的覆盖；我们选择在瘤夹周围放置内层胶原移植物，随之覆盖一层阔筋膜或 /

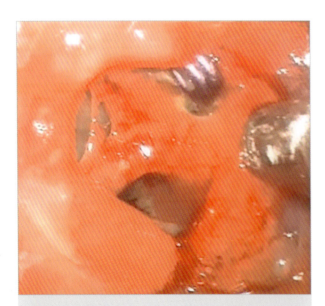

图 8.4 术中内镜显示通过坏死带蒂鼻中隔瓣可见动脉瘤夹近端

和脂肪，最后一层为鼻中隔瓣覆盖整个重建区域。最后，即使开始时硬膜打开有限，仍推荐采用全尺寸甚至扩大黏膜瓣重建颅底。

8.5 相关病变

一些其他血管性疾病也可采用内镜经鼻入路进行有效的处理。有报道采用内镜经鼻入路成功切除视交叉周围及脑干海绵血管瘤。这种方法可以直接显示视交叉下方、视交叉下间隙和前循环，同时又尽量减少对邻近神经血管的解剖和操作。Kassam 团队在 2007 年也介绍了采用 EEA 成功处理腹侧颅底动静脉畸形的病例。还有一些有趣病例包括眼动脉分支供血的硬脑膜动静脉瘘也可采用 EEA 处理。尽管认为该入路是新技术，且对于任何脑血管病来说也不应是一线治疗，但是它展示一个发展方向，虽然该方向需进一步研究来证实；与此同时，当传统入路难以处理这些疾病时，该方法也是一个选择。

8.6 典型病例

8.6.1 病例 1

患者，女性，55 岁。既往有高血压、吸烟及颅内动脉瘤破裂家族史。因持续头痛检查发现左侧床突旁段巨大动脉瘤（图 8.5）。瘤颈可能位于蛛网膜下腔，并跨越鞍膈 / 远环，属于宽颈动脉瘤。在血流导向装置问世之前，该型动脉瘤被认为不适合血管内介入治疗。患者本人治疗意愿强烈且选择手术夹闭。由于动脉瘤指向蝶鞍，所以选择内镜经鼻入路。

患者取仰卧位，可透视三钉头架固定。先准备好带蒂鼻中隔瓣，广泛开放蝶窦及部分后筛。高速磨钻磨除蝶嘴，向下至斜坡隐窝，并磨除全部蝶窦分隔。显露斜坡旁段 ICA 便于近端控制。完全显露蝶窦以及蝶骨平台、鞍旁段 ICA、左侧视神经管内侧对应的硬膜，用可折叠刀片、剪刀和钩刀打开鞍旁海绵窦和近环，随后开放鞍结节及视交叉前方的硬膜并延伸至左侧视神经管近端。当用剪刀在瘤颈远端（此处动脉瘤延伸至蛛网膜下腔）打开远环 / 鞍膈时，动脉瘤破裂。先用大口径吸引器控制出血，保持术野可视，同时尝试电凝出血点，未能成功止血。用一块棉片压迫看

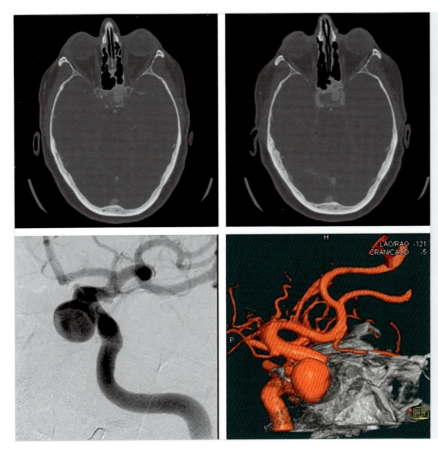

图 8.5　CTA 及 DSA 显示左侧床突旁段大动脉瘤

清出血点后采用永久直夹夹闭出血。控制出血后，放置近端阻断夹，重新调整永久夹为最终夹闭并采用"棉片夹闭"技术。

术中血管造影显示动脉瘤完全消失，且没有主干血管的狭窄（图 8.6），仔细检查术野并止血。术中采用 Doppler 确认 ICA 通畅和瘤顶内血流消失。内层用一层人工硬膜（Duragen）重建，自体脂肪围绕瘤夹放置，并重叠放置覆盖整个术野。然后采用鼻中隔瓣覆盖整个脂肪层，穿过蝶窦底部，与蝶窦外侧隐窝和蝶骨平台相连。然后在上方用止血纱布、DuraSeal™ 胶、Merocel®（美乐塞）止血海绵轻柔填塞。最后，去除三钉头架后留置腰大池引流管。患者表现出良好的耐受性，且未出现并发症。随后将患者送至 ICU 监护治疗。术后 CTA 提示动脉瘤完全消失（图 8.6）。术后 4 天拔除腰大池引流管，术后 10 天出院。

8.6.2　病例 2

患者，男性，67 岁。既往有糖尿病及高脂血症病史。因"进行性额部头痛 3 个月伴复视"入院治疗。体检发现部分动眼神经麻痹，CTA 显示左侧大脑后动脉巨大动脉瘤（图 8.7）。不太适合血管内介入治疗。因此，我们推荐经 EEA 手术夹闭。

患者取仰卧位，Mayfield 三钉头架固定头部。先取带蒂鼻中隔瓣，然后充分开放蝶窦，进一步磨除中上斜坡骨质显露硬膜。采用可收缩刀从中线右侧向左侧切开硬膜，可见基底动脉、小脑上动脉、大脑后动脉和巨大动脉瘤。

术中 ICG 造影证实解剖结构。用临时夹阻断基底动脉主干后探查动脉瘤，并从瘤顶分离穿支血管，以串联方式夹闭动脉瘤。术中用多普勒超声、ICG 以及血管造影证实完全夹闭动脉瘤且主干血管通畅（图 8.8）。

用温水冲洗术野便于仔细止血。硬膜内缺损采用 DuraMatrix 覆盖，然后如前所述，用自体脂肪和止血纱布、DuraSeal™ 胶、Merocel®（美乐塞）止血海绵轻柔填塞。手术结束时留置腰大池引流管。

患者很好地耐受了手术，术后 MRI 显示因术

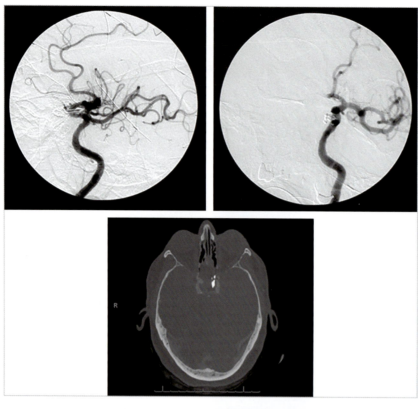

图 8.6 术中血管造影及 CTA 显示动脉瘤完全消失，主干动脉通畅

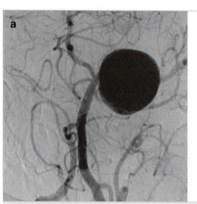 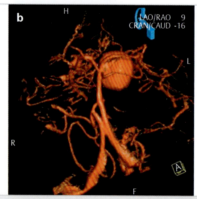 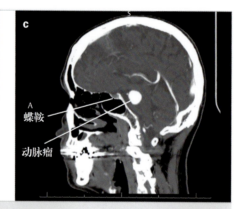

图 8.7 前后位（a）和 DSA 三维重建（b）显示左侧巨大大脑后动脉瘤。c. 矢状位 CTA 显示低位基底动脉尖和大脑后动脉瘤（低于蝶鞍）的位置关系，提示适合经鼻手术夹闭。PCA，大脑后动脉

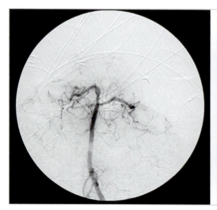 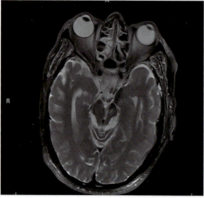

图 8.8 术中造影显示动脉完全消失，载瘤动脉通畅。术后 MRI 示闭塞 / 操作小穿支引起小梗死

中对于细小穿支的操作导致微小梗死（图 8.8）。术后 3 天拔除腰大池引流管，术后第 4 天出院。最近一次随访，患者术前动眼神经麻痹完全恢复，复视也获得了解决。

8.7　处理策略及潜在并发症

对于可能从经鼻入路和综合应急预案中获利的动脉瘤，严格选择病例可能将并发症风险降至最小。无论选择经鼻还是经颅，脑血管病手术最可怕的并发症就是动脉损伤或动脉瘤破裂。术前计划和术者经验是避免并处理这些并发症的关键。

8.7.1　术中动脉瘤破裂的处理

一旦发生术中动脉瘤破裂，最重要的是要先控制出血，然后控制血管的近端和远端。因活动性出血容易模糊术野，术野可视面临主要挑战。术中一旦发生大出血，可适当退回内镜避免被出血淹没，从而重新获得视野。在处理出血方面，内镜可以提供与显微镜同等的视野。在鼻腔通道处理这样的并发症，具有一定的心理压力，但是大多数困难的动脉瘤都是经深通道处理的。熟练的双人四手内镜技术是关键因素。手术压迫可重新控制出血，该操作虽然安全但仅仅是暂时的。最初通常用一块小脑棉放在出血点压迫止血并改善术野；而关键在于放置脑棉时吸除活动性出血。如果需持久填塞或阻断，可以采用肌肉或者棉片。小的撕裂可采用双极小心电凝修复。如果裂缝太大，也可夹闭破口。对于破裂动脉瘤而言，立即予以吸除、棉片压迫控制出血，然后夹闭瘤顶（出血部位）或者临时阻断动脉瘤的近端和远端。一旦控制住出血，就可积极处理动脉瘤并对瘤颈可靠夹闭（或者至少临时孤立出血点，减少持续缺血的可能）。在临时孤立期间，为了提升侧支循环灌注压，在移除远近端临时阻断夹之前，应适度升高平均动脉压（80~90 mmHg）。如果临时孤立无法立刻进行，腺苷诱导循环暂停也可帮助建立临时控制，安全用于快速夹闭。

8.7.2　ICA 损伤

由于经鼻入路的鼻腔起点和手术轨迹，如果不是直接处理 ICA，大多数 EEA 都是沿着腹侧颅底进行并且很靠近 ICA。因此，必须始终关注 ICA 损伤和闭塞应急处理，尽管这只是在无法止血时的最后处理办法。对于高风险动脉瘤（巨大 / 宽颈 /ICA 假性动脉瘤等），如需要，术前行 BOT 确保 ICA 能够耐受闭塞。与其他颅底疾病相关的动脉瘤可能是因为肿瘤侵犯血管的结果，应注意到动脉瘤极其脆弱易破。大约 70% 患者能够耐受 ICA 闭塞而不出现脑梗死，但这严重依赖患者的年龄及是否有基础疾病，更重要的是取决于个体血管解剖。因此，术前细致的血管评估和对潜在侧支循环的理解，可能在一定程度上有助于预测患者是否能够耐受血管闭塞。神经电生理监测包括体感诱发电位、运动诱发电位和持续肌电图，同样都非常重要且有助于术中处理。

8.7.3　降低术后并发症

术后并发症包括动脉瘤复发或者再次破裂、术后 CSF 漏，因此减少术后并发症的关键是确保动脉瘤完全夹闭和最佳的黏膜瓣重建。

术中采用内镜下吲哚菁绿荧光造影、血管微探头多普勒超声和（或）DSA 评估动脉瘤是否完全夹闭、邻近血管灌注是否充分。

内镜下吲哚菁绿荧光造影（Karl Storz），可用于证实动脉瘤夹闭、评估夹闭后的瘤颈，并确保载瘤血管通畅（图 8.9）。确保术中达到这些成功夹闭的核心指标，可以降低复发率和再次手术的可能。在对 232 例患者进行的一项研究中发现 13.5% 的患者 ICG 呈阳性，这提示需术中调整瘤夹或进一步夹闭，也就是说 ICG 可预防约 1/6 患者动脉瘤复发和（或）再次手术。

与其他 EEA 一样，内镜经鼻动脉瘤夹闭术后也会发生 CSF 漏，这是因为凸起的瘤夹导致不完全覆盖引起的硬膜和颅底重建不彻底，或出血后脑积水。因此，术前重建计划中就必须考虑到瘤夹凸起因素。已证实应用带蒂鼻中隔瓣可显著减少 EEA 术后 CSF 漏发生。此外，在瘤夹附近适当覆盖或填塞脂肪比单纯在瘤夹顶端放置黏膜瓣更为重要；为了减少瘤夹直接压迫黏膜瓣并降低黏膜瓣继发性坏死或瘤夹搏动冲击侵蚀黏膜瓣的可能性，这样处理至关重要。

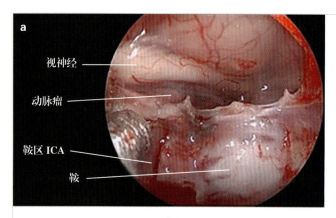
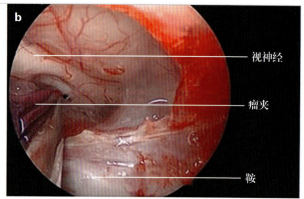
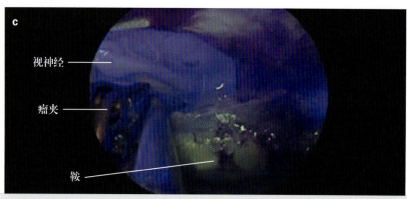

图 8.9 内镜术中所见（a、b）和吲哚菁绿荧光造影（c）显示眼动脉瘤夹闭术后动脉瘤被夹闭和载瘤血管通畅。ICA，颈内动脉

病例选择不佳	EEA 夹闭动脉瘤仍是一种相对较新的方法，仅适用于特定的动脉瘤亚型。与传统的经颅和血管内介入方法相比，选择可能获益于这种方法的动脉瘤应是全面的、谨慎的；并应考虑动脉瘤的特征、解剖结构、患者及手术团队的经验
显露不充分	不完善的术前计划可能导致病变显露不充分，可能无法完全显露载瘤血管或瘤颈起始点。此外，须考虑到内镜手术的狭窄通道会限制夹闭角度和器械的移动，而这种移动取决于动脉瘤的指向。显露不充分会导致不能识别和保护重要的神经血管结构、限制器械移动、夹闭不完全、无法有效完成近端和远端控制或硬膜打开后或动脉瘤破裂需要额外的显露
解剖变异	由于内镜二维视野和缺乏景深感，以及掌握血管病变内镜技术所需的陡峭学习曲线，理解解剖结构的变异可能非常困难，这可能导致在建立通道和夹闭期间难以定位病变或保护脆弱结构。颈动脉–床旁韧带或硬膜环钙化可使载瘤血管和动脉瘤显露的风险更高。此外，中床突和前床突之间的完全连接（颈动脉–床突环）给暴露带来了额外的挑战，如果离断和移除不适当，可能会导致颈动脉损伤
术中破裂	对任何脑血管病手术都须考虑动脉瘤破裂的风险。术前应急预案应迅速重新控制血管和稳定患者状态。标准的神经血管理念如避免接触瘤顶和早期近端与远端控制仍是内镜血管外科的关键
术野盲区	熟练且动态调整内镜有助于维持充足的视野。双人四手技术对于这些手术非常重要 小心检查整个动脉瘤有助于避免意外破裂（见上文病例）
器械准备不足	高阶内镜手术的关键器械包括：单柄双极电凝、单 b 柄显微剪刀、单 b 柄动脉瘤持夹器 备用内镜和摄像机以及荧光内镜等辅助设备可以增强信心
黏膜瓣失败 / 坏死	瘤夹的大小和方向可导致硬膜和颅骨瓣闭合不全，进而导致 CSF 漏。黏膜瓣蒂较狭窄引起灌注不良导致坏死。瘤夹直接压迫黏膜瓣导致其受到侵蚀。多层重建可以防止渗漏和黏膜瓣侵蚀

8.8　处理流程图

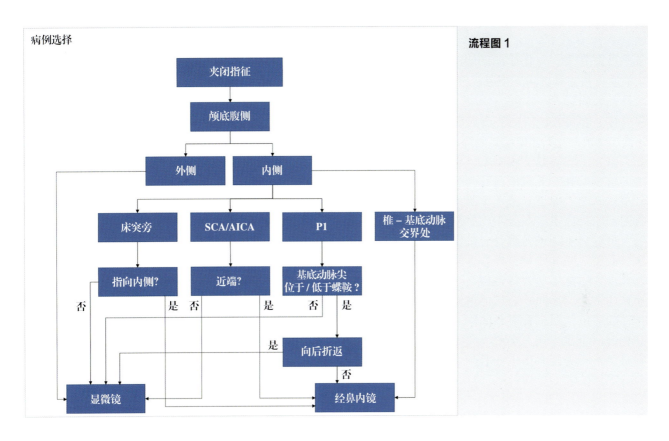

病例选择

流程图 1

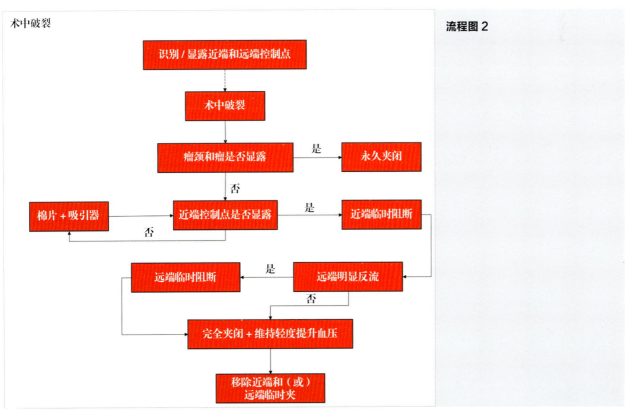

术中破裂

流程图 2

8.9　根本原因分析

由于 EEA 在动脉瘤手术中的技术复杂性及需团队联合手术，因此，对并发症的潜在原因进行分类非常重要，这样才能系统性分析和斟酌每一个因素，最大限度减少错误。

8.10　结论

EEA 治疗动脉瘤仍然是一种新方法，但在颅内动脉瘤的特定亚群中具有强大的应用价值。尽管前景光明，但该方法在动脉瘤手术中发挥作用有限；但仍应成为有志于颅底和脑血管神经外科医生的综合方案的一部分。陡峭的学习曲线是特定的限制，它需要神经外科医生、耳鼻喉科医生以及手术团队的所有其他成员组成的多学科团队实践与合作。然而，通过谨慎地选择病例和制订详尽的应急计划，采用 EEA 可以高效地处理特定位置和指向的动脉瘤。鉴于这种方法的新颖性，有必要进行大样本多中心长期研究，以便更清晰地确定其在脑血管手术中的作用和疗效。

参考文献

[1] Raja PV, Huang J, Germanwala AV, Gailloud P, Murphy KP, Tamargo RJ. Microsurgical clipping and endovascular coiling of intracranial aneurysms: a critical review of the literature. Neurosurgery. 2008; 62(6):1187–1202, discussion 1202–1203.

[2] Mazur MD, Taussky P, Park MS, Couldwell WT. Contemporary endovascular and open aneurysm treatment in the era of flow diversion. J Neurol Neurosurg Psychiatry. 2018; 89(3):277–286.

[3] Snyderman C, Kassam A, Carrau R, Mintz A, Gardner P, Prevedello DM. Acquisition of surgical skills for endonasal skull base surgery: a training program. Laryngoscope. 2007; 117(4):699–705.

[4] Lavigne P, Faden D, Gardner PA, Fernandez-Miranda JC, Wang EW, Snyderman CH. Validation of training levels in endoscopic endonasal surgery of the skull base. Laryngoscope. 2019; 129(10):2253–2257.

[5] Gardner PA, Vaz-Guimaraes F, Jankowitz B, et al. Endoscopic endonasal clipping of intracranial aneurysms: surgical technique and results. World Neurosurg. 2015; 84(5):1380–1393.

[6] Szentirmai O, Hong Y, Mascarenhas L, et al. Endoscopic endonasal clip ligation of cerebral aneurysms: an anatomical feasibility study and future directions. J Neurosurg. 2016; 124(2):463–468.

[7] Montaser AS, Prevedello DM, Gomez M, et al. Extended endoscopic endonasal clipping of intracranial aneurysms: an anatomic feasibility study. World Neurosurg. 2020; 133:e356–e368.

[8] Thirumala PD, Kassasm AB, Habeych M, et al. Somatosensory evoked potential monitoring during endoscopic endonasal approach to skull base surgery: analysis of observed changes. Neurosurgery. 2011; 69(1) Suppl Operative:ons64–ons76, discussion ons76.

[9] Thirumala PD, Kodavatiganti HS, Habeych M, et al. Value of multimodality monitoring using brainstem auditory evoked potentials and somatosensory evoked potentials in endoscopic endonasal surgery. Neurol Res. 2013; 35(6): 622–630.

[10] Khan N, Yoshimura S, Roth P, et al. Conventional microsurgical treatment of paraclinoid aneurysms: state of the art with the use of the selective extradural anterior clinoidectomy SEAC. Acta Neurochir Suppl (Wien).

2005; 94:23–29.

[11] Walcott BP, Stapleton CJ, Choudhri O, Patel AB. Flow diversion for the treatment of intracranial aneurysms. JAMA Neurol. 2016; 73(8):1002–1008.

[12] Germanwala AV, Zanation AM. Endoscopic endonasal approach for clipping of ruptured and unruptured paraclinoid cerebral aneurysms: case report. Neurosurgery. 2011; 68(1) Suppl Operative:234–239, discussion 240.

[13] Koutourousiou M, Vaz Guimaraes Filho F, Fernandez-Miranda JC, et al. Endoscopic endonasal surgery for tumors of the cavernous sinus: a series of 234 patients.World Neurosurg. 2017; 103:713–732.

[14] Xiao LM, Tang B, Xie SH, et al. Endoscopic endonasal clipping of anterior circulation aneurysm: surgical techniques and results. World Neurosurg. 2018; 115:e33–e44.

[15] Sanai N, Tarapore P, Lee AC, Lawton MT. The current role of microsurgery for posterior circulation aneurysms: a selective approach in the endovascular era. Neurosurgery. 2008; 62(6):1236–1249, discussion 1249–1253.

[16] Kassam AB, Gardner PA, Mintz A, Snyderman CH, Carrau RL, Horowitz M. Endoscopic endonasal clipping of an unsecured superior hypophyseal artery aneurysm. Technical note. J Neurosurg. 2007; 107(5):1047–1052.

[17] Morera VA, Fernandez-Miranda JC, Prevedello DM, et al. "Far-medial" expanded endonasal approach to the inferior third of the clivus: the transcondylar and transjugular tubercle approaches. Neurosurgery. 2010; 66 (6) Suppl Operative:211–219, discussion 219–220.

[18] Filho FVG, Wang EW, Snyderman CH, Gardner PA, Fernandez-Miranda JC. Endoscopic endonasal "far-medial" transclival approach: surgical anatomy and technique. Oper Tech Otolaryngol–Head Neck Surg. 2013; 24(4):222–228.

[19] Fernandez-Miranda JC, Gardner PA, Rastelli MM, Jr, et al. Endoscopic endonasal transcavernous posterior clinoidectomy with interdural pituitary transposition. J Neurosurg. 2014; 121(1):91–99.

[20] Lawton MT. Seven Aneurysms: Tenets and Techniques for Clipping. New York: Thieme; 2011.

[21] Mizoi K, Yoshimoto T, Takahashi A, Ogawa A. Direct clipping of basilar trunk aneurysms using temporary balloon occlusion. J Neurosurg. 1994; 80(2): 230–236.

[22] Steiger HJ, Lins F, Mayer T, Schmid-Elsaesser R, Stummer W, Turowski B. Temporary aneurysm orifice balloon occlusion as an alternative to retrograde suction decompression for giant paraclinoid internal carotid artery aneurysms: technical note. Neurosurgery. 2005; 56(2) Suppl:E442, discussion E442.

[23] Thorell W, Rasmussen P, Perl J, Masaryk T, Mayberg M. Balloon-assisted microvascular clipping of paraclinoid aneurysms. Technical note. J Neurosurg. 2004; 100(4):713–716.

[24] Ezequiel G, Andrew SV, Maximiliano N, Eric W, Carl S, Paul G. Endoscopic endonasal approach for brainstem cavernous malformation. Neurosurgical Focus: Video FOCVID.. 2019; 1(2):V2. https://thejns.org/video/view/journals/neurosurg-focus-video/1/2/article-pV2.xml.

[25] Zoia C, Bongetta D, Dorelli G, Luzzi S, Maestro MD, Galzio RJ. Transnasal endoscopic removal of a retrochiasmatic cavernoma: a case report and review of literature. Surg Neurol Int. 2019; 10:76.

[26] Meng X, Feng X, Wan J. Endoscopic endonasal transsphenoidal approach for the removal of optochiasmatic cavernoma: case report and literature review. World Neurosurg. 2017; 106:1053.e11–1053.e14.

[27] Kassam AB, Thomas AJ, Zimmer LA, et al. Expanded endonasal approach: a fully endoscopic completely transnasal resection of a skull base arteriovenous malformation. Childs Nerv Syst. 2007; 23(5):491–498.

[28] Jankowitz BGP, McDowell MM, Zhu X, Friedlander RM. Anterior fossa, superior sagittal sinus, and convexity dural arteriovenous malformations. In: Macdonald RL, ed. Neurosurgical Operative Atlas: Vascular Neurosurgery, 3rd ed. New York, NY: Thieme Medical Publishers; 2019.

[29] Safavi-Abbasi S, Moron F, Sun H, et al. Techniques and long-term outcomes of cotton-clipping and cotton-augmentation strategies for management of cerebral aneurysms. J Neurosurg. 2016; 125(3):720–729.

[30] Safaee M, Young JS, El-Sayed IH, Theodosopoulos PV. Management of noncatastrophic internal carotid artery injury in endoscopic skull base surgery. Cureus. 2019; 11(8):e5537.

[31] Goldschmidt E, Lavigne P, Snyderman C, Gardner PA. Endoscopic endonasal approach for clipping of a PICA aneurysm. Neurosurgical Focus: Video FOCVID.. 2020; 2(2):V14.

[32] Powers CJ, Wright DR, McDonagh DL, Borel CO, Zomorodi AR, Britz GW. Transient adenosine-induced asystole during the surgical treatment

of anterior circulation cerebral aneurysms: technical note. Neurosurgery. 2010; 67(2) Suppl Operative:461–470.

[33]　Kikuchi K, Yoshiura T, Hiwatashi A, Togao O, Yamashita K, Honda H. Balloon test occlusion of internal carotid artery: angiographic findings predictive of results.World J Radiol. 2014; 6(8):619–624.

[34]　Tan TW, Garcia-Toca M, Marcaccio EJ, Jr, Carney WI, Jr, Machan JT, Slaiby JM. Predictors of shunt during carotid endarterectomy with routine electroencephalography monitoring. J Vasc Surg. 2009; 49(6):1374–1378.

[35]　Plestis KA, Loubser P, Mizrahi EM, Kantis G, Jiang ZD, Howell JF. Continuous electroencephalographic monitoring and selective shunting reduces neurologic morbidity rates in carotid endarterectomy. J Vasc Surg. 1997; 25(4):620–628.

[36]　Fischer G, Rediker J, Oertel J. Endoscope- versus microscope-integrated nearinfrared indocyanine green videoangiography in aneurysm surgery. J Neurosurg. 2018:1–10.–Online ahead of print.

[37]　Roessler K, Krawagna M, Dörfler A, Buchfelder M, Ganslandt O. Essentials in intraoperative indocyanine green videoangiography assessment for intracranial aneurysm surgery: conclusions from 295 consecutively clipped aneurysms and review of the literature. Neurosurg Focus. 2014; 36 (2):E7.

[38]　Patel MR, Stadler ME, Snyderman CH, et al. How to choose? Endoscopic skull base reconstructive options and limitations. Skull Base. 2010; 20(6): 397–404.

[39]　Heiferman DM, Somasundaram A, Alvarado AJ, Zanation AM, Pittman AL, Germanwala AV. The endonasal approach for treatment of cerebral aneurysms: a critical reviewof the literature. Clin Neurol Neurosurg. 2015; 134:91–97.

[40]　Fernandez-Miranda JC, Tormenti M, Latorre F, Gardner P, Snyderman C. Endoscopic endonasal middle clinoidectomy: anatomic, radiological, and technical note. Neurosurgery. 2012; 71(2) Suppl Operative:ons233–ons239, discussion ons239.

第 9 章　前颅底经鼻入路中重要血管损伤的处理

Vincent Dodson, Neil Majmundar, Gurkirat Kohli, Wayne D. Hsueh, Jean Anderson Eloy, James K. Liu

钱进 / 译

摘要

先进的内镜经鼻入路的发展为颅底外科医生提供了治疗各种颅底病变的额外通路。然而，内镜入路中毗邻的关键血管结构和正在处理的病变使得这些入路尤其容易发生潜在的致命性血管并发症。本章节回顾内镜经鼻前颅底入路的相关解剖、常见的血管并发症，以及处理和减轻这些并发症的方法。

关键词：经鼻，内镜，血管并发症，颈内动脉，大脑前动脉

9.1　学习要点

• 术前实验室检查评估有无血小板减少和凝血功能异常至关重要。

• 必须考虑既往凝血异常、服用抗血小板和抗凝药物史。术前停服抗血小板药物至少 5~7 天，停服抗凝药物至少 3 天。停抗血小板药物和抗凝药物必须和最初药物开具者进行讨论，评估并降低停药期间造成潜在血栓风险的概率。

• 术前仔细分析任何与病灶相关的血管影像学资料。必须全面评估双侧 ICA 及所有分支，特别是被病灶包裹的大脑前动脉（ACA）、A1、A2 段，前交通动脉及其分支。

• 如病变广泛累及颈内动脉（ICA），建议术前进行球囊闭塞试验（BOT）评估侧支血流，以防 ICA 损伤，需术中或术后切除。BOT 也可给术者在肿瘤可达切除程度上给予指导。

• 对包裹大脑前血管系统肿瘤的切除，制订术前规划时应评估"皮质袖带"的潜在可能。"皮质袖带"是隔离肿瘤和血管的非组织保护层，磁共振成像（MRI）可很好地观察该结构。"皮质袖带"的存在使得内镜切除更为可行。然而，缺乏"皮质袖带"，如几乎所有的鞍结节脑膜瘤，并非意味着不适合内镜经鼻手术。

• 融合 MRI 和 CTA 模式的术中导航是处理复杂颅底病变的有用工具。

• 术前充分准备处理术中血管损伤可能需要的相关器械和设备。此外，交叉配血和备足血源也是必需的。

• 对可能造成血管损伤的复杂病变，建议由经验丰富的两名外科医生采用双人四手操作技术进行。

• 对于术中可能出现血管损伤的复杂病变的处理，我们建议在具有处理复杂神经血管病变经验的多学科团队和有神经介入能力的血管内介入团队的医疗机构进行手术。

9.2　引言

在过去 20 年间，扩大内镜经鼻入路（EEA）已能从鼻旁窦路径到达并处理颅底的病变。经筛或经蝶骨平台 / 鞍结节通路，EEA 可处理各种病变，如脑膜瘤、神经鞘瘤、颅咽管瘤、嗅神经母细胞瘤及其他鼻窦恶性肿瘤。尽管 EEA 为前颅底病变提供了最小化通路，但也可能导致各种并发症，如术后脑脊液（SCF）漏、嗅觉损害、感染和血管损伤。ICA、ACA 及其分支等邻近重要血管结构的损伤可导致严重的致残致死率。一般来说，肿瘤包裹血管或缺乏保护性皮质袖带的病例可能更适合经颅手术。此外，与狭窄的内镜经鼻通道相比，如术中发生重要血管损伤，如动脉撕裂或横断，术中采用临时夹闭、直接缝合、吻合或搭桥等一系列血管处理技术，在经颅手术的术野空间中更可行。然而，如术前影像学提示肿瘤与重要血管结构分离，则可考虑采用 EEA。该方法可改善视觉效果、减轻脑组织牵拉，并降低血管损伤的风险（与肿瘤包裹血管情况相反）。尽管 EEA 可改善视觉效果和减轻脑组织牵拉，但与经颅入路相比，EEA 是否可以减少血管并发症的发生率仍存争议。不管哪种入路，发生重要血管的损伤都是少见的。已多次反复证明，EEA 血管损伤并发症的发生率与经颅手术相当。据报道，内镜经鼻入路垂体瘤切除术的 ICA 损伤发生率为 0.5%~1.1%，而扩大入路则较高，为 4%~9%。两种术式

均可发生血管损伤，但有人可能会说，经颅入路更容易处理并发症，因为具有更好的视野和更大的手术空间，可快速临时夹闭，并通过显微吻合技术直接修复血管。在本章中，我们将重点讨论EEA处理前颅底病变中遇到的血管挑战、技术和策略以及术中和术后血管损伤并发症的处理。

9.3　相关解剖

了解相关血管解剖知识对避免重要血管损伤并发症的发生至关重要（图 9.1）。血管损伤的危险因素之一就是对颅底神经血管解剖和手术中可能遇到的变异情况缺乏了解，尤其是在病理条件下。经蝶手术中 ICA 损伤的发生率与术者经验呈负相关。这可通过仔细研究术前影像中重要血管和手术标志之间的关系并结合导航来弥补，这对处理解剖变异至关重要。血管损伤的风险取决于病变和所采用的入路。尤其在 EEA 入路处理前颅底病变中，有损伤风险的血管包括 ICA、ACA 和筛动脉。

本章中，我们将参考 Bouthiller 等对 ICA 节段的分类：C1 段（颈段）、C2 段（岩骨段）、C3 段（破裂孔段）、C4 段（海绵窦段）、C5 段（床突段）、C6 段（眼动脉段）、C7 段（交通段）（图 9.2）。在各种 EEA 中，ICA 的 C3~C5 段都有可能

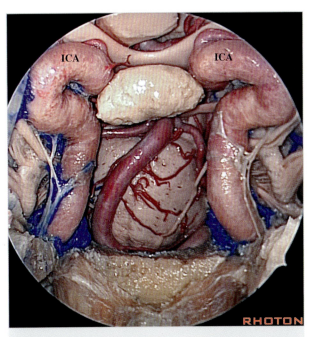

图 9.1　尸体解剖显示蝶窦腔内，可见双侧海绵窦段颈内动脉（ICA）

受到损伤。C3 段始于颈动脉管末端，经过软骨覆盖的破裂孔上方，延伸至岩舌韧带的前部。C4 段始于岩舌韧带上缘，在近环处出海绵窦。海绵窦段可分为 3 个节段，即后升段、水平段和前垂直段。C5 段也称床突段，始于近环止于远环，至此 ICA 进入蛛网膜下腔。在 71% 的患者中，ICA 向蝶窦内隆起，其表面被骨质覆盖。当缺乏内侧壁骨质时，可见 ICA 裸露突入蝶窦。这种变异的发生率尚未得到很好的研究，但其范围为 5%~30%。在 EEA 手术中，遇到这种解剖变异可能是危险的，因骨质覆盖对防止 ICA 损伤有保护作用。此外，ICA 之间的间距可能较小并压迫垂体。在这种情况下，如不小心将硬膜向外侧打开，很可能会损伤血管。再者，由于覆盖于 ICA 的骨质厚薄不定，通常很薄，不足以保护海绵窦段 ICA，因此其保护作用是有限的，尤其在使用磨钻时。

虽然这种情况并不常见，但经筛入路在接近额叶时，会增加 ACA 损伤的风险，尤其是眶额支和额极支。眶额动脉，通常为 ACA 的 A2 段第一分支，位于额基底面的嗅沟，供应直回。额极动脉，通常是 ACA 的 A2 段第二分支，位于眶额动脉内上方，供应额叶内侧。A1 和 A2 段均可累及前颅底和鞍上区域的肿瘤推移或包裹，如鞍结节脑膜瘤和颅咽管瘤。在 EEA 手术前，必须仔细分析影像学资料，包括 MRI 和 CTA，有时还包括 DSA。

在经鼻经筛入路中，通常需将眼动脉分支、筛前动脉和筛后动脉电凝离断，使筛区肿瘤去血供化。筛前动脉从第二筛板和第三筛板间进入鼻腔。筛后动脉走行于蝶窦前方的筛顶，大约在视神经管前方 5 mm，供应筛后气房和鼻中隔。去除筛纸板显露筛前动脉或筛后动脉。此时可电凝结扎筛动脉。筛后动脉通常比筛前动脉粗大，且更接近前颅底。辨识这些筛部血管便于我们能准确地将其电凝离断，使前颅底肿瘤去血供化，为切除筛板做准备。必须小心勿将电凝不充分的血管离断，使其缩入眼眶导致球后血肿、眶内综合征和失明。

9.4　血管挑战

内镜经鼻手术（EES）的最大挑战之一是在狭窄的通道内使用器械而对周围解剖结构不造成伤害。狭窄的鼻腔通道和器械间的距离在 EES 中会带来重大挑战，尤其当发生血管损伤时。这可发生在手术中的任何时候：显露鞍底骨质、切除病

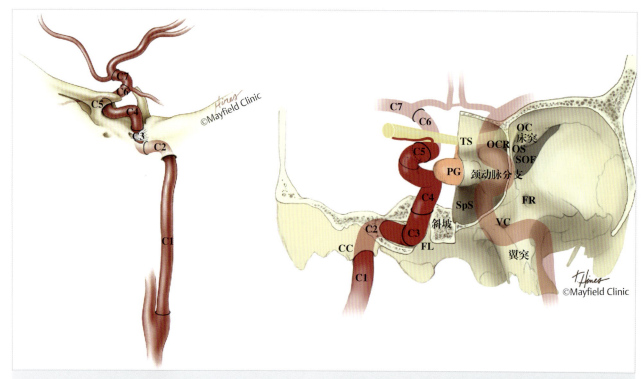

图 9.2 颈内动脉分段：C1 段（颈段）、C2 段（岩骨段）、C3 段（破裂孔段）、C4 段（海绵窦段）、C5 段（床突段）、C6 段（眼动脉段）、C7 段（交通段）

灶以及重建颅底。

EEA 手术中最常见的损伤血管是 ICA。Romero 等对关于内镜手术中血管损伤的文献进行回顾分析，在 77 336 例患者中动脉损伤率为 0.34%，在这 25 例动脉损伤患者中，19 例为 ICA 损伤。在这 19 例患者中，死亡 4 例，2 例出现神经功能障碍。由于内镜提供了更宽的视野及 ICA 定位技术的改进，虽然文献中报道内镜经鼻手术的血管损伤率可能不高，但 ICA 损伤仍是最常见的血管损伤并发症。随着开展此手术数量增多，其发生率可能会升高。其他动脉损伤不太常见，但在各种回顾性分析中有报道。

ACA 及分支也可能受到损伤。Kassam 等在对 800 例内镜经鼻颅底手术的回顾性分析中发现有 7 例血管损伤，其中 1 例为额极动脉（A2）撕脱，最终导致永久性右侧轻偏瘫。该例患者术中行血管内治疗才控制了出血。Romero 等报道了 1 例在切除脑膜瘤过程中造成的 A1 段穿支血管的撕裂，受损的血管被夹闭，但未出现明显的神经功能损伤。虽然这些分支的损伤相对少见，但在扩大 EEA 手术中还是可能发生的。常见于肿瘤切除过程中撕裂或术中直接损伤。在肿瘤与周围组织

彻底分离之前，尤其是肿瘤背侧部分，应避免切除肿瘤。当这些小动脉损伤时，通过 EEA 直接修复几乎是不可能的。通常的处理原则是直接电凝或夹闭损伤血管。如担心形成假性动脉瘤或较大血管损伤，可进行术后造影检查。

9.5 避免损伤

与任何其他手术并发症一样，避免损伤始于对正常解剖的了解。在任何干预措施开始前须对鼻窦和颅内血管有全面的了解。此外，必须仔细分析患者的术前影像学资料，评估病变是否累及血管及是否存在解剖变异。

除常规 MRI 检查外，所有涉及前颅底和鞍旁的病变均需行 CTA 检查。CTA 可以提供 ICA、ACA 及其分支走行的关键信息。此外，CTA 还可以显示血管与颅底骨质及与病灶之间的关系。如在 MRI 显示肿瘤包裹斜坡旁段 ICA 时，CTA 对显示 ICA 管壁是否完整或开裂非常有用。与没有骨质保护的裸露 ICA 相比，将肿瘤从完整骨颈动脉管上剥离要容易得多，且伤及 ICA 的风险更低。我们常规将术前 MRI 和 CTA 融合，用于术中导

航。这种混合视图可以将肿瘤与血管结构（ICA）的走行以及颅底骨质结构结合起来。

如果病变显著累及 ICA 或周围任何主要血管，或 MRI T2 序列呈现流空的富血管征，诊断性脑血管造影有助于进一步评估瘤周血管及血供。在这些颅底病变中，只有一小部分可以术前栓塞。如果血供来自 ICA，通常不适合栓塞，因为有相当大的血栓形成风险。当肿瘤包裹 ICA 或 ICA 损伤风险比较高时，术前对受累侧 ICA 行 BOT 并降低血压，评估当术中 ICA 损伤时颈动脉侧支循环是否充足。如果患者在检测中出现局灶性症状，表明如果发生 ICA 损伤，患者可能会出现不良结果。该实验可以对评估切除程度或对血管搭桥的必要性提供参考。然而，对于这些病例，在 ICA 表面残留一层肿瘤是一种明智的选择。关于 BOT 和肿瘤血管的评估请参考第 2 章。

术中多普勒超声也有助于指导 ICA 表面骨质的暴露和其表面肿瘤的分离。蝶窦打开后，如果 ICA 隆起和正常骨性标记（ICA 陷窝，视神经管）显示不清，可用多普勒超声联合影像导航定位 ICA。多普勒超声还有助于在硬膜切开前定位海绵窦段 ICA。

在处理复杂的前颅底病变时，最好采用双人四手的操作模式。两名在各自领域经验丰富的外科医生合作有利于术中灵活移动内镜和决定策略。术前仔细分析血管造影资料，明确危险因素、肿瘤切除程度及肿瘤与周围神经血管结构关系是非常重要的。从内镜角度来看，熟悉解剖结构也很重要，尤其是动脉的位置及其标志。有一些很好的解剖标志能帮助定位特定位置的 ICA（见第 1 章）。

由于血管被肿瘤推离正常的解剖位置，术中在进行包膜外分离前应将肿瘤减容。在诸如嗅沟和鞍结节脑膜瘤手术中，锐性分离松解栓系肿瘤囊壁和血管的蛛网膜是很重要的。如果肿瘤包裹或紧密黏附血管，锐性剪开肿瘤将血管与其分离，在血管上残留少量肿瘤。这对血管撕脱损伤造成出血或缺血来说，是一种更安全的选择。

正确使用手术器械也能减少血管损伤的风险。Romero 等根据他们处理血管并发症的经验提出了一些建议。他们建议将手术器械始终处于内镜视野内，只有当肿瘤与周围结构充分分离后才能切除肿瘤。角度镜可以使术者有更广的操作角度和视角。然而，角度更大的内镜虽然可以看到额外的结构，但不能进行安全的分离和控制。因

此，我们推荐使用30°内镜，必要时使用更大角度的内镜，尤其在涉及 ACA 时。此外，在某些特定部位避免使用某些器械可以减少动脉损伤的风险。Romero 等报道了 1 个病例，在垂体腺瘤切除过程中使用超声吸引器导致动脉出血，需迅速控制。根据他们的经验，避免在海绵窦附近使用超声吸引器。在肿瘤黏附在 ACA 上时，我们建议最好残留一小块附着于血管，而不是冒着撕裂 ACA 的风险。

颅底肿瘤包裹或紧密黏附 ACA（A1、A2 和前交通动脉）及其分支，导致很难采用内镜经鼻入路。在这种情况下，选择经颅入路可能更合适，可以更好地控制血管损伤并发症，如出血。经颅入路允许术者可以通过临时阻断，对受损的血管进行直接缝合或搭桥。术前平扫或增强 MRI 及 CTA 对判断血管受肿瘤累及程度极其重要。然而，这些影像学检查在分辨是肿瘤包裹血管还是肿瘤富含血管方面还存在一定困难。

此外，在 ACA 受损情况下，"皮质袖带"的存在使内镜入路更为合适。"皮质袖带"为非脑组织的保护层，在肿瘤和血管之间提供了一个自然分隔平面。Koutourousiou 等证实，肿瘤与血管之间缺乏"皮质袖带"限制了内镜下肿瘤的程度。因此，当术前 MRI 提示肿瘤包裹血管且有望获得肿瘤全切时，应该考虑开颅方式。

9.6　相关的病变性质

血管损伤的风险也可能取决于肿瘤的病理特征。肿瘤的大小、位置、向周围神经血管组织累及的程度均取决于病灶的侵袭性。在手术前，了解病变可能会如何改变周围解剖结构和血管走行是非常重要的。肿瘤的质地也是决定从血管上分离难易程度的重要因素。质软的肿瘤（大多数垂体腺瘤和脊索瘤）可通过吸引器将其从血管上吸除，而质地坚韧的肿瘤则更多地需要显微分离。质地更韧、富含纤维组织的肿瘤对内镜经鼻手术来说是个挑战。此类肿瘤不仅需要更多的显微分离，且由于它们更坚韧的均质质地，使得它们不容易下降到鞍内，往往需要增加蝶骨平台骨质的磨除。

对于鞍上肿瘤，如鞍结节脑膜瘤和颅咽管瘤，其外侧的 ICA 和后交通动脉、上方的前交通动脉和 ACA，以及后方的基底动脉尖和大脑后动脉 P1 段都有损伤的风险。鞍结节脑膜瘤易生长于蝶鞍前壁的下部和前方，因此它们更可能涉及 ACA。

虽然颅咽管瘤也可以向前方生长，但根据 Kassam 颅咽管瘤的分型，Ⅱ型和Ⅲ型可向后方延伸，累及后交通动脉和大脑后动脉。同样，为确保安全地分离血管，在分离肿瘤囊壁之前需先行肿瘤减容。囊内减容使囊壁塌陷，从而更容易分离周围神经血管结构。保持囊壁和蛛网膜间的界面非常重要，可将蛛网膜向血管一侧分离，从而形成一道微妙的保护屏障。有时，需要锐性剪开蛛网膜将邻近血管从肿瘤囊壁上分离出来。对于颅咽管瘤和脑膜瘤来说，最重要的是识别和保护供应视

神经的垂体上动脉和穿支血管，意外损伤这些血管可能会导致失明。对于侵犯视神经管的鞍结节脑膜瘤，在打开视神经鞘时，识别并保护神经管内下方的眼动脉极其重要。

与垂体腺瘤相比，软骨肉瘤更容易累及一侧或两侧的斜坡旁段 ICA，因此对血管损伤的风险更大。图 9.3 和图 9.4 显示了 1 例颅底软骨肉瘤侵蚀右侧斜坡旁段 ICA 骨壁的病例。当肿瘤邻近或包裹缺乏骨性结构保护的血管时，如侵蚀斜坡旁颈内动脉管骨壁的斜坡脊索瘤或侵袭性垂体瘤，建

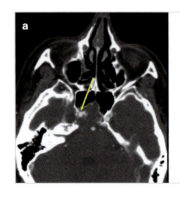
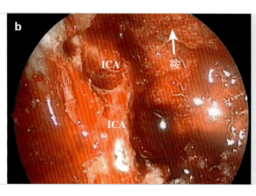

图 9.3　a. 计算机断层扫描（CT）血管造影显示右侧斜坡旁段 ICA 骨裂开（黄色箭头）。b. 术中图像显示侵袭性颅底软骨肉瘤导致 ICA 裂隙

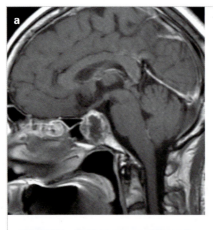
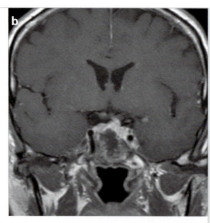
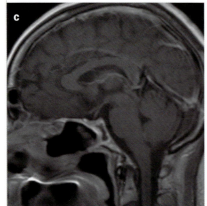
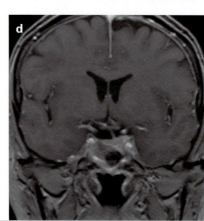

图 9.4　术前矢状位（a）和冠状位（b）T1 增强磁共振成像（MRI）显示颅底软骨肉瘤。术后矢状位（c）和冠状位（d）MRI 显示软骨肉瘤已被切除

议采用两次抽吸技术，首先用 12~14 Fr 吸引器吸除肿瘤，然后用较小口径的可控的吸引器吸除。避免在 ICA 旁使用超声吸引器和侧切吸引器。此外，锐利的环状刮匙因会割伤血管壁，也应避免使用。钝的环状刮匙可以慎重使用，相对于锐性刮匙，其损伤血管的风险较低。对于侵蚀骨质的病变，如软骨肉瘤，为避免锐利边缘损伤动脉，将破碎骨片从 ICA 壁上去除是非常重要的（图 9.3 和图 9.4）。

由于功能性大腺瘤导致特定激素的变化会影响组织结构，造成特定的术中困难，因此也可增加血管损伤的风险。血皮质醇含量增高会导致高血压和结缔组织改变，这些变化会增加 ICA 脆性，从而增加损伤的风险。生长激素腺瘤引起的肢端肥大症导致解剖结构改变，如鼻腔内骨质过度生长和软组织肥厚，同时，血管的扩张可能会缩减双侧 ICA 间的距离。这两种解剖结构的变化都需要通过神经影像来分析和评估。

此外，在切除包括嗅沟脑膜瘤和鞍结节脑膜瘤在内的肿瘤病变过程中易于损伤双侧的 ACA。因此，术前磁共振成像（T1 增强和 T2 序列）评估血管包裹及脑皮质袖带情况非常重要。在嗅沟脑膜瘤手术中，脑皮质袖带的存在为 ACA 提供了一层非脑组织保护界面。这降低了血管损伤风险，并提高了肿瘤切除程度。然而，由于鞍结节脑膜瘤上部直接靠近鞍上池的 A1 和 AComA（前交通动脉），因此几乎不存在脑皮质袖带。这种解剖关系易导致血管被包裹，因此，对任何存在的肿瘤包裹 ACA 及其分支的评估都是非常重要的。

9.7　典型病例

患者，女性，58 岁。采用内镜经鼻经蝶骨平台鞍结节入路切除大型鞍结节脑膜瘤（图 9.5）。在肿瘤切除过程中，发生了喷射状动脉出血，在出血部位用脑棉压迫止血。当控制出血后，切除剩余肿瘤。在压迫棉片移除时，未发现活动性出血和明显的假性动脉瘤。术后患者神经功能完好，术后即刻影像包括 CTA 检查未见明显异常。然而，术后 10 天患者出现蛛网膜下腔出血（图 9.6）。血管造影显示 ICA 床突上段动脉瘤。血管内治疗小组认为该动脉瘤不适合介入治疗；因此采用手术

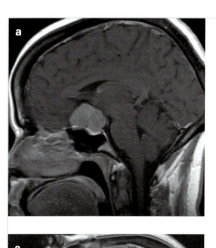
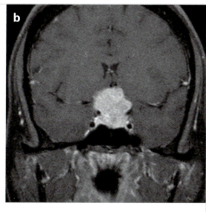
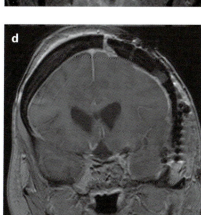

图 9.5　术前矢状位（a）和冠状位（b）T1 增强 MRI 显示鞍结节脑膜瘤。术后矢状位（c）和冠状位（d）T1 增强 MRI 显示肿瘤成功切除。术后 MRI 摄于开颅夹闭动脉瘤后

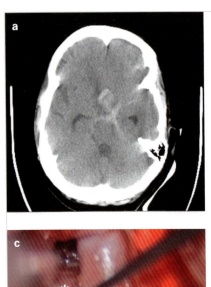
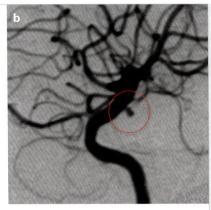
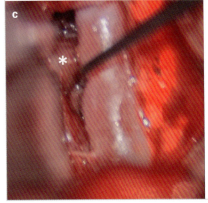
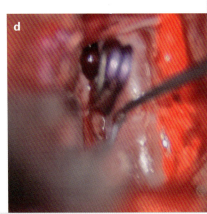

图 9.6　术后计算机断层扫描（CT）显示脑膜瘤内镜经鼻切除术后 10 天出现蛛网膜下腔出血（a）。ICA 造影（b）显示后交通动脉瘤（红圈）。影像学无法确认是真性动脉瘤还是创伤性假性动脉瘤。术中图片证实为真性动脉瘤，瘤颈源于后交通动脉（c，＊），将其成功夹闭（d）

夹闭。如果担心脑血管损伤，须立即进行脑血管造影检查，尤其要识别血管损伤（如夹层或早期假性动脉瘤形成）的潜在部位。延迟诊断性脑血管性造影（5~10 天）可以显示假性动脉瘤的形成和血管痉挛情况。

Romero 等对 800 例内镜经鼻颅底手术进行了回顾性分析，发现只有 4 例患者发生了血管损伤。与上述病例相似，其中 1 例是 1 位 67 岁女性患者，因鞍膈脑膜瘤导致双颞侧偏盲。手术采用 EEA 方式切除。在术中磨除鞍结节的过程中，大量压力较高的鲜红血液灌入蝶窦。为控制出血，首先将蝶窦封堵，同时在鼻咽部放置 Foley 球囊压迫。脑血管造影提示出血来自右侧海绵窦段 ICA。因患者侧支循环良好，所以将右侧 ICA 用弹簧圈封堵。患者于术后 6 天出院，最终通过开颅切除肿瘤。

9.8　处理策略

9.8.1　初始处理步骤

在处理任何血管损伤的过程中，及时识别受

损部位并进行有效的止血是首要目标。内镜手术的主要挑战之一就是相对狭小的视野会被剧烈出血迅速掩盖。第一步是观察血管损伤部位。最好是采用双人四手技术，一名医生可以用一只手持镜另一手清理视野，另一名医生用双手处理血管损伤。

9.8.2　颈内动脉损伤

Valentine 等在绵羊模型中证实 ICA 损伤的高流量特征。他们发现破口的血液通常会流入一侧鼻腔。因鼻中隔后缘可以阻挡血流，因此可以将内镜镜头置于鼻腔。此外，脚控镜头冲洗系统有助于保持持续的清晰视野，因此无须将镜头离开术区。镜头对侧的鼻腔内至少放 2 个大号（12 F 或更大）吸引器。

完成初步止血后，根据损伤的部位需要对 ICA 进一步显露，便于控制其近端和远端。如果岩骨段或咽旁段 ICA 受损，则需要显露更多近端 ICA 节段，以便快速完成止血。用来处理动脉损伤的技术有很多，可划分为 4 种类型：保留动脉、搭桥、牺牲血管及血管内治疗。控制出血并保留血管的方法可以通过缝合、双极电凝、夹闭、包裹或用碾碎的肌肉压迫等。对于动脉损伤风险高的患者，如果术前 BOT 提示侧支循环代偿不足，则可先行搭桥术降低缺血性损伤的风险。如果 BOT 提示侧支循环良好，尤其对于长入血管壁的病灶，牺牲 ICA 也是一种防止出血的选择。

术中一旦遇到出血，第一步措施是寻找出血部位，并立即评估任何可采用的干预措施。若出血可用瘤夹夹闭或电凝止血，应首先尝试这种方法。对于 ICA 或其他大血管破裂引起的活动性出血，用自体碾碎的肌肉堵塞损伤部位是一种非常有效的方法。避免使用注射型止血基质材料（比如流体明胶）止血，因为这些材料可能会进入血管，在远端形成栓塞，造成缺血性卒中。若无法控制出血且术前 BOT 评估无任何神经功能障碍，则可牺牲一侧 ICA。尽管尚未广泛开展应用研究，但高级的影像学研究，如单光子发射计算机断层扫描（SPECT）联合 BOT 可提高 ICA 牺牲后发生梗死检测的敏感性。既往研究已证实，在复杂动脉瘤的手术中，腺苷可降低瘤内压力利于夹闭。因腺苷可以诱导短暂性低血压，利于 ICA 损伤修复。此外，在颈部压迫同侧 ICA 可以减少高压状态血管损伤，利于鼻腔填塞压迫。如鼻腔填塞压迫成功，必须终止手术，将患者迅速转至造影室进行诊断性脑血管造影，评估血管解剖及是否存在异常。如果术后 DSA 显示损伤部位有活动性出血或 ICA 狭窄，在经过血管介入和外科团队共同评估利弊后，可行血管内治疗。这些措施包括传统支架，血流导向，弹簧圈等控制活动性出血或修复损伤血管或闭塞 ICA。

9.8.3　大脑前动脉损伤

与 ICA 损伤一样，第一步是确定出血部位和损伤危险因素。虽然关于 ICA 损伤的文献很多，但涉及 ACA 损伤的报道却不多。一旦确定出血来自 ACA 或其分支，就可采用 ICA 损伤处理的相似方法。然而，由于 ACA 管径相对细小，损伤后难以保存，因此损伤后更易牺牲血管。首先，可用双极电凝部分或完全闭塞血管。同样，因注射型止血材料可以导致血管栓塞引起梗死，应避免使用。自体碾碎的肌肉可有效地控制动脉出血。一旦出血获得控制，将患者转至造影室进行可能的

介入治疗，包括牺牲血管、支架置入和弹簧圈栓塞。此外，任何充盈减低或缺失的区域都是潜在的卒中区。

9.9　潜在并发症

术后动态监测患者神经功能变化至关重要。所有术中发生血管损伤的患者均应行 CT、CTA 和脑血管造影检查，明确有无术后并发症的发生，如出血、假性动脉瘤形成或出现需手术干预止血的颅内进展性血肿。假性动脉瘤在动脉损伤后形成，可即刻形成，也可在术后数周甚至数月后形成。因此，早期（术后）和晚期（4~6 周）均应进行影像学检查（CTA、DSA）。虽然开颅可以通过包裹夹闭或搭桥来修复假性动脉瘤，但血管内治疗亦可通过闭塞牺牲血管或者采用血流导向装置保留血管的方式来处理。虽然不常见，但 ICA 或 ACA 的假性动脉瘤破裂是一个潜在的并发症，可导致危及生命的鼻腔大出血。在这种情况下，应将患者送至造影室行 ICA 血管内闭塞，依据侧支循环情况决定是否进行搭桥手术。动脉血管损伤后出血，也可诱发血管痉挛。这可通过药物或血管内球囊扩张成形术治疗。

9.10　处理原则

9.10.1　ICA 损伤的处理原则

· 用吸引器、生理盐水冲洗和压迫止血等方法明确出血部位。

· 用缝合、双极电凝、动脉瘤夹及手术压迫技术暂时性止血。

· 一旦出血停止，将患者转至造影室行脑血管造影检查，评估是否需行血管内治疗。

· 如果损伤血管无法修补可考虑牺牲掉。

9.10.2　ACA 损伤的处理原则

· 明确出血部位。

· 如果通过电凝或夹闭侧壁的方式仍无法保留受损动脉，可采用类似技术结扎。

· 将患者送至造影室行脑血管造影检查，评估血管内介入治疗。

· 如果无法止血，可牺牲掉损伤动脉。

9.11 根本原因分析（术后归因分析）

• 内镜经蝶手术 ICA 损伤的发生率与术者经验成反比。建议采用双人四手操作技术。对于 EEA，应首先使用较小角度的镜头，仅在必要时使用较大角度镜头。

• 对于靠近大脑前动脉系统的肿瘤，术前必须分析影像学资料评估是否存在皮质袖带。这种将肿瘤和血管分开的非脑组织保护屏障使 EEA 更可行。

• 应仔细评估肿瘤的类型。一般来说，质地坚韧、纤维化程度较高的肿瘤对内镜经鼻切除来说极具挑战。软骨样肿瘤侵蚀骨性颈动脉管使得 ICA 在肿瘤切除过程中更易受到损伤。

• 在任何外科干预之前，需对颅内外血管系统有全面的了解。

• 在术中动脉出血情况下，辨识出血部位，采用压迫和夹闭方法止血是非常重要的。

• 因注射型止血材料可能会进入动脉阻塞远端，导致梗死的发生，因此，避免使用这种材料非常重要。

9.12 结论

EEA 有可能导致各种并发生症，包括重要血管损伤。为了将血管损伤的风险降至最低，术前应详细分析影像学资料，了解与病变相关的血管解剖。如果病变累及或包裹 ACA 和（或）ICA，可考虑术前行 BOT 评估侧支循环，防止 ICA 损伤后需要将其牺牲的可能。如果肿瘤累及 ACA，当考虑选择 EEA 而不是经颅时，必须详细分析术前影像，评估是否存在皮质袖带。如果在前颅底内镜手术过程中发生了血管损伤，首先是寻找出血部位并应用上述各种技术进行止血。术后应立即进行血管造影，进一步评估血管损伤状况，并采取必要的血管内治疗。建议由经验丰富的团队，采用双人四手操作技术处理复杂病变手术时发生的血管损伤。

参考文献

[1] Prevedello DM, Doglietto F, Jane JA, Jr, Jagannathan J, Han J, Laws ER, Jr. History of endoscopic skull base surgery: its evolution and current reality. J Neurosurg. 2007; 107(1):206–213.

[2] Majmundar N, Kamal NH, Reddy RK, Eloy JA, Liu JK. Limitations of the endoscopic endonasal transcribriform approach. J Neurosurg Sci. 2018; 62 (3):287–296.

[3] Gardner PA, Tormenti MJ, Pant H, Fernandez-Miranda JC, Snyderman CH, Horowitz MB. Carotid artery injury during endoscopic endonasal skull base surgery: incidence and outcomes. Neurosurgery. 2013; 73(2) Suppl Operative: ons261–ons269, discussion ons269–ons270.

[4] Romero ADCB, Lal Gangadharan J, Bander ED, Gobin YP, Anand VK, Schwartz TH. Managing arterial injury in endoscopic skull base surgery: case series and review of the literature. Oper Neurosurg (Hagerstown). 2017; 13(1):138–149.

[5] Berker M, Aghayev K, Saatci I, Palaoğlu S, Onerci M. Overview of vascular complications of pituitary surgery with special emphasis on unexpected abnormality. Pituitary. 2010; 13(2):160–167.

[6] Couldwell WT, Weiss MH, Rabb C, Liu JK, Apfelbaum RI, Fukushima T. Variations on the standard transsphenoidal approach to the sellar region, with emphasis on the extended approaches and parasellar approaches: surgical experience in 105 cases. Neurosurgery. 2004; 55(3):539–547, discussion 547–550.

[7] Gardner PA, Kassam AB, Snyderman CH, et al. Outcomes following endoscopic, expanded endonasal resection of suprasellar craniopharyngiomas: a case series. J Neurosurg. 2008; 109(1):6–16.

[8] Stippler M, Gardner PA, Snyderman CH, Carrau RL, Prevedello DM, Kassam AB. Endoscopic endonasal approach for clival chordomas. Neurosurgery. 2009; 64(2):268–277, discussion 277–278.

[9] Frank G, Sciarretta V, Calbucci F, Farneti G, Mazzatenta D, Pasquini E. The endoscopic transnasal transsphenoidal approach for the treatment of cranial base chordomas and chondrosarcomas. Neurosurgery. 2006; 59(1) Suppl 1: ONS50–ONS57, discussion ONS50–ONS57.

[10] Ciric I, Ragin A, Baumgartner C, Pierce D. Complications of transsphenoidal surgery: results of a national survey, review of the literature, and personal experience. Neurosurgery. 1997; 40(2):225–236, discussion 236–237.

[11] Bouthillier A, van Loveren HR, Keller JT. Segments of the internal carotid artery: a new classification. Neurosurgery. 1996; 38(3):425–432, discussion 432–433.

[12] DePowell JJ, Froelich SC, Zimmer LA, et al. Segments of the internal carotid artery during endoscopic transnasal and open cranial approaches: can a uniform nomenclature apply to both? World Neurosurg. 2014; 82(6) Suppl: S66–S71.

[13] Osborn AG. Diagnostic Cerebral Angiography. (Lippincott Williams & Wilkins, Philadelphia, PA: 1999). AJNR Am J Neuroradiol. 1999; 20(9):1767–1769.

[14] Renn WH, Rhoton AL, Jr. Microsurgical anatomy of the sellar region. J Neurosurg. 1975; 43(3):288–298.

[15] Unal B, Bademci G, Bilgili YK, Batay F, Avci E. Risky anatomic variations of sphenoid sinus for surgery. Surg Radiol Anat. 2006; 28(2):195–201.

[16] Hewaidi G, Omami G. Anatomic variation of sphenoid sinus and related structures in Libyan population: CT scan study. Libyan J Med. 2008; 3(3): 128–133.

[17] Fujii K, Chambers SM, Rhoton AL, Jr. Neurovascular relationships of the sphenoid sinus. A microsurgical study. J Neurosurg. 1979; 50(1):31–39.

[18] Hudgins PA, Browning DG, Gallups J, et al. Endoscopic paranasal sinus surgery: radiographic evaluation of severe complications. AJNR Am J Neuroradiol. 1992; 13(4):1161–1167.

[19] Grigorian A, Rajaraman V, Hunt CD. Traumatic intracranial aneurysms complicating anterior skull base surgery. J Craniomaxillofac Trauma. 1998; 4 (4):10–14.

[20] Maniglia AJ. Fatal and major complications secondary to nasal and sinus surgery. Laryngoscope. 1989; 99(3):276–283.

[21] Fliss DM, Gil Z. Atlas of Surgical Approaches to Paranasal Sinuses and the Skull Base. Springer; 2016.

[22] Cavallo LM, Messina A, Cappabianca P, et al. Endoscopic endonasal surgery of the midline skull base: anatomical study and clinical considerations. Neurosurg Focus. 2005; 19(1):E2.

[23] Han JK, Becker SS, Bomeli SR, Gross CW. Endoscopic localization of the anterior and posterior ethmoid arteries. Ann Otol Rhinol Laryngol. 2008; 117 (12):931–935.

[24] Abuzayed B, Tanriover N, Gazioglu N, et al. Endoscopic endonasal anatomy and approaches to the anterior skull base: a neurosurgeon's viewpoint. J Craniofac Surg. 2010; 21(2):529–537.

[25] Kassam AB, Prevedello DM, Carrau RL, et al. Endoscopic endonasal skull base surgery: analysis of complications in the authors' initial 800 patients.

J Neurosurg. 2011; 114(6):1544–1568.

[26] Horowitz PM, DiNapoli V, Su SY, Raza SM. Complication avoidance in endoscopic skull base surgery. Otolaryngol Clin North Am. 2016; 49(1): 227–235.

[27] Dusick JR, Esposito F, Malkasian D, Kelly DF. Avoidance of carotid artery injuries in transsphenoidal surgery with the Doppler probe and micro-hook blades. Neurosurgery. 2007; 60(4) Suppl 2:322–328, discussion 328–329.

[28] Kassam AB, Gardner PA, Snyderman CH, Carrau RL, Mintz AH, Prevedello DM. Expanded endonasal approach, a fully endoscopic transnasal approach for the resection of midline suprasellar craniopharyngiomas: a new classification based on the infundibulum. J Neurosurg. 2008; 108(4):715–728.

[29] Mason E, Gurrola J, II, Reyes C, Brown JJ, Figueroa R, Solares CA. Analysis of the petrous portion of the internal carotid artery: landmarks for an endoscopic endonasal approach. Laryngoscope. 2014; 124(9):1988–1994.

[30] Ditzel Filho L, de Lara D, Prevedello DM, et al. Expanded endonasal approaches to the anterior skull base [J]. Otorhinolaryngol Clin 2011;3(3):176–183.

[31] Koutourousiou M, Fernandez-Miranda JC, Wang EW, Snyderman CH, Gardner PA. Endoscopic endonasal surgery for olfactory groove meningiomas: outcomes and limitations in 50 patients. Neurosurg Focus. 2014; 37(4):E8.

[32] Di Maio S, Cavallo LM, Esposito F, Stagno V, Corriero OV, Cappabianca P. Extended endoscopic endonasal approach for selected pituitary adenomas: early experience. J Neurosurg. 2011; 114(2):345–353.

[33] Juraschka K, Khan OH, Godoy BL, et al. Endoscopic endonasal transsphenoidal approach to large and giant pituitary adenomas: institutional experience and predictors of extent of resection. J Neurosurg. 2014; 121(1):75–83.

[34] Kulwin C, Schwartz TH, Cohen-Gadol AA. Endoscopic extended transsphenoidal resection of tuberculum sellae meningiomas: nuances of neurosurgical technique. Neurosurg Focus. 2013; 35(6):E6.

[35] Oskouian RJ, Kelly DF, Laws ERJ, Jr. Vascular injury and transsphenoidal surgery. Front Horm Res. 2006; 34:256–278.

[36] Ebner FH, Kuerschner V, Dietz K, Bueltmann E, Naegele T, Honegger J. Reduced intercarotid artery distance in acromegaly: pathophysiologic considerations and implications for transsphenoidal surgery. Surg Neurol. 2009; 72(5):456–460, discussion 460.

[37] Valentine R, Wormald PJ. Controlling the surgical field during a large endoscopic vascular injury. Laryngoscope. 2011; 121(3):562–566.

[38] Gardner PA, Snyderman CH, Fernandez-Miranda JC, Jankowitz BT. Management of major vascular injury during endoscopic endonasal skull base surgery. Otolaryngol Clin North Am. 2016; 49(3):819–828.

[39] Tansavatdi K, Dublin AB, Donald PJ, Dahlin B. Combined balloon test occlusion and SPECT analysis for carotid sacrifice: angiographic predictors for success or failure? J Neurol Surg B Skull Base. 2015; 76(4):249–251.

[40] Wang X, Feletti A, Tanaka R, et al. Adenosine-induced flow arrest to facilitate intracranial complex aneurysm clip ligation: review of the literature. Asian J Neurosurg. 2018; 13(3):539–545.

[41] Fastenberg JH, Garzon-Muvdi T, Hsue V, et al. Adenosine-induced transient hypotension for carotid artery injury during endoscopic skull-base surgery: case report and review of the literature. Int Forum Allergy Rhinol. 2019; 9(9): 1023–1029.

[42] Valentine R, Wormald PJ. Carotid artery injury after endonasal surgery. Otolaryngol Clin North Am. 2011; 44(5):1059–1079.

[43] Solares CA, Ong YK, Carrau RL, et al. Prevention and management of vascular injuries in endoscopic surgery of the sinonasal tract and skull base. Otolaryngol Clin North Am. 2010; 43(4):817–825.

[44] Raymond J, Hardy J, Czepko R, Roy D. Arterial injuries in transsphenoidal surgery for pituitary adenoma; the role of angiography and endovascular treatment. AJNR Am J Neuroradiol. 1997; 18(4):655–665.

[45] Biswas D, Daudia A, Jones NS, McConachie NS. Profuse epistaxis following sphenoid surgery: a ruptured carotid artery pseudoaneurysm and its management. J Laryngol Otol. 2009; 123(6):692–694.

第 10 章　术中重要血管损伤的处理技巧

Sean P. Polster, Paul A. Gardner, Juan C. Fernandez-Miranda

刘建刚 / 译

摘要

　　手术并发症的预防和处理是外科手术的基础。随着经鼻内镜的普及，内镜手术越来越多地运用于鞍区、鞍旁和颅中窝底病变手术中，但研究发现其并发症近 10 年来明显增多。颈内动脉损伤会带来致命的后果。处理方法和训练模式也是造成这些损伤的原因。球囊闭塞试验作为术前计划非常重要。本章回顾匹兹堡大学团队的最新文献，明确指出对颈内动脉损伤有预见性方案且经验丰富的团队能提供有效的处理方式，患者预后良好。同时回顾血管和内镜手术关键技术的风险和理念、术前计划、解剖标志、挽救步骤以及术后并发症的处理，避免颅中窝底颈内动脉损伤。这些原则对于纳入各个水平的训练是非常重要的。

　　关键词： 颈内动脉损伤，颈内动脉，颅中窝，内镜经鼻，多学科手术入路

10.1　学习要点

　　• 单独失误导致的颈内动脉（ICA）损伤是罕见的；多种因素导致严重的后果。

　　• 术前的详细检查、影像学资料、手术所能达到的目标和球囊闭塞试验是有必要考虑到的。

　　• 使用气动臂内镜辅助双人配合和双手操作对于避免或处理血管损伤非常关键。

　　• 双极电凝、瘤夹修补和包裹策略可以作为颈内动脉修补方法的一种选择。

　　• 肌肉包裹血管损伤区域是最可靠的血管修补技术，在处理较大血管损伤和复杂血管损伤时通常作为首选。

　　• 保持脑血流灌注是终极目标。神经电生理监测可以间接地为我们提供参考。

　　• 多学科团队协作对于术后管理非常重要。

　　• 数字减影血管造影（DSA）是诊断即刻或迟发并发症的重要手段。

　　• 虽然神经功能非常重要，但是如果颅内血肿危及患者生命，也需要考虑牺牲必要的血管。

多数患者可以度过一侧颈内动脉牺牲后的危险期。

　　• 老年患者由于侧支循环代偿不足，因此，对于牺牲一侧颈内动脉的耐受性较差。

10.2　引言

　　近 20 年来，内镜经鼻手术（EES）治疗鼻旁和颅底病变得到了普及，大大弥补了显微镜的不足。EES 视野清晰，中线腔道操作便捷，减少了神经血管暴露，无须经皮肤切口，减轻了患者痛苦，缩短了住院时间，让患者得到了更好的预后。EES 可以不受限制地直达腹侧颅底，手术范围已经超过了单纯的垂体瘤切除术。尽管手术入路、手术技术和手术器械得到了进一步改进，但是对于经验欠缺的内镜术者来说，仍然存在着较大的风险，尤其是在血管损伤方面。

　　在 EES 中，ICA 的暴露是不可避免的。鞍区侧壁和 ICA 关系紧密。文献报道，因蝶窦气化，约 70% 患者的 ICA 周围形成骨性隆起突向蝶窦，约 22% 患者的 ICA 周围的骨性隆起形成裂隙，部分裸露在蝶窦内。此外，处理鼻腔、中线和颅后窝病理级别较高的病变，如岩尖、海绵窦、斜坡、侧颅底和咽旁病变，术中需要暴露和（或）移动 ICA，会增加 ICA 损伤的风险。

　　ICA 损伤会导致不同程度的后果，甚至是致命性的灾难。早期症状包括大出血、缺血或者颈动脉闭塞。迟发症状包括假性动脉瘤形成、血管痉挛、血栓形成、栓塞或颈内动脉海绵窦瘘形成，这些症状的出现都会对原发疾病治疗造成极大的困扰。除此之外，大血管损伤的修复程度直接影响了患者的预后。因此，ICA 损伤的预防和处理成为 EES 的重要理念。

　　ICA 损伤经常发生在颅中窝术中，比如非常适合 EES 的垂体瘤手术。在传统手术中，ICA 损伤的发生率为 3%~8%。虽然 EES 垂体瘤切除术中 ICA 损伤的发生率相对较低（不足 1%），但是已经有大量的个案报道。扩大的 EES（暴露范围

超过鞍底）中 ICA 损伤的发生率更高。这些对于 ICA 损伤的评价由于受到文章偏倚的影响，导致无法在文献中系统性地统计。在对参加匹兹堡大学医学中心（UPMC）颅底培训班的一些经验丰富医生的调查中发现，在近一年中有 20% 的医生在手术中遭遇过 ICA 损伤。在扩大入路时为了完全切除病变需要更充分的暴露，ICA 损伤的发生率高达 4%~9%。因此，随着内镜的普及，亟须进一步学习如何避免和处理 ICA 损伤。

术中大血管损伤的处理非常棘手，尤其是对于 EES 的初学者来说更加困难。学习曲线存在于正确的 EES 术前计划，这样的计划需要权衡患者是否获益。有提议规范化培训可以让术者逐步提高技术并取得进步，从而避免大血管损伤。本章，我们通过回顾文献，介绍我们团队的经验，并展示如何预防血管损伤及大血管损伤的规范化处理技巧。

10.3 血管挑战

10.3.1 颅中窝 ICA 解剖

根据固定的解剖标志，ICA 在颅中窝和颅底内分为 3 个节段。但是由于形成病灶、既往手术和放疗等因素，这些正常的解剖位置可能会发生改变，导致 ICA 移位。了解这些因素的影响和仔细阅片，对于每个病例来说至关重要。

目前存在多种 ICA 分型，如专注于描述颅外段和颅内段的 Fischer 分型（1938 年）和目前应用更广泛的 Gibo 分型、Rhoton 分型和 Bouthillier 分型等。然而并未完全解决经腹侧颅底视角下 ICA 与经颅的关键联系。Alfieri 和 Jho 报道了 EES 视角下的 ICA 分型，该尝试很有意义，然而该分型缺乏 ICA 近破裂孔段的描述，主要依靠蝶窦气化的位置作为解剖标志定位 ICA，但是这种位置并不恒定，因此存在很多局限。也就是说，没有把 ICA 近破裂孔段包括在内，仅仅依靠蝶窦气化作为 ICA 的定位标志，而这些定位标志常存在变异的情况。Labib 等提出了一种综合的分类方法，适合扩大的经鼻入路。这些分型都一致地对应恒定的解剖标志。这些标志不断被内镜手术者改进，ICA 的分段也出现了新的命名（表 10.1）。这些命名方式出现在许多神经外科文献当中，在开颅手术、血管内介入以及放射治疗方面存在很多的变化和不同。

表 10.1 ICA 的解剖标志

节段	经鼻解剖标志	Bouthillier 分型
升段 / 咽旁	咽鼓管	C1
岩骨水平	翼管神经	C2
破裂孔	翼内楔	C3
斜坡旁	斜坡隆起	C4
床突旁	mOCR/lOCR	C5

缩写：mOCR，视神经 ICA 中间隐窝；lOCR，视神经 ICA 外侧隐窝

根据术前血管影像和丰富的解剖学知识，联合术中血管多普勒超声、吲哚菁绿荧光造影、神经导航和对侧血管的对称情况决定患者 ICA 的解剖，制订个性化方案。

10.3.2 内镜角度 / 挑战

ICA 压力高，血流量大（200~300 mL/min），一旦损伤，处理存在一定的技术挑战。这些困难在内镜狭窄的视野当中更容易被放大。大量出血导致视野模糊和迷失方向，难以辨认出血点。重新恢复清晰的视野需要逐步控制出血点。不能用常规的治疗方案在内镜下直接缝合修补。此外，由于内镜的光学特点不同于显微镜，因此对于初学者来说存在更多的挑战。需要特别指出的是，内镜的二维视野对传统的深度感知存在一定的干扰，同时还要协调气动臂和器械之间的关系。这些因素可以改变 ICA 的深度感知（图 10.1），再加上鼻腔狭窄的通道，会造成认知困难。

10.4 避免损伤

10.4.1 术前准备

智者擅长解决问题，天才善于避免问题。
Albert Einstein

每个临床病例都存在不同解剖和病理性变异，因此需要术前全面个性化评估。开始需要进行全面的神经系统和鼻腔评估（除了麻醉科外，还需要内分泌科、眼科或其他相关科室）。由临床和肿瘤（神经放射学甚至需要肿瘤学）多学科协作小组评估任何高风险或复杂病例都是值得的，在讨论会上医生之间讨论手术计划，制订手术规划，

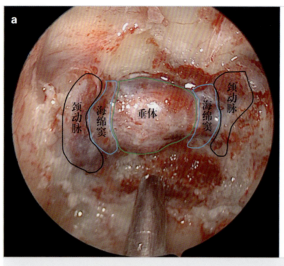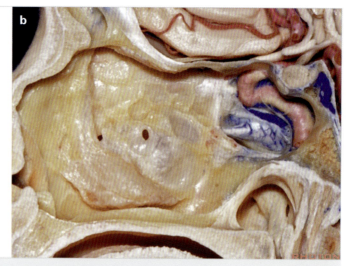

图 10.1 a. 内镜经鼻经蝶窦暴露垂体、海绵窦和隐藏在硬膜下的颈动脉。b. Rhoton 解剖矢状位显露同样的位置。内镜视角下三维深度丧失导致结构影像严重扭曲；这在 ICA 中更为明显

图a标注：颈动脉、海绵窦、垂体、海绵窦、颈动脉

包括手术挑战、总体手术目标、重建计划和风险分级。再和患者反复交代手术风险和可能存在的并发症。甚至要和每位患者详细交代大血管损伤导致的罕见并发症也是手术知情同意的一部分。

CTA 和 MRI 是标准影像学评估的一部分。两者对重点显示骨性解剖和血管解剖的关系非常重要，同时 MRI 还可以评估病变和软组织的关系。根据临床需要，可以做个体化与解剖相关的 MRI 特殊颅底序列（快速自旋回波、平衡稳态自由序列、T2）或垂体序列。切除鞍区病变时需要考虑到意外情况（菲薄的气化骨质、裂隙、颈动脉隆起、颈动脉床突环、肿瘤侵犯动脉外膜）。术前影像可以详细确认血管畸形的情况，比如动脉瘤、假性动脉瘤或 ICA 海绵窦瘘。如果存在血管畸形或循环不佳，需要 DSA 进一步明确。

病例的选择依靠经验丰富的手术团队。高难度手术术前应该行球囊闭塞试验（BOT），评估对侧血流代偿情况及牺牲一侧 ICA 患者的耐受程度。然而 BOT 也存在 5%~10% 的假阴性结果。如果患者不能行 BOT，可以用 CTP、SPECT、经颅多普勒超声或其他手段来评估患者预后。与不加选择地牺牲 ICA 相比，高危 ICA 患者术前 BOT 可降低术后卒中的发生率。这些已在第 3 章详细阐述。

一般来说，精湛的手术技巧是术中避免 ICA 损伤的关键，确保良好的手术视野、准确的操作方向、清晰的视野、器械的准备等都是手术成功的关键因素。两个手术团队之间的经验和协作及

手术规划可以进行无缝操作，避免手术偏离。包膜下分离肿瘤和关键部位解剖骨架化能起到重要作用，对重要结构精细化操作可保留正常解剖结构。避免粗鲁地咬除或去除骨质，勤奋地练习或"剥蛋壳"式的轻柔操作能保证 ICA 安全。适当地暴露能确保动脉损伤时近端临时阻断。

神经电生理监测非常重要，是麻醉状态下唯一能够监测脑血流灌注的手段。在干预大脑半球灌注措施中，体感诱发电位（SSEP）监测起到了中流砥柱的作用。除了指导使用哪种干预措施，还可以指导麻醉团队进一步处理。因此，EES 手术应该常规使用 SSEP。在高风险手术中也可以使用脑电图（EEG），为术中脑灌注提供相应的决策。第 21 章将会详细阐述神经电生理与颅底血管相关的注意事项。

10.4.2 解剖因素对 ICA 的影响

ICA 和蝶窦的形态学测量关系在神经外科和颅底外科相关文献中已有详细报道。大血管走行和气化程度可在术前影像中识别。ICA 在蝶窦裂隙中的发生率为 4%~22%，8%~70% 的患者 ICA 突向蝶窦腔。据报道，鞍旁段 ICA 的平均长度为 12 mm，最短不少于 4 mm。如果将这些解剖结构特点恰当地融入术前手术计划，可以进行早期识别，这些独立的情况就不是危险因素。蝶窦内的骨性分隔存在多种类型，包括中线型、ICA 上型、

视神经型或复杂型。然而几乎所有的骨性分隔
（89%）在某些点会延伸到或覆盖甚至包裹 ICA 的
骨质。去除这些骨质需要格外小心，尤其是使用
高速磨钻的时候，应避免损伤骨质末端的软组织。

10.5 病变对 ICA 的影响

肿瘤挤压或侵犯导致 ICA 移位或扩张，导致
存在损伤风险。在侵袭性肿瘤中可以看到 ICA 内
膜是否被侵犯（图 10.2）。ICA 受到侵袭或挤压变
窄，导致手术风险增加；是否需要行 BOT，为牺
牲动脉或潜在性损伤提前做充分准备，则取决于
病变和手术目标。

特殊类型的病变会增加 ICA 损伤的风险。与
ICA 关系密切的肿瘤会影响组织结构，术中可能造
成意外性损伤。Al Qahtani 等认为，病变范围超过
1 个 ICA 节段（≥ 2 个），需要暴露或移动 ICA，
也是造成 ICA 损伤风险的因素。因此，原发于或
延伸至中颅后窝的病变，术中 ICA 损伤的概率高
于颅前窝的病变。病变包绕 ICA 超过 120°，也是
造成血管损伤的潜在性因素，会对组织去除程度
和周围解剖结构的早期辨认造成困难。如果肿瘤
内含有软骨肿瘤成分（脊索瘤和软骨肉瘤），在没
有包绕 ICA 和侵犯骨膜的情况下应该进行彻底切
除，这种理念也增加了 ICA 损伤的风险。因此，
抱有彻底切除病变目的的手术会成为 ICA 损伤的
危险因素。

最后，肿瘤的分泌物会影响血管结构。典型
的例子就是生长激素型垂体腺瘤会导致血管扩张，
增加 ICA 损伤的风险。

术者 / 术中因素对 ICA 的影响

Snyderman 等提出手术医生应该利用规范化训
练，掌握内镜颅底手术技巧和随时准备处理 ICA
损伤中等程度以上风险的能力。所有内镜外科团
队都应对潜在血管损伤有预先的准备和思考；随
着病例复杂性的增加和解剖逐渐深入，ICA 损伤的
可能性越来越高，手术团队在处理损伤之前需要
掌握相应的处理技巧。新手需要在高年资医生的
监督下操作，在培训下一代外科医生的同时确保
安全有效的手术结果，需要逐步提高技能和审慎
的监督。在高年资指导教师的带领下做好进一步
准备，包括训练课程、尸头解剖和 ICA 损伤修复
模型。

对于 ICA 受到扭曲或侵袭的病例，术前规划
需考虑到最大工作空间和更宽敞的手术通路有利
于解放双手进行切除。在高风险区域进行锐性切
除需要格外小心，动作要求更加精细，尽可能在
损伤较小的基础上进行血管修复。两名医生使用
动态内镜（即不使用静态内镜固定装置）操作，
可以发挥巨大作用。恒定的内镜位置可以提供稳
定的视野，但在切除病变时要确保内镜不要阻挡
视野。两名经验丰富的外科医生，在并肩工作时
不断交叉检查，可以避免单个术者出现的不可避
免性错误。器械选择不当或缺乏合适的器械都可
以对 ICA 损伤起到关键作用。通常，用金刚砂钻
头（≤ 4 mm）磨薄骨质至可以剥落，磨的同时需

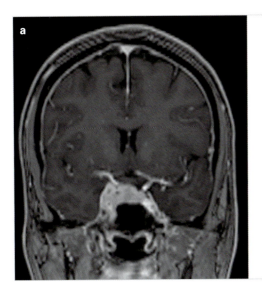
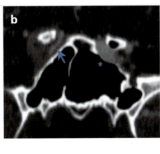
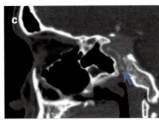

图 10.2 a. 术前 MRI 显示脑膜瘤侵犯
蝶窦和海绵窦。b、c. CTA 提示右侧蝶
窦和海绵窦脑膜瘤侵犯 ICA，包围 ICA
并影响双侧 ICA 的血流

大量冲洗，避免热损伤的同时增加术野清晰度。先在远离 ICA 区域进行磨除，跨 ICA 区域改用较钝的钻头磨除。我们偶然发现使用微侵袭磨钻附件（MIS 弯柄长 13 cm 或 16 cm）也取得了巨大成功，该附件有弯柄和保护磨头，可以增加操作距离，改善术野显露。其他动力器械如超声吸引，对去除毗邻 ICA 的关键骨质有很大价值；但使用时需格外小心，同时结合多普勒超声、影像学资料和吲哚菁绿术中造影。微型切割器和单极只能在蝶窦外部使用。在视野不佳时使用 Kerrison 咬骨钳和垂体咬骨钳咬除或拉拽骨质会导致灾难性后果。损伤发生时，所需器械均应备好，如止血剂或双极电凝。经验丰富的洗手护士也非常重要，能够了解手术方式，及时准备相应的手术器械。

此外，很难预料的危险因素包括既往手术和放化疗对 ICA 损伤的程度。这些都是 ICA 损伤的危险因素。这些因素可能需要术中实时评估。如果处理周围结构增加了 ICA 损伤风险且没有明显的临床获益，应考虑手术的目标。尽管可以确定造成伤害是一个直接因素，但有多种因素在起作用。因此，带来灾难性后果的往往不是一种因素，而是多因素造成的。

10.6　典型病例

根据近期匹兹堡大学对 18 例 ICA 损伤的病例回顾发现，ICA 损伤占同期病例的 0.46%（18/3889）。病例 17 和病例 18 肿瘤生长范围超过鞍区，在复杂程度（Snyderman 等描述）上已经达到动眼神经、滑车神经或三叉神经水平，对于 EES 外科医生来说已经达到了学习曲线的高难度。大多数病变位于海绵窦区（n=7，39%），其次位于岩斜区（n=5，28%）。ICA 损伤一般发生在切除肿瘤时（n=10，56%）。病变包括垂体瘤（n=5，28%）、脊索瘤（n=5，28%）、脑膜瘤（n=5，28%）和 3 种其他疾病（17%）。属于二次手术 5 例（28%），其中 3 例（17%）接受过放射治疗。ICA 损伤后，所有病例都尝试应用双极电凝烧灼，但多数仍需要其他治疗手段。9 例（50%）患者使用动脉瘤夹，其他病例使用肌肉或棉片包裹。6 例（33%）患者接受动脉瘤夹和包裹技术联合治疗。所有病例术后立即行 DSA 造影，其中 14 例（78%）无须后续处理。在另外 4 例中，2 例（11%）接受栓塞治疗，1 例（6%）接受支架置

入，1 例（6%）接受取栓治疗。经过 1 个月的随访，发现假性动脉瘤 3 例（17%），其中 1 例观察随访，2 例行支架置入。术后 1 个月，2 例（11%）病例死亡，其他病例无明显神经功能障碍。

与 ICA 损伤的相关因素会在视频（视频 10.1）中进行强调。

10.7　ICA 损伤的处理策略 / 处理原则

处理 ICA 损伤的第一步是意识到 ICA 发生了损伤。对于新手来说，少量的 ICA 出血会被误认为静脉出血而错误地用止血材料处理。海绵窦出血呈搏动性，较汹涌，这种出血量明显少于 ICA 或穿支出血，且颜色不同。无论何时遇到海绵窦内侧出血，首要问题就是要确定出血源，而不能主观臆断。另外，当 ICA 损伤发生时，无论血液直接溅污还是血液充满术野，都会使镜头模糊不清。

一旦确认管腔较粗的血管损伤，术者应立即通知所有手术室团队成员。理想状态下，立即启动可行的方案（图 10.3）。核心团队包括术者、麻醉师和其他手术团队成员（洗手护士、巡回护士、神经电生理师）。接下来的处理步骤需以同步有效的方式进行。

10.7.1　手术者

术者用吸引器吸除血液，使术野恢复清晰，以便于出血点辨认并进行进一步的处理。最好是两位术者相互配合保持视野清晰。镜下用 4 只手操作两个吸引器和手术器械，配合协调一致，可以弥补单个吸引器的不足。两个吸引器相互分开，始终保持一个吸引器位于主要位置。

吸除术野血液后，直接压迫破损可以减少出血，方便开展进一步操作。用吸引器将单个棉片或其他材料压在损伤处，压迫位置尽量集中，方便开展后续的挽救处理措施。应避免随意压迫，防止损伤周围组织，减少血液通过缺损的硬膜流入颅内。如果上述方法无效，应该果断放弃压迫止血并立即行介入治疗。压迫填充只作为临床情况恶化的情况下紧急使用（图 10.4）。压迫材料有肌肉（作第一层直接覆盖于动脉）、可吸收材料（凝胶海绵、Nasopore、Posisep）或不可吸收材料（脑棉）、Merocels 和球囊（Foley）。

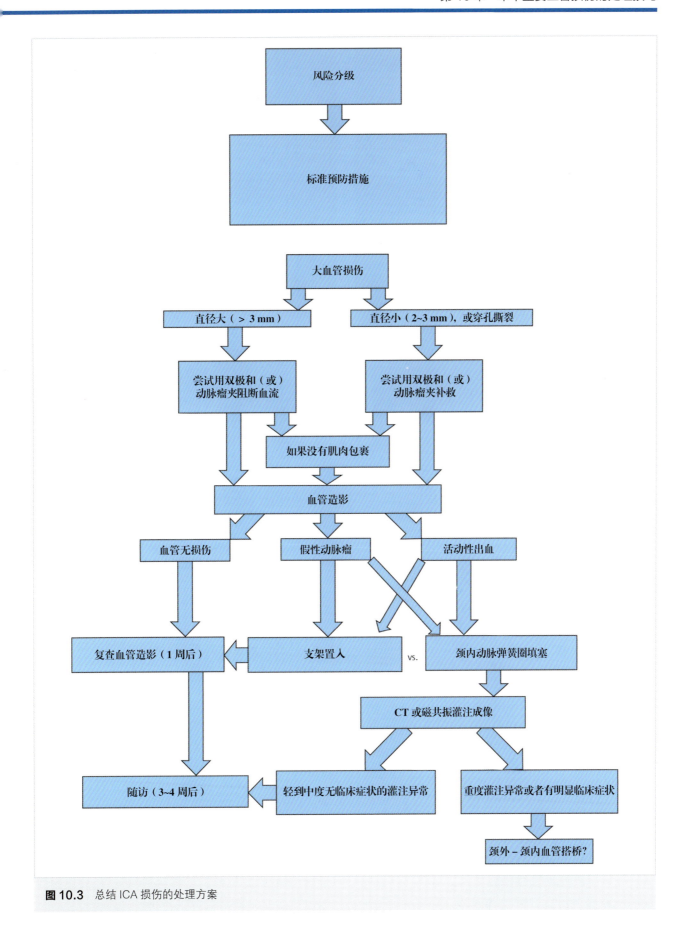

图 10.3　总结 ICA 损伤的处理方案

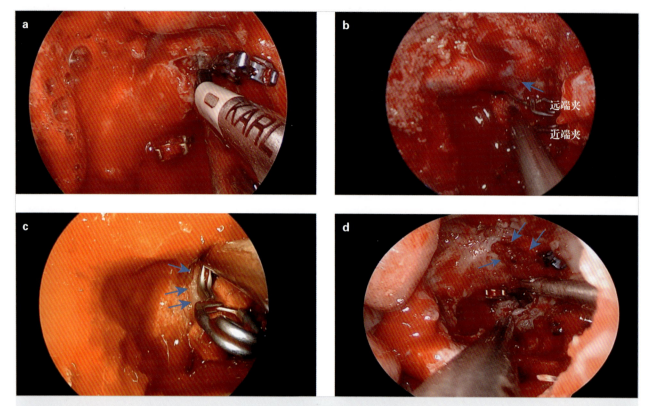

远端夹
近端夹

图 10.4 修复技术。a. 双极电凝加瘤夹应用。b. 用瘤夹阻断斜坡旁 ICA（箭头所示为海绵窦段）的近端和远端。c. 用带角度瘤夹夹闭损伤点（瘤夹叶片内），ICA（箭头所指）保持通畅。d. 从鼻咽部取肌肉块覆盖 ICA 损伤点（箭头所示），用瘤夹加固（海绵窦远端和斜坡旁近端）

10.7.2 烧灼

如果出血点可控可见，应尝试初步封闭损伤。根据损伤大小，可以首先尝试用双极电凝烧灼。血管壁小的损伤或穿支撕裂可以像 Kassam 演示的那样对血管壁长轴方向进行电灼处理。利用吸引器吸住出血点，然后用双极电凝进行电灼。电灼后双极和吸引器同时离开损伤点。由于 ICA 管腔较粗，小的狭窄不会影响血流和远端灌注。电凝烧灼早期不仅可以在保持血管通畅的情况下应用，而且还可以在需要结扎闭塞血管的时候使用。

10.7.3 缝合／夹闭修补／结扎

如果出血难以控制，应充分暴露动脉的近端和远端，用其他措施进行补救。充分暴露可以进行临时阻断或永久性结扎。如果计划得当，可以从近端和远端控制动脉。如果不能暴露，应根据损伤的位置和（或）肿瘤累及血管近端或远端，

决定是否需要进行这种控制。举例说明，如果损伤点在 ICA 破裂孔区，因周围结构阻挡，很难暴露 ICA 近端和远端。如果要获得良好的近端控制，可以在术前暴露颈部 ICA，快速有效进行近端控制（ICA 和颈外动脉并行，需要仔细辨认）（图 10.5）。压迫同侧颈部的 ICA 可明显减少出血，提供近端控制的机会。压迫 ICA 的医生最好熟悉颈部 ICA 的位置，并按需要使用不同的按压强度。血管内介入治疗可以作为 ICA 近端控制的方案之一，但一般的手术室无法提供介入的设备，只能允许 C 臂机下荧光造影。杂交手术室可以满足相关的手术条件，但也面临很多挑战。

直接夹闭修补是一种很有吸引力的修复技术。直夹或弯夹都可以用来直接夹闭修补损伤的血管壁，虽然管腔狭窄，但仍可以保持血管通畅。如果夹闭修补困难，结扎闭塞血管是另一种选择。但是结扎闭塞会严重影响脑血流灌注，可能带来灾难性后果。另外，血管近端闭塞并不能阻止倒流的血流，损伤部位仍会出血。应审慎地评估

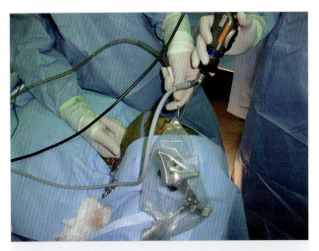

图 10.5　颈内动脉（ICA）近端控制点的制备技术。在颈部做一个横向小切口，可以用夹子临时近端控制

SEEP 和平均动脉压（MAP）。如果试验性闭塞血管，应包括相对低血压状态，观察 SSEP 是否显示压力依赖。

多种内镜下动脉瘤夹供应商（Mizuho，Lazic）可以提供不同角度的夹子精准夹闭修补或阻断（图 10.6）。Sundt–Keys 夹也可以用来夹闭修补血管壁，但通常该类夹子较大，无法和虹吸部扭曲的血管相贴合。应该定期与团队一起熟悉您所在机构的一些相关资源。

直接缝合是另外一种可以尝试且非常先进的技术，但缺点是该技术要求高、耗时长。虽然市面上有特殊的持夹钳和打结工具，但技术上要求很高（图 10.6）。掌握该技术需要手术团队在尸头解剖实验室或其他模型上进行刻苦训练，确保可靠地掌握该技术，否则不建议使用。此外，此项技术需要明确地控制血管的近端和远端，因为在持续出血的情况下几乎不可能开展该技术。

10.7.4　压迫止血

压迫止血材料

带有止血剂的包裹材料可以用于直接压迫止血。止血棉可以被用来增加体积，在血管破口处形成栓子。肌肉是很好的止血材料，轻压碾碎后可以释放钙离子，后者是一种强力的凝血级联反应激活剂。肌肉是具有独特效果的"止血剂"，可以作为首选。手术前应该确定获取肌肉组织的部位。EES 时可以经头长肌和头前直肌在鼻咽旁近正中线处获取，此处肌肉在内镜视角下获取比较容易。颞肌、腹直肌或大腿外侧也是获取肌肉的部位。这些部位在术前就应该做无菌准备。止血材料（如速即纱或爱唯亭）在处理大动脉出血时效果不佳，只适合大出血控制后渗血的止血。由于止血颗粒、流体明胶（Surgifoam®，Floseal®，Surgiflo®

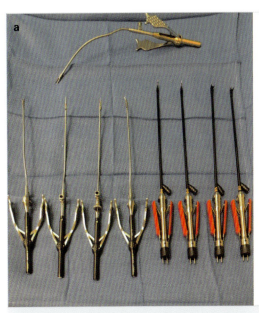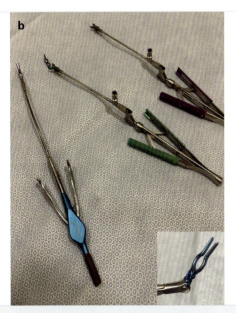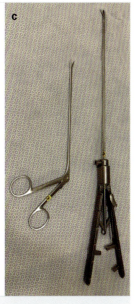

图 10.6　a. 内镜器械包内包括可塑性的切割钳（上部）、刚性器械（左）和多角度双极电凝（右）。b. 内镜下持夹器；插图内显示持夹器可旋转直型瘤夹。c. 内镜下持针器和抓钳，用于内镜下缝合

等）有产生血栓的风险，绝对不可用于任何动脉损伤出血。对于低流量局部静脉出血则非常有效，但当用于动脉损伤时，有明显的栓塞风险。这种血栓在脑循环中会造成不可逆性灾难性的后果。其他材料包括 Teflon、甲基丙烯酸甲酯补片、海洋聚合物和纤维蛋白胶等。

任何压迫材料在使用时都要评估其潜在的禁忌证，尤其是打开硬脑膜后更应如此。血液一旦进入硬膜下腔就会造成灾难性后果，同时也会压迫脆弱的神经。

10.7.5 麻醉团队

控制脑灌注是麻醉团队的主要目标。大量出血和局部消耗会导致凝血因子耗竭。血液回输和成分输血同样重要。平均动脉压对维持脑灌注至关重要。在适当脑血流灌注平衡条件下，可在 SSEP 监测下进行血管修复或填塞压迫。麻醉医生可以通过调节血压维持对称性 SSEP；除非有神经电生理的支持，否则应避免显著降低收缩压。用手指按压同侧颈部 ICA 或注射腺苷可短暂性减少血流量。腺苷的优点是半衰期短，减少血流量，同时无反弹性高血压、心动过速或快速耐受等不良反应。在瑞芬太尼 / 低剂量挥发性麻醉剂和异丙酚诱导暴发抑制麻醉下，对理想体重患者，0.3~0.4 mg/kg 剂量的腺苷可使患者达到 30~60 s 的心脏停搏或低血压。在临时阻断血管也很难控制或监测脑灌注时，可有意地短暂性降低 MAP。

此外，频繁或重复操作动脉，可能导致局部血栓形成引起栓塞，因此应考虑使用肝素，即使看起来比较矛盾（图 10.7）。

10.7.6 手术室团队（医生、护士、神经电生理师、血库和其他人员）

一旦发生 ICA 损伤，手术团队应该立即请求增援。立即通知血库提供更多可使用的血液资源，特别是在没有大量血源储备的情况下。神经介入要做好准备，就像处理卒中事件一样做好两手准备。

手术室团队应该接受紧急状态下的配合培训，一旦需要立即进行增援。大家应熟悉手术器械的位置，并进行应急演练，查找潜在风险。调动一切可能需要的资源（如动脉夹或腺苷等），动作迅

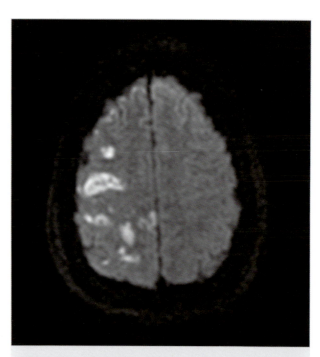

图 10.7 一例患者在 ICA 损伤和修复过程中发生低灌注，弥散加权磁共振成像（MRI）显示右侧额顶叶梗死。为防止这种情况发生，一旦确认 ICA 损伤，我们避免使用潜在引起栓塞的材料（如流体明胶）；在重复操作时抗凝。如果伴有神经电生理改变，应避免长时间阻断 ICA（本病例）

速，且不要分散外科医生的注意力。呼叫更多的巡回人员和洗手护士准备器械、核对血液和参与抢救非常重要。如果需要更多的医生协助进行关键操作，如颈部 ICA 按压或肌肉采集，也应该立即通知。

神经电生理仅在术中已有的情况下才有帮助。常规情况下，我们很少进行 SEEP 监测。如果患者需要转运到神经介入中心进行血管内治疗时，则应该进行电生理监测；在 ICA 控制和修复的所有步骤中，应持续监测评估脑灌注是否充分。

血管内介入治疗需要离开手术室。血管内治疗完毕返回手术室时，手术室及相关工作人员应做好相应准备，因为可能需要进行额外操作。即使有其他通路，也应在股动脉或桡动脉处预置通路进行麻醉适当性评估。理想情况下，这种沟通应该在运送患者至不同手术单元之前进行。介入治疗时肝素化和其他抗凝是必需的。一般来讲，在评估损伤程度和影响之前不应进行肿瘤切除。在损伤很小、出血容易控制情况下，可以考虑短暂进行肿瘤切除。

10.7.7　神经介入 / 血管内评估和治疗

几乎所有 ICA 损伤的患者都要接受脑血管造影。CTA 可能会错过小但重要的病变，且不能提供快速介入治疗。只有在损伤较小，且出血容易控制的时候或没有 DSA 设备的情况下才考虑 CTA。如果 DSA 显示血管正常，应在去除压迫填塞物前后以更延迟的方式复查 DSA 或 CTA，如下讨论：

血管内评估有两个优点：
- 血管损伤的诊断 / 评估及远端血管的评估。
- 干预措施包括修复（即，持血流）或牺牲血管。

DSA 可以诊断出血管损伤的位置、血管堵塞程度和远端或侧支循环的血流。如果没有血流，是否需要用弹簧圈进一步加固安全性则应根据术中血管处理情况。如果血流通畅且导向安全，则可进行其他干预措施。在决定行血管内介入时，需手术医生参与指导血管内治疗（见第 17 章）。无论在血管损伤处，还是血管近端或远端，球囊闭塞可以作为临时控制出血的措施。

支架或血流导向装置可以维持血流通畅，但在 ICA 虹吸段应用比较困难。支架置入术后 1 个月卒中（来源于支架血栓形成或血管堵塞）的发生率为 4%。支架和血流导向装置置入后需要双抗治疗，这也影响了二次手术的治疗。如果应用栓塞物，应考虑其对血管损伤区域短期或长期的影响。

如果介入治疗无法恢复 ICA 通畅性，且患者不耐受动脉闭塞，则可考虑经颅血管搭桥手术。这种方案的成功性并没有被广泛地报道，且实施该方法存在多个障碍，尤其是在血管重建之前需要长时间缺血状态，即使是技术最佳的术者也面临同样问题。在极端情况下，需要考虑更现实的问题（图 10.3）。

10.8　迟发性并发症

没有实现手术的最初目标，则需要重新评估潜在的干预措施。再次手术的风险需要斟酌。即使 ICA 已经牺牲，但手术也可能存在风险，包括填塞压迫、夹闭、再出血等重要问题。另外，对侧 ICA 承受的风险也可能会随之而来。如果应用了支架，即使患者还需要额外的手术干预措施，

抗凝 / 抗血小板治疗也至关重要。

10.8.1　血管痉挛

除血管内介入外，ICA 损伤和在血管上操作都可能引起脑血管痉挛，并导致一些额外并发症。血管痉挛会在血管损伤的同时产生，也可能延迟发生。在临床状况下降，我们应该敏锐地认识到可能是血管痉挛和其迟发性表现。此外，主要血管损伤后引起的颅内蛛网膜下腔出血（SAH），都应按照动脉瘤性蛛网膜下腔出血来处理。

10.8.2　假性动脉瘤形成 /ICA− 海绵窦瘘

鞍旁 ICA 损伤或破裂后常见的并发症是假性动脉瘤的形成，其是由于 ICA 全层撕裂后血液进入周围组织而形成的。在医源性损伤和修补的情况下，假性动脉瘤逐渐形成，通过填充或外部修复维持其形状存在。Laws 等报道利用肌肉组织直接覆盖在动脉瘤之上，可以使动脉瘤缩小甚至可以达到血管修复的程度。假性动脉瘤一般都是延迟形成的，早期影像不容易被发现。定期影像学复查有助于这种潜在的并发症，一旦发现应立即治疗。在超早期（48 h 内）、早期（1 周内）和晚期（6 周后）行 DSA 复查。假性动脉瘤一旦破裂会导致灾难性后果，同时要立即开放气道并控制出血。随后采取血管内介入治疗或牺牲闭塞血管。也可能会出现迟发性 ICA 血栓，这与损伤和干预措施有关。

任何术后鼻腔出血都需要进行鼻内镜检查。同样，如果有颈动脉破裂的潜在风险，建议立即行血管造影检查明确。

海绵窦段 ICA 破裂出血会导致颈内动脉海绵窦瘘（CCF）形成。这种情况比较少见，如果对假性动脉瘤进行严密的随访并积极治疗，通常可以避免这种情况的发生。CCF 的主要原因是在先前的经蝶窦手术中被忽略了可能的 ICA 损伤。任何有经蝶手术史或海绵窦 ICA 暴露史的患者，都应行 CCF 鉴别诊断。结膜水肿和搏动性突眼是其典型表现，治疗以血管内介入为主。EES 导致颅底缺损或 ICA 暴露的患者应该视为特殊病例；这类患者如果需要放置口腔或鼻腔器械时，只能由颅底外科或内镜团队来操作。

10.9　根本原因分析和经验教训

最新文献回顾（搜索策略）

　　基于 PRISMA 标准对 Pubmed/MEDLINE 数据库进行系统搜索，评估近 5 年的文献，了解 ICA 损伤处理的最新经验。ICA 损伤和内镜手术为关键词，限定语言为英文。搜索到 140 个条目，然后对其摘要进行分析。根据前述的限定标准，排除不相关的文献。有 22 篇文献符合要求，这些文献有可用的患者 / 干预信息（表 10.2）。

　　Al Qahtani 等报道了来自 11 个医学中心的 28 个病例资料。他们确认导致风险的解剖学因素。这些危险因素包括 ICA 管裂隙、ICA 突出、肿瘤侵犯、使用不熟悉的手术器械和缺乏系统训练的多学科团队等。总之，他们的结论是，ICA 损伤是由多因素导致的，但人为因素是导致 ICA 一系列并发症最关键的因素。Zhang 等回顾了一组 20 例患者，这些患者大多为垂体瘤和脊索瘤。他们开发了一种与血管内治疗相关的方法，显示使用 Willis 覆膜支架对血管的保护率高达 83.3%。而之前报道的单中心利用 Jostent 移植物对血管保护率仅为 20%。他们还将该系列手术成功的原因归功于杂交手术室。在杂交手术室内允许在局部出血得到控制后进行早期血管内诊断和治疗。他们认为根治性切除累及 ICA 的粘连病变和需要广泛显露 ICA 的病变是损伤的高危因素。Chin 等回顾了 50 例 ICA 损伤的病例，其中海绵窦段是最常见的损伤部位（68%）；垂体瘤和软骨样肿瘤是导致 ICA 损伤最常见的病理类型。作者详细介绍了各种控制出血的方法，包括填塞、夹闭血管和双极电凝。Padhye 等回顾了 9 例由接受过大血管损伤处理训练过的手术团队按照适当方案处理的病例。他们认为经验丰富的团队能够控制出血且有更好的预后。文章还描述了海绵窦段 ICA 是最常见的损伤部位。

　　上述 UPMC 的经验与近 5 年文献报道的经验相似。海绵窦段 ICA 最容易受到损伤，这反映了经蝶手术对其他节段暴露频率低。双极电凝是合理的首次修复尝试方法，其次是夹闭修复和填塞，最后是血管内干预。

　　总的来说，重要血管损伤后神经系统功能状况不确定，从良好到死亡都可能，虽然死亡在相当医疗条件下很少见。文献回顾了 76 例患者，其

表 10.2　ICA 损伤和 EES 的当代文献系统性回顾

作者和年份	类型	损伤部位	手术干预	血管内治疗	预后	危险因素
Al Qahtani, 2020	系列病例（11 中心）(n=28/160)	鞍旁 ICA：17 (61%)　斜坡旁 ICA：7 (25%)　咽旁 ICA：2 (4%)　床突旁 ICA：2 (4%)	填塞：10 (36%)　肌肉修补：16 (54%)　ICA 闭塞：3 (11%)	弹簧圈栓塞：14 (50%)　血管内支架：6 (21%)　未血管内介入：8 (29%)	无神经功能障碍：22 (78%)　有神经功能障碍：3 (11%)　术后梗死：1 (4%)　术中死亡：2 (7%)	开裂的 ICA 管、血管隆起、损伤导致的 ICA 移位、与 ICA 连接处的蝶骨隔膜、ICA 距离、血管壁异常、肿瘤包裹　6/28 (21%) 例由单个医生主刀手术
Safaee, 2019	病例报道 (n=1)	海绵窦段 ICA	棉片压迫	弹簧圈栓塞	无神经功能障碍	软骨肉瘤、侵犯海绵窦
Wang, 2019	系列病例 (n=2)	海绵窦段 ICA	双极电凝和肌肉修补	无	无神经功能障碍：2/2	肿瘤完全包裹、侵犯海绵窦
Nariai, 2019	病例报道 (n=1)	海绵窦段 ICA	无	覆膜支架	无神经功能障碍	Rathke 囊肿
Fastenberg, 2019	病例报道 (n=1)	海绵窦段 ICA	填塞、硬膜封闭和肌肉修补	球囊闭塞试验后闭塞血管	基底节区缺血无明显远期障碍，暂时性外展神经麻痹	侵犯海绵窦和鞍区、由于肿瘤包裹 ICA 向上方和侧方移位

表 10.2（续）

作者和年份	类型	损伤部位	手术干预	血管内治疗	预后	危险因素
Tang, 2019	EES 鼻咽癌手术系列病例（n=1/55）	无	无	支架	无神经功能障碍	侵犯海绵窦，肿瘤包裹
Nasi, 2019	病例报道（n=1）	海绵窦段 ICA	无	可松解球囊（4 天后去除）+ 弹簧圈	无神经功能障碍	无
Lum, 2019	病例报道（n=1）	斜坡旁 ICA	蝶窦填塞	由于血栓支架失败，球囊闭塞试验，弹簧圈栓塞	多病灶分水岭梗死，右侧肢体偏瘫 + 表达障碍（12 周后恢复）	无
Zhang, 2020	EES 单中心回顾性分析（n=20/3658）	无	鼻腔填塞：20/20（100%）	未处理：9/20 覆膜支架：6/11 5/11：主要血管闭塞	19/20：MRS 分级 ≥ 3 1/20：术中死亡	无
Giorgianni, 2019	病例报道（n=1）	海绵窦段 ICA	蝶窦填塞 + 止血纱布	球囊闭塞试验和血流导向支架	无神经功能障碍	侵犯海绵窦，溴隐亭使用史
Wedemeyer, 2019	Rathke 囊肿手术回顾性分析（n=1/112）	无	无	弹簧圈栓塞	无神经功能障碍	无
Ryu, 2018	鼻咽癌单中心回顾性分析（n=19）	无	无	弹簧圈栓塞	无神经功能障碍	无
Duek, 2017	病例报道（n=1）	海绵窦段 ICA	棉片，止血纱布，肌肉（颞肌）	无	无神经功能障碍	无
Karadag, 2017	病例报道（n=1）	海绵窦段 ICA	鼻腔填塞	血流导向装置	无神经功能障碍	肢端肥大伴局部解剖结构扭曲，ICA 间距减小，侵犯海绵窦和肿瘤包裹
Romero, 2017	EES 单中心所有病例回顾性分析（n=1/800）	海绵窦段 ICA	鼻腔填塞	球囊闭塞试验，弹簧圈栓塞	无神经功能障碍	罕见 ICA 损伤
Zoli, 2018	EES 治疗脊索瘤单中心所有病例回顾性分析（n=2/65）	无	无	弹簧圈栓塞：2/2	无神经功能障碍	特殊部位脊索瘤增加损伤
Zhang, 2016	鼻科单中心病例回顾性分析（2/12 797）	鞍旁 ICA	止血纱布 + 阔筋膜填塞：2/2（100%）	无：2/2	无神经功能障碍	肿瘤侵犯 ICA 增加损伤风险

表10.2（续）

作者和年份	类型	损伤部位	手术干预	血管内治疗	预后	危险因素
Chin，2016	系统性文献复习（190篇文献）（n=50）	海绵窦：34/50（68%）视神经段：3/50（6%）破裂孔段：2/50（4%）床突段：2/50（4%）未知：7/50（14%）	鼻腔填塞（肌肉碎片或止血材料）：36/56（64%）双极电凝：4/56（7%）夹闭血管：4/56（7%）未知：6/56（11%）	血管内治疗：27/50 弹簧圈栓塞或可脱球囊：17/50	无神经功能障碍：38/50 暂时神经功能障碍（3个月后消失）：4 长期神经功能障碍：1 死亡：1 未知：5	大多数患者处理后预后良好
Cobb，2015	病例报道（n=1）	海绵窦段ICA	吸收性明胶海绵，止血纱、双极电凝、包裹，肌肉填塞（效果不佳）	临时球囊闭塞后闭塞血管	无神经功能障碍	侵犯海绵窦，增加损伤ICA损伤风险
Smith，2015	ACTH型垂体瘤单中心分析（n=1/82）	无	无	弹簧圈栓塞	无神经功能障碍	肢端肥大，增加ICA损伤风险
Padhye，2015	多中心回顾性分析EES术中主要动脉出血（n=8/9）	海绵窦段：6/8（75%）床突旁：1/8（13%）斜坡段：1/8（13%）	阔筋膜：6/8 颞肌：1/8（13%）腹直肌：1/8（13%）	血管内支架：2/8	术后无神经功能障碍：6/8 假性动脉瘤支架治疗：1/8 动脉夹层处理：1/8	危险因素：动脉瘤：3/8 肿瘤包裹：1/8 颈动脉破裂：1/8
Mortimer，2015	假性动脉瘤处理系列病例	海绵窦段	双极电凝、手术填塞	无	术后3天MRI发现假性动脉瘤形成、弹簧圈栓塞	迟发性损伤表现仍然是潜在的危险因素
UPMC病例系列 1998—2020	单中心ICA损伤系列病例（n=18/3889）	海绵窦段：7/18（39%）斜坡旁：5/18（13%）	双极电凝：18/18（100%）动脉瘤夹：9/18（50%）填塞：9/18（50%）夹闭或肌肉填塞联合：6/18（34%）	造影未介入：14/18（78%）弹簧圈栓塞：2/18（11%）支架置入：1/18（6%）取栓：1/18（6%）	一个月随访：假性动脉瘤形成：3/18（17%）术后无ICA损伤相关症状：12/18（67%）轻微症状：4/18（22%）死亡：2/18（11%）	更困难的侵袭性肿瘤病例和激进的手术方案风险最高。双极电凝与后续瘤夹应用是最好的挽救方案。ICA成功修复病例中预后良好，多数病例中预后良好

中有 5 例患者死亡，2 例是 UPMC 病例。但是死亡率可能被低估了，这也许是阻碍发表的原因。

表 10.2 中列举的个案病例进一步强调了类似的教训，即海绵窦段 ICA 是最常见的损伤部位以及血管内评估 / 干预措施证实术中止血的技术是成功的。由于这些病例报道受到出版偏见的影响，因此可能发生的损伤比报道的要多。

通过回顾现代文献和本中心的系列病例，总体主题证实，尽管 ICA 损伤可发生于任何 EES 中，但更具侵袭性肿瘤或更激进的切除目标（过多追求全切）会带来更高的风险。预先确定的策略是成功修复颈动脉损伤的重要方面，如果实施得当，多数情况下可获得良好的预后。灾难性后果是极有可能发生的，因此，术前应考虑到术中 ICA 损伤的可能性，并在术前规划和签订知情同意书时进行讨论。令人惊讶的是，以前确定的危险因素即，既往有放疗史或溴隐亭史，在现代文献中并不存在，而在现代文献中有两个个案报道认为肢

端肥大症是危险因素。由于病例报告少且缺乏标准化，因此很难得出具体结论。最近一项报道指出，EES 术中 ICA 损伤概率被低估，过去的一年中至少有 20% 的医生遭遇到这种情况。这是通过对参加过 UPMC 颅底课程或颅底大会会员并具有丰富经验的医生调查得出的结果。显然，需要对这一课题进行广泛的研究，同时也应对手术者进行相关的培训。

本章试图根据我们的病例及文献中总结的经验教训，制定术前检查清单和术中处理方法，这也是唯一的改善处理方法的报道（表 10.3）。鼓励遇到 ICA 损伤的医生完成根本原因分析，将此转化为系统的学习经验（图 10.8）。

10.10　结论

随着 EES 技术的普及，术者应该精通 ICA 损伤的正确处理方法。详细的术前计划、明确的分

表 10.3　术前检查表和风险分级注意事项

- 术前影像学（CTA 或 MRI）确认损伤风险因素
- 如果损伤风险高，需要考虑 DSA 和 BOT
- 术前风险分级包括：
- BOT 试验结果
- 患者年龄
- 伴随疾病
- 病理
- 肿瘤侵犯或粘连
- 手术目的（根治性切除 vs 姑息性减容 / 减压）
- 后续治疗（放疗）

术前计划
- 手术日神经血管团队备班
- 麻醉
- 高年资经验丰富的麻醉团队
- 可靠的静脉通路
- 动脉通路
- 导管造影通路（股动脉或桡动脉）
- 颈部血管按压
- 腹部或腿部脂肪、肌肉或筋膜准备
- 备血（4 U）
- 药物干预（IC–Green，0.3 mg/kg，控制血压的血管活性药物）
- 技术支持
- 影像指导系统
- 经鼻多普勒超声
- 神经电生理（体感诱发电位）
- 优先器械
- 烧灼器（双极）
- 准备双吸引器
- 止血材料（速即纱、吸收性明胶海绵、流体明胶等）
- 内镜下血管修复器械（瘤夹和不同角度填充器）
- 损伤处理计划
- 见图 10.3

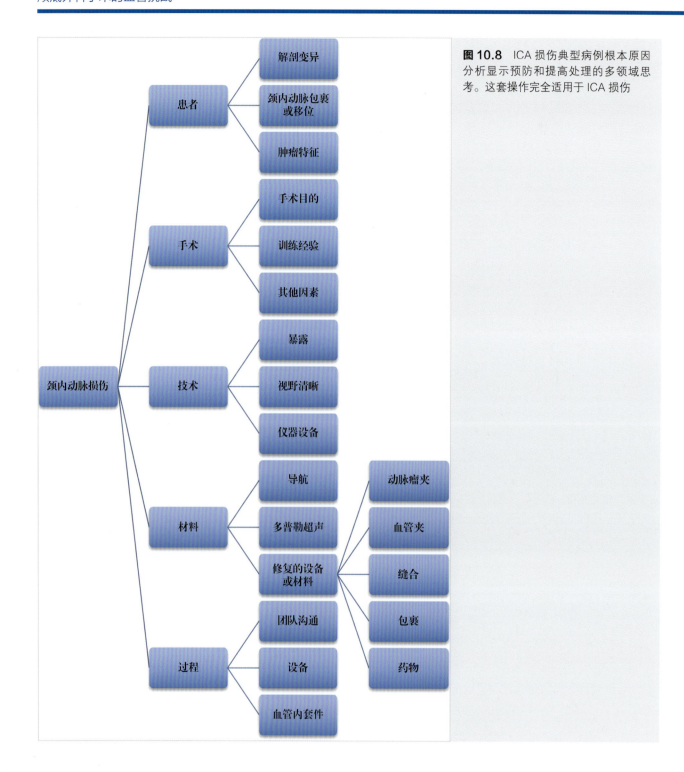

图 10.8 ICA 损伤典型病例根本原因分析显示预防和提高处理的多领域思考。这套操作完全适用于 ICA 损伤

工、团队的配合、合适的器械以及 EES 知识学习积累都有助于预防或成功地处理此类损伤。应提前进行清单核查并进行练习。密切的临床和影像学监测是防止早期和晚期并发症发生的重要手段。这些都在文献中得到了一致的报道，且有助于改善预后。

参考文献

[1] Snyderman C, Kassam A, Carrau R, Mintz A, Gardner P, Prevedello DM. Acquisition of surgical skills for endonasal skull base surgery: a training program. Laryngoscope. 2007; 117(4):699–705.

[2] Padhye V, Murphy J, Bassiouni A, Valentine R, Wormald PJ. Endoscopic direct vessel closure in carotid artery injury. Int Forum Allergy Rhinol. 2015; 5(3): 253–257.

[3]　Gardner PA, Tormenti MJ, Pant H, Fernandez-Miranda JC, Snyderman CH, Horowitz MB. Carotid artery injury during endoscopic endonasal skull base surgery: incidence and outcomes. Neurosurgery. 2013; 73(2) Suppl Operative:ons261–ons269, discussion ons269–ons270.

[4]　Valentine R, Wormald PJ. Carotid artery injury after endonasal surgery. Otolaryngol Clin North Am. 2011; 44(5):1059–1079.

[5]　Renn WH, Rhoton AL, Jr. Microsurgical anatomy of the sellar region. J Neurosurg. 1975; 43(3):288–298.

[6]　Inamasu J, Guiot BH. Iatrogenic carotid artery injury in neurosurgery. Neurosurg Rev. 2005; 28(4):239–247, discussion 248.

[7]　Rowan NR, Turner MT, Valappil B, et al. Injury of the carotid artery during endoscopic endonasal surgery: surveys of skull base surgeons. J Neurol Surg B Skull Base. 2018; 79(3):302–308.

[8]　Frank G, Sciarretta V, Calbucci F, Farneti G, Mazzatenta D, Pasquini E. The endoscopic transnasal transsphenoidal approach for the treatment of cranial base chordomas and chondrosarcomas. Neurosurgery. 2006; 59(1) Suppl 1: ONS50–ONS57, discussion ONS50–ONS57.

[9]　Gardner PA, Kassam AB, Snyderman CH, et al. Outcomes following endoscopic, expanded endonasal resection of suprasellar craniopharyngiomas: a case series. J Neurosurg. 2008; 109(1):6–16.

[10]　Lavigne P, Faden D, Gardner PA, Fernandez-Miranda JC, Wang EW, Snyderman CH. Validation of training levels in endoscopic endonasal surgery of the skull base. Laryngoscope. 2019; 129(10):2253–2257.

[11]　Alikhani P, Sivakanthan S, van Loveren H, Agazzi S. Paraclival or cavernous internal carotid artery: one segment but two names. J Neurol Surg B Skull Base. 2016; 77(4):304–307.

[12]　Rhoton AL, Jr. The cavernous sinus, the cavernous venous plexus, and the carotid collar. Neurosurgery. 2002; 51(4) Suppl:S375–S410.

[13]　Rhoton AL, Jr. The supratentorial arteries. Neurosurgery. 2002; 51(4) Suppl: S53–S120.

[14]　Bouthillier A, van Loveren HR, Keller JT. Segments of the internal carotid artery: a newclassification. Neurosurgery. 1996; 38(3):425–432, discussion 432–433.

[15]　Gibo H, Lenkey C, Rhoton AL, Jr. Microsurgical anatomy of the supraclinoid portion of the internal carotid artery. J Neurosurg. 1981; 55(4):560–574.

[16]　Alfieri A, Jho HD. Endoscopic endonasal cavernous sinus surgery: an anatomic study. Neurosurgery. 2001; 48(4):827–836, discussion 836–837.

[17]　Labib MA, Prevedello DM, Carrau R, et al. A road map to the internal carotid artery in expanded endoscopic endonasal approaches to the ventral cranial base. Neurosurgery. 2014; 10 Suppl 3:448–471, discussion 471.

[18]　Cebral JR, Castro MA, Putman CM, Alperin N. Flow-area relationship in internal carotid and vertebral arteries. Physiol Meas. 2008; 29(5):585–594.

[19]　Mathis JM, Barr JD, Jungreis CA, et al. Temporary balloon test occlusion of the internal carotid artery: experience in 500 cases. AJNR Am J Neuroradiol. 1995; 16(4):749–754.

[20]　Gonzalez CF, Moret J. Balloon occlusion of the carotid artery prior to surgery for neck tumors. AJNR Am J Neuroradiol. 1990; 11(4):649–652.

[21]　Gibelli D, Cellina M, Gibelli S, et al. Relationship between sphenoid sinus volume and accessory septations: a 3D assessment of risky anatomical variants for endoscopic surgery. Anat Rec (Hoboken). 2020; 303(5):1300–1304.

[22]　Rhoton AL, Jr. The sellar region. Neurosurgery. 2002; 51(4) Suppl:S335–S374.

[23]　Fujii K, Chambers SM, Rhoton AL, Jr. Neurovascular relationships of the sphenoid sinus. A microsurgical study. J Neurosurg. 1979; 50(1):31–39.

[24]　Fernandez-Miranda JC, Prevedello DM, Madhok R, et al. Sphenoid septations and their relationship with internal carotid arteries: anatomical and radiological study. Laryngoscope. 2009; 119(10):1893–1896.

[25]　Hatam A, Greitz T. Ectasia of cerebral arteries in acromegaly. Acta Radiol Diagn (Stockh). 1972; 12(4):410–418.

[26]　AlQahtani A, London NR, Jr, Castelnuovo P, et al. Assessment of factors associated with internal carotid injury in expanded endoscopic endonasal skull base surgery. JAMA Otolaryngol Head Neck Surg. 2020; 146(4):364–372.

[27]　Sivakumar W, Chamoun RB, Riva-Cambrin J, Salzman KL, Couldwell WT. Fusiform dilatation of the cavernous carotid artery in acromegalic patients. Acta Neurochir (Wien). 2013; 155(6):1077–1083, discussion 1083.

[28]　Pacca P, Jhawar SS, Seclen DV, et al. "Live cadaver" model for internal carotid artery injury simulation in endoscopic endonasal skull base surgery. Oper Neurosurg (Hagerstown). 2017; 13(6):732–738.

[29]　Raymond J, Hardy J, Czepko R, Roy D. Arterial injuries in transsphenoidal surgery for pituitary adenoma; the role of angiography and endovascular treatment. AJNR Am J Neuroradiol. 1997; 18(4):655–665.

[30]　AlQahtani A, Castelnuovo P, Nicolai P, Prevedello DM, Locatelli D, Carrau RL. Injury of the internal carotid artery during endoscopic skull base surgery: prevention and management protocol. Otolaryngol Clin North Am. 2016; 49 (1):237–252.

[31]　Kassam A, Snyderman CH, Carrau RL, Gardner P, Mintz A. Endoneurosurgical hemostasis techniques: lessons learned from 400 cases. Neurosurg Focus. 2005; 19(1): E7.

[32]　Padhye V, Valentine R, Paramasivan S, et al. Early and late complications of endoscopic hemostatic techniques following different carotid artery injury characteristics. Int Forum Allergy Rhinol. 2014; 4(8):651–657.

[33]　Fukushima T, Maroon JC. Repair of carotid artery perforations during transsphenoidal surgery. Surg Neurol. 1998; 50(2):174–177.

[34]　Fastenberg JH, Garzon-Muvdi T, Hsue V, et al. Adenosine-induced transient hypotension for carotid artery injury during endoscopic skull-base surgery: case report and review of the literature. Int Forum Allergy Rhinol. 2019; 9(9): 1023–1029.

[35]　Bendok BR, Gupta DK, Rahme RJ, et al. Adenosine for temporary flow arrest during intracranial aneurysm surgery: a single-center retrospective review. Neurosurgery. 2011; 69(4):815–820, discussion 820–821.

[36]　Henry M, Amor M, Klonaris C, et al. Angioplasty and stenting of the extracranial carotid arteries. Tex Heart Inst J. 2000; 27(2):150–158.

[37]　Laws ER, Jr. Vascular complications of transsphenoidal surgery. Pituitary. 1999; 2(2):163–170.

[38]　Cossu G, Al-Taha K, Hajdu SD, Daniel RT, Messerer M. Carotid-cavernous fistula after transsphenoidal surgery: a rare but challenging complication. World Neurosurg. 2020; 134:221–227.

[39]　Chin OY, Ghosh R, Fang CH, Baredes S, Liu JK, Eloy JA. Internal carotid artery injury in endoscopic endonasal surgery: a systematic review. Laryngoscope. 2016; 126(3):582–590.

[40]　Zhang Y, Tian Z, Li C, et al. A modified endovascular treatment protocol for iatrogenic internal carotid artery injuries following endoscopic endonasal surgery. J Neurosurg. 2019; 132(2):343–350.

[41]　Padhye V, Valentine R, Sacks R, et al. Coping with catastrophe: the value of endoscopic vascular injury training. Int Forum Allergy Rhinol. 2015; 5(3): 247–252.

第 11 章　内镜经鼻颅后窝手术中重要血管损伤的处理

Pierre-Olivier Champagne, Thibault Passeri, Eduard Voormolen, Anne-Laure Bernat, Rosaria Abbritti, Sébastien Froelich

杨坤 / 译

摘要

内镜经鼻颅后窝手术中重要血管损伤的处理可能非常可怕且复杂。本章阐述了该种情况的术前准备、术中预防和处理。

关键词： 颅后窝，内镜经鼻手术，血管损伤

11.1　学习要点

- 处理内镜经鼻颅后窝手术中重要血管损伤比鞍旁 ICA 损伤更为复杂。

- 甄别高危病例有助于为重要血管损伤做好准备。

- 充分暴露有助于预防和控制内镜经鼻手术中的重要血管损伤。

- 用棉片压迫出血点是初步控制术野并最终控制出血的良好开始。

- 确切控制血管损伤取决于多种因素，包括硬膜内或硬膜外对血管的定位。

11.2　引言

重要血管损伤依然是内镜经鼻手术最可怕和最危险的并发症之一。内镜经鼻手术的改进使这些入路可扩展到蝶鞍之外，但新的通路却给所能接近的解剖结构带来了新的风险，如鞍旁除 ICA 外的重要血管损伤。由于穿支、重要功能区和神经结构的存在，且位置较深，导致在内镜下处理颅后窝重要血管损伤尤其危险。本章旨在阐述经鼻颅后窝手术中重要血管损伤的处理，特别是岩骨段 ICA、椎 – 基底动脉及其分支的损伤。

11.3　术前注意事项

做好面对重要血管损伤的充分准备，可使损伤的结果显著不同。术前最重要的准备是高危病例的识别。病变与血管的关系，从单纯接触到包裹和侵犯，均可显著增加血管损伤的风险。术前应仔细分析影像学检查（如 CTA），评估病变与重要血管的关系及解剖变异。该区域既往手术史会在血管和周围结构之间留下瘢痕，导致再次手术时，术者可依赖的解剖标志减少，这些都会增加血管损伤的风险。放疗会使管壁瘢痕化和削弱管壁而增加损伤的风险。伴存的血管病变，如动脉瘤（或假性动脉瘤）及可见的血管壁异常也应视为显著增加风险。通过分析术前影像和完整的既往病史，可以很容易地识别这些危险因素。

内镜经鼻颅后窝手术可能导致重要血管损伤的相关病变包括：颅咽管瘤（通常会危及后交通动脉和穿支动脉损伤）；脊索瘤和软骨肉瘤（危及椎 – 基底动脉复合体和海绵窦段 ICA）；岩尖病变，如胆固醇肉芽肿（危及斜坡旁段 ICA）；斜坡脑膜瘤和岩斜区脑膜瘤［内镜经鼻入路（EEA）有争议］（可能危及椎 – 基底动脉复合体）。

如果手术风险比较高，如曾接受放疗的多次手术病例，应权衡血管损伤的风险，并根据患者情况决定采用不手术、选择另一种治疗策略（放疗而不是手术）、选择另一种手术方法或将患者转给经验丰富的团队。对于斜坡旁段 ICA 损伤风险较高的病例，球囊闭塞试验（BOT）是一种有用的术前评估方法。虽然 BOT 在一定程度上可预测牺牲 ICA 是否会导致卒中，但应由经验丰富的血管内治疗团队按照严格的标准进行。对椎动脉也可以进行 BOT，尽管使用频率很低。双侧椎动脉极不对称的病例，在优势侧受累或对侧椎动脉与基底动脉交界处缺乏交通的情况下需要进行椎动脉 BOT。

对于高危病例，术前应准备适当的器械和设备（如合适的双极、内镜动脉瘤夹和单柄持夹钳），护理团队和麻醉团队也应意识到血管损伤的风险，并备好血液制品和额外的吸引器。对于血管损伤的高危情况，神经介入团队也应有所警惕和准备。最好的方案是，手术团队提前讨论重要血管损伤的可能性，与神经介入团队一起确定发生这种可怕情况的处理方案。

11.4　避免手术损伤

处理内镜经鼻手术（EES）中重要血管损伤的最佳方法是避免该事件发生。一个重要方面就是对高风险血管和手术区域进行定位。由于各种原因，如患者的解剖结构（如蝶窦气化）、肿瘤累及范围及瘢痕形成等因素，导致很难从开始就能看到高风险血管。在这些情况下，依靠图像引导（CTA、MRI 及融合图像）和多普勒超声等辅助手段来帮助定位血管位置至关重要。利用这些辅助手段，再结合对术前影像的深入研究和术中细致地逐步分离，有助于将术中血管损伤风险降至最低。

另一个重要方面是将侵袭性病变从血管上分离的程度。根据肿瘤质地和血管脆性等内在因素，如果认为分离过于危险，则可在血管上残留小片肿瘤。在清晰视野中最大限度地显示血管，尽可能采用与经颅手术相同的显微手术原则，以双手操作方式从血管上分离肿瘤。最坏的情况之一是在几乎尚未接触血管的情况下发生重要血管损伤。为了防止这种情况发生，应通过肿瘤切除和（或）骨质切除获得最大安全显露后，再对血管进行具有潜在危险性的操作。理想的暴露程度应可以使用动脉瘤夹对受累血管进行近端和远端控制。在处理前循环血管时，暴露斜坡旁段 ICA 有助于近端控制。显露斜坡旁段 ICA 的难易程度在很大程度上取决于患者鼻窦气化情况，这一点必须加以考虑。遗憾的是，后循环血管位于硬膜内且位置较低，早期显露椎 - 基底动脉比较困难。同样重要的是要记住，在脆弱的血管周围操作，几乎任何器械都可能损伤血管，因此分离时应极其小心。建议在持续冲水状态下，使用金刚钻磨除绵窦段 ICA 上骨质；当用 Kerrison 咬骨钳去除剩余的薄层骨质时，应注意保持钳子的基部位于骨膜下，并在闭合时仔细观察咬合口面。更锋利的工具，如剪刀和可伸缩刀片有较高的损伤风险，尤其在非直视下操作时。分块切除肿瘤或从肿瘤上分离血管时，用钝性吸引器轻柔地反复推移肿瘤，通常足以安全地分离与血管接触的肿瘤。对于黏附更紧密的肿瘤，使用吸引器反向推移、牵引肿瘤，利用剪刀进行锐性分离也是很有用的方法，但具有更高的损伤风险。对位于重要血管旁或周围的钙化性肿瘤，必须非常轻柔地操作而不牵拉，避免直接损伤血管或撕裂嵌入瘤内的侧支血管（尤

其是钙化程度高的软骨肉瘤）。图 11.1 显示 1 例内镜下经鼻切除与基底动脉及其分支粘连的斜坡脊索瘤，例证了上述原则。

11.5　术中处理

一旦发生重要血管损伤，第一步就是让每个团队成员尽快、尽可能清楚地了解发生的情况。麻醉团队应预料到大量和长时间失血并采取相应措施，直接协助外科医生的洗手护士应全神贯注地关注手术和所需器械。如果手术室内无动脉瘤夹，巡回人员应迅速准备好。重要的是，术者对大出血手足无措有时比出血本身造成的伤害更大。这时最重要的是应尽可能保持冷静。充分的准备以及与手术室工作人员良好的沟通有助于减轻与此类事件相关的压力。如果可以，应立即寻求其他经验丰富的外科医生的帮助。让另一名术者帮助分配任务、分担责任并制订解决方案；在术者使用双手操作、填塞压迫止血时，其他外科医生也可以持镜、递棉片或止血剂至术野。对于经验不足的外科医生而言，这是非常宝贵的经验。

11.5.1　出血的定位和控制

和任何出血处理措施一样，第一步是明确出血部位。在术野中放置一块脑棉，用吸引器以足够的压力将脑棉压在损伤的部位止血是一个很好的方法。但如果是硬膜内血管损伤，压迫时须格外小心，以免伤及后方的脑干或颅神经。

在大出血情况下，可能已使用了大量的 Surgicel、脑棉或其他填塞物进行止血。此时更难感知被填塞物掩盖的周围结构上的压力大小。最好将这些填塞物逐步取出，以确定出血点，并在出血点上重新覆盖尽可能小的 Surgicel 和（或）脑棉。根据出血量，另一名外科医生持镜 / 移动内镜、使用第二个吸引器有助于控制术野。

也可以采用术者应用的"筷子技术"，该技术允许一位术者同时握持内镜和器械进行双手操作。"筷子技术"的主要优点之一是不与内镜发生干扰，且内镜尖端与器械尖端之间的距离非常短。在非常近的视野内有利于精确控制器械的移动，并减少内镜的二维效应，近距离视野也有助于降低损伤的风险。

一旦出血被控制，就有时间重新评估术区和

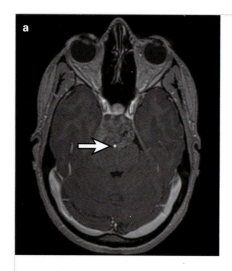

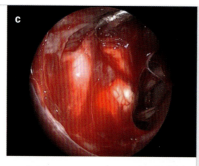

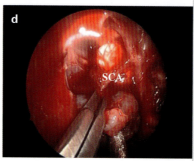

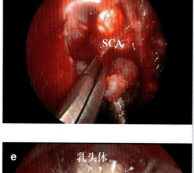

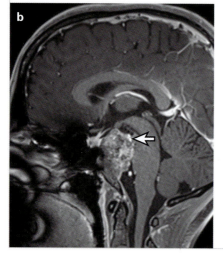

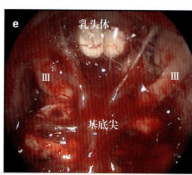

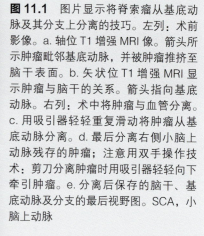

图 11.1 图片显示将脊索瘤从基底动脉及其分支上分离的技巧。左列：术前影像。a. 轴位 T1 增强 MRI 像。箭头所示肿瘤毗邻基底动脉，并被肿瘤推挤至脑干表面。b. 矢状位 T1 增强 MRI 显示肿瘤与脑干的关系。箭头指向基底动脉。右列：术中将肿瘤与血管分离。c. 用吸引器轻轻重复滑动将肿瘤从基底动脉分离。d. 最后分离右侧小脑上动脉残存的肿瘤；注意用双手操作技术：剪刀分离肿瘤时用吸引器轻轻向下牵引肿瘤。e. 分离后保存的脑干、基底动脉及分支的最后视野图。SCA，小脑上动脉

周围状况。此时应回答以下几个问题：损伤是硬膜内还是硬膜外？牺牲该血管是否安全？损伤血管的近端和远端控制有哪些选择？

无论硬膜内还是硬膜外出血，充分显露损伤血管对更明确的止血至关重要。术者在暴露血管近端和远端时必须控制出血，虽然这可能具有挑战性，但可以尝试通过磨除额外骨质（如显露更长段的斜坡旁段 ICA 的近端）、切除肿瘤或分离蛛网膜来实现。这样做的目的是可以更好地观察损伤部位，并在近端和远端有足够的操作空间，以便在需要时夹闭血管。如果将分离有潜在危险的血管操作留到最后，那么充分显露血管和损伤部位这一步通常已经完成。

11.5.2 硬膜外出血

硬膜内或硬膜外重要血管损伤的处理措施是

不同的。在 EEA 到颅后窝过程中，最危险的硬膜外血管是斜坡旁段 ICA。该段 ICA 是 EES 术中最常损伤的重要血管，文献报道也最多，其处理原则遵循 ICA 损伤的常规原则。在控制术野和充分暴露出血点后，先尝试非闭塞性方法止血。对于较小的损伤，可用低功率双极电凝闭合血管壁缺损而不闭塞血管本身。另一种较好的方法是应用动脉瘤夹切向夹闭出血点。预期在止血过程中会出现大量失血时，与麻醉团队保持联系，确保复苏与失血保持一致至关重要。为了更好地显露血管破口，可静脉注射腺苷暂时阻断循环。与麻醉团队的完美协作至关重要，只有当术者准备好放置瘤夹时，才能阻断血流，因此应最大限度地延长术野无血的时间。

如果这些操作不成功，则可以选择局部填塞止血。只有当 BOT 评估证实闭塞血管是安全的，或没有其他选择可以控制出血的措施而危及患者

生命的时候，才考虑牺牲血管。在各种填塞材料中，因棉质材料（纱布）具有较高有效性，所以获得最广泛的使用。其他材料有 Teflon、碾碎的肌肉、明胶海绵和氧化纤维素。棉质材料的缺点是不可吸收，如果留在原位可能会增加感染率。在这方面，生物相容性材料、可吸收材料或自体材料是更好的选择。肌肉具有良好的生物相容性，碾碎后通过释放钙离子促进局部血凝块形成。肌肉的主要缺点是必须在控制出血的同时获得。一种可行的方法是让一名术者在损伤发生后尽快获取肌肉，而另一名术者则用棉球压迫出血点或尝试其他方法止血。在准备手术野和铺巾时，应预先准备好取肌肉的部位。常用取肌肉部位包括大腿和颞肌（靠近鼻子）。无论使用哪种填塞材料，局部填塞的目的都应该是在不闭塞血管的情况下将血止住。然而，血管闭塞却并不少见，有时甚至不可避免。

也有报道其他控制血管的方法，如使用 Sundt 型夹子直接夹闭血管，也可联合使用上述各种技术。例如，如果夹子能够显著减少血管破口处的血流，在剩余出血的部位填塞一些轻柔的填塞材料可能有助于完全止血。

如果采取了所有这些措施，仍然不能控制出血，则应填塞尽可能控制出血，并应采取紧急措施，将患者转至血管造影室闭塞血管。

11.5.3　硬膜下出血

颅后窝硬膜下重要动脉（如椎 - 基底动脉及其分支）损伤的处理，在某些方面与硬膜外损伤不同。首先，血液外溢可导致严重的蛛网膜下腔出血。如发生硬膜下出血，将流出的血液吸除更加重要，这一点必须牢记。其次，另一个特殊性是，即使不会造成显著后循环卒中风险，这些血管尤其是基底动脉也不能牺牲。如基底动脉损伤，必须尽一切努力保留血管。脑干和颅神经等周围神经结构也会导致出血控制更加困难。在血管上压迫止血也更困难，因为压塞产生的压力也可能会损伤周围的神经结构，且没有骨性支撑物对冲压力。大量填塞不仅会损伤周围结构，还会妨碍颅底缺损的充分重建，几乎不可避免地导致脑脊液（CSF）漏发生。

一旦出血得到控制，在大多数情况下，必须停止手术。如果已经及时非闭塞性地控制了出血，如使用切向夹控制了斜坡旁段 ICA 出血，且失血

量可以接受，则可以考虑继续手术。该决定需要深入了解继续手术的风险和获益（图 11.2）。

11.6　颅底封闭和重建

根据控制出血血管的类型、所用材料和硬膜开放程度的不同，颅底封闭和重建也有所不同。根据所用止血材料（止血夹或可吸收材料）的不同，重建技术也可能有所不同。裸露的 ICA 表面应有组织覆盖，这一点必须牢记。夹子的凸起也会侵蚀用于重建的组织。在此情形下，用脂肪增加夹子与重建材料层之间的距离有助于预防这种情况的发生。在去除蝶窦黏膜后，用脂肪填充蝶窦并使用鼻中隔瓣（NSF）覆盖，是防止突入蝶窦的夹尖引起侵蚀的一种选择。如果确定将不可吸收材料（如脑棉）留在出血部位，则应用带蒂黏膜瓣覆盖，将其与鼻腔分开。如果计划取出留在原位的脑棉，则可在出血完全控制（血管内闭塞）后进行颅底重建。在这些情况下，根据前往血管造影室的紧迫性，覆盖材料可以是氧化纤维素和棉片或脂肪。如果容易获得的话，也可以用鼻中隔瓣。对于需要紧急血管内治疗的大出血病例，需早期二次手术（术后即刻或次日）。

11.7　术后管理

术后管理主要是围绕与血管损伤相关的并发症，如假性动脉瘤形成、卒中、再出血以及蛛网膜下腔出血导致的后果，如脑积水和血管痉挛。

内镜经鼻术中出现重要血管损伤的患者，最好在患者仍处于全身麻醉状态下立即进行系统的数字减影血管造影（DSA）。目的是多方面的：评估损伤血管远端血流、评估损伤血管的通畅性（闭塞或狭窄）、排除活动性出血或早期假性动脉瘤形成。患者仍处于全身麻醉状态时，可以进行必要的血管内治疗。活动性出血可通过闭塞血管（最好是 BOT 显示侧支循环良好和电生理监测显示无阳性反应）获得控制。如果存在假性动脉瘤，则可以使用血流导向装置、覆膜支架或组织胶水/弹簧圈栓塞（有或无支架辅助）治疗。严重狭窄，如果影响远端血流，可通过支架置入术或球囊血管成形术治疗。

在损伤后 1 周内、1 个月和 6 个月时进行血管造影（或 CT 血管造影）随访，排除假性动脉瘤

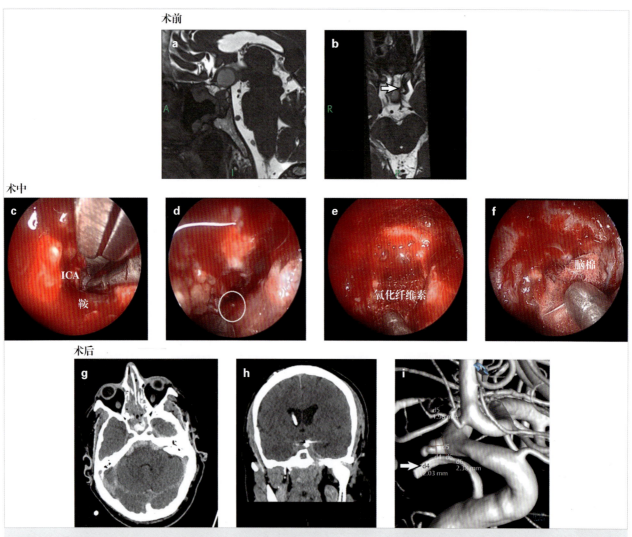

图 11.2 内镜经鼻切除复发颅咽管瘤时伤及左侧后交通动脉的病例。a、b. 术前影像显示复发肿瘤呈囊状，左侧后交通动脉位于囊肿前方（箭头），在打开囊肿时其损伤的风险很高。c、f. 术中的处理。c. 剪刀在打开囊肿时不慎伤及了后交通动脉。d. 用吸引器控制术野。圆圈表示出血的部位。e. 第一层用氧化纤维素局部压迫。f. 第二层用脑棉压迫，最终控制住出血。g. 术后 CT 显示局部血凝块和弥漫性蛛网膜下腔出血。h. 脑室扩张，脑室外引流管在位。i. 术后即刻血管造影显示受损血管末端有假性动脉瘤，予以栓塞。箭头表示留在原位的脑棉

形成。

如果发生硬膜下出血，导致蛛网膜下腔出血，还应立即行 CT 扫描，评价蛛网膜下腔血肿范围和可能继发的脑室扩张。还应关注发生血管痉挛的可能。在大量蛛网膜下腔出血的情况下，应避免使用需要抗血小板治疗的支架，因为这可能使那些需行脑室外引流（EVD）的继发性脑积水治疗复杂化。

如果使用不可吸收的材料（如脑棉）进行填塞，那么，何时以及是否应该将其取出的问题仍存在争议且缺乏相关研究。尽管留存的材料存在

感染风险，但在取出时应权衡再出血风险。如果进行了血管内治疗（如血管闭塞），再出血风险较低，倾向于再次手术取出填塞物。但如果血管脆弱，且近端和远端控制都不好，将填塞物留在原处可能是更明智的选择。如果决定再次探查并取出异物，最好在术后最初的几天内进行，以尽可能避免瘢痕形成和粘连。

11.8 典型病例（图 11.2）

患者，男性，57 岁。5 个月前首次行内镜经

鼻颅咽管瘤切除术后出现了鞍上囊性变，考虑复发。神经系统检查显示视交叉受压引起新增的显著双颞侧视野缺损。我们决定采用经原入路再次手术，目的是行囊肿减压缓解症状，后续行放射治疗。术中用剪刀切除囊肿时，出现了左后交通动脉损伤。该病例相关的危险因素包括既往手术引起的纤维化和粘连以及肿瘤推挤后交通动脉向内侧移位。发生损伤的主要原因之一就是由于血管向内侧移位并在囊肿表面被拉伸，用剪刀剪开囊壁时，误认为其是囊壁的一部分。术中用氧化纤维素和单块脑棉局部压迫控制了出血，后者被留在原位。之前备好的鼻中隔瓣（NSF）单层封闭颅底，完全覆盖损伤部位和脑棉。术后即刻血管造影显示损伤的血管没有显影，来自后交通动脉远端的穿支逆行显影充分。用弹簧圈闭塞血管近端的假性动脉瘤。严重的蛛网膜下腔出血引起脑室扩张，行脑室外引流治疗。患者痊愈，无新的神经功能缺损，1 个月后经眶上入路行囊肿引流术。

病例的处理分析和根本原因分析

该病例出血的处理均按照上述原则进行。使用单块脑棉和吸引器找到出血点后，尝试进行适当分离增加显露，确认出血来自后交通动脉而不是 ICA。在尝试夹闭出血动脉未果后，最终通过局部压迫控制了出血。随后立即进行术后血管造影并置入 EVD。

多种因素共同导致了血管损伤。这些因素包括：患者因素（复发肿瘤、解剖结构异常）、手术策略（暴露不充分）和术者因素（培训医生实施手术）。仔细分析这些因素有助于将来避免类似情况的发生。

11.9　结论

经鼻颅后窝手术中重要血管损伤的处理非常具有挑战性。尤其在处理硬膜内血管损伤时，牺牲血管不可能不造成显著的神经损伤。由于血管位置深、存在滋养脑干的穿支动脉以及周围关键性神经结构，导致处理硬膜内颅后窝血管损伤具有潜在的风险。当考虑采用 EEA 进行颅后窝手术时，制订手术决策必须考虑血管损伤的风险和后

果，必须权衡手术团队在处理血管损伤时是否游刃有余。

参考文献

[1] Snyderman CH, Fernandez-Miranda J, Gardner PA. Training in neurorhinology: the impact of case volume on the learning curve. Otolaryngol Clin North Am. 2011; 44(5):1223–1228.
[2] Valentine R, Wormald PJ. Carotid artery injury after endonasal surgery. Otolaryngol Clin North Am. 2011; 44(5):1059–1079.
[3] AlQahtani A, Castelnuovo P, Nicolai P, Prevedello DM, Locatelli D, Carrau RL. Injury of the internal carotid artery during endoscopic skull base surgery: prevention and management protocol. Otolaryngol Clin North Am. 2016; 49 (1):237–252.
[4] Guimaraens L, Cuellar H, Sola T, Vivas E. Temporary balloon occlusion test of the left vertebral artery using parenchymography as tolerance predictor. A case report. Neuroradiol J. 2008; 21(1):115–119.
[5] Sorteberg A, Bakke SJ, Boysen M, Sorteberg W. Angiographic balloon test occlusion and therapeutic sacrifice of major arteries to the brain. Neurosurgery. 2008; 63(4):651–660, 660–661.
[6] Zoarski GH, Seth R. Safety of unilateral endovascular occlusion of the cervical segment of the vertebral artery without antecedent balloon test occlusion. AJNR Am J Neuroradiol. 2014; 35(5):856–861.
[7] Labidi M, Watanabe K, Hanakita S, et al. The chopsticks technique for endoscopic endonasal surgery—improving surgical efficiency and reducing the surgical footprint. World Neurosurg. 2018; 117:208–220.
[8] Rowan NR, Turner MT, Valappil B, et al. Injury of the carotid artery during endoscopic endonasal surgery: surveys of skull base surgeons. J Neurol Surg B Skull Base. 2018; 79(3):302–308.
[9] Fastenberg JH, Garzon-Muvdi T, Hsue V, et al. Adenosine-induced transient hypotension for carotid artery injury during endoscopic skull-base surgery: case report and review of the literature. Int Forum Allergy Rhinol. 2019; 9(9): 1023–1029.
[10] Fukushima T, Maroon JC. Repair of carotid artery perforations during transsphenoidal surgery. Surg Neurol. 1998; 50(2):174–177.
[11] Raymond J, Hardy J, Czepko R, Roy D. Arterial injuries in transsphenoidal surgery for pituitary adenoma; the role of angiography and endovascular treatment. AJNR Am J Neuroradiol. 1997; 18(4):655–665.
[12] Weidenbecher M, Huk WJ, Iro H. Internal carotid artery injury during functional endoscopic sinus surgery and its management. Eur Arch Otorhinolaryngol. 2005; 262(8):640–645.
[13] Ahuja A, Guterman LR, Hopkins LN. Carotid cavernous fistula and false aneurysm of the cavernous carotid artery: complications of transsphenoidal surgery. Neurosurgery. 1992; 31(4):774–778, discussion 778–779.
[14] Biswas D, Daudia A, Jones NS, McConachie NS. Profuse epistaxis following sphenoid surgery: a ruptured carotid artery pseudoaneurysm and its management. J Laryngol Otol. 2009; 123(6):692–694.
[15] Dolenc VV, Lipovsek M, Slokan S. Traumatic aneurysm and carotid-cavernous fistula following transsphenoidal approach to a pituitary adenoma: treatment by transcranial operation. Br J Neurosurg. 1999; 13(2):185–188.
[16] Gardner PA, Snyderman CH, Fernandez-Miranda JC, Jankowitz BT. Management of major vascular injury during endoscopic endonasal skull base surgery. Otolaryngol Clin North Am. 2016; 49(3):819–828.
[17] Padhye V, Valentine R, Paramasivan S, et al. Early and late complications of endoscopic hemostatic techniques following different carotid artery injury characteristics. Int Forum Allergy Rhinol. 2014; 4(8):651–657.
[18] Laws ER, Jr. Vascular complications of transsphenoidal surgery. Pituitary. 1999; 2(2):163–170.
[19] Oskouian RJ, Kelly DF, Laws ERJ, Jr. Vascular injury and transsphenoidal surgery. Front Horm Res. 2006; 34:256–278.
[20] Kocer N, Kizilkilic O, Albayram S, Adaletli I, Kantarci F, Islak C. Treatment of iatrogenic internal carotid artery laceration and carotid cavernous fistula with endovascular stent-graft placement. AJNR Am J Neuroradiol. 2002; 23 (3):442–446.
[21] Mattle HP, Arnold M, Lindsberg PJ, Schonewille WJ, Schroth G. Basilar artery occlusion. Lancet Neurol. 2011; 10(11):1002–1014.

第12章 开放性前颅底手术的血管挑战

Vinayak Narayan, Anil Nanda

刘芳 / 译

摘要

在过去几十年里，许多治疗前颅底疾病的经典显微手术入路及技术获得了蓬勃发展。前颅底手术中血管损伤以及其带来的后果是最令人畏惧的并发症。本章对前颅底的相关解剖，常见的前入路、前外侧入路，涉及前颅底病变的血管，相关的血管挑战，常见的血管并发症，及避免这些并发症的显微技术进行概述。

关键词：血管，颅底，前段，并发症，肿瘤

我声明：学习和传授解剖学不是依靠书本，而是依靠解剖操作；不是依靠哲学家的信条，而是依靠自然界的结构。

William Harvey（《心血运动论》1628）

12.1 学习要点

• 在众多的显微手术入路中，处理前颅底病变最常见的是经额底、经额颞和经蝶窦入路。

• 血管并发症是前颅底手术中最令人畏惧的并发症，包括动脉和静脉（通道 / 静脉窦）并发症。

• 血管并发症表现为出血、血管痉挛、栓塞或血栓、假性动脉瘤或血管狭窄等。

• 选择理想的入路是前颅底手术中最关键的一步。

• 大脑前动脉及其分支、前交通动脉复合体多参与前颅底和鞍上肿瘤的供血。

• 经蝶手术中颈内动脉损伤发生率为 0.2%~2%。

• 血管损伤常见的原因有：手术操作部位邻近血管、肿瘤浸润、手术失误、前期放射治疗、术前影像学检查或干预措施不充分（如脑血管造影或栓塞）、诸如神经导航和多普勒超声这类神经外科辅助手段的使用不当。

• 明确手术指征，根据病变情况制订手术策略，并明确手术目标。

• 避免直接损伤大脑和血管的方法包括：使用手术辅助设备，通过颅底入路的充分暴露，最小限度地牵拉脑组织，最佳程度的脑组织松弛。

• 瘤内减压、双手操作、囊外剥离是避免严重血管并发症的最重要的显微外科技术。

• 谨慎选择患者、细致的术前计划、正确理解局部解剖、掌握解剖变异的第一手放射学知识、安全处理重要的神经血管结构以及术中对血管损伤的预测和术后的严格监测是避免类似并发症并获得最佳效果的关键。

12.2 引言

颅底入路旨在最佳地显露和治疗复杂的颅底病变，同时减少对正常神经血管结构的牵拉和操作。在尝试对该部位的任何血管或颅底病变进行手术治疗之前，全面了解前颅底的复杂血管解剖，是至关重要的。前颅底入路包括经蝶、经额底或扩展经基底、经颌或扩展经颌和经口咽入路。前外侧入路包括额颞眶颧入路、颞下经颧入路和耳前颞下 – 颞前入路。颅底手术的主要并发症是血管损伤、颅神经损伤、脑干损伤、脑脊液（CSF）漏和不同程度的外观畸形，其中血管并发症可能是神经外科医生最可怕的噩梦。本章我们将重点讨论开放性前颅底手术可能遇到的血管挑战以及规避技术。

12.3 前颅底血管解剖学

前颅底由筛骨、蝶骨和额骨组成。其颅内面和颅外面通过管道和孔洞连接，并有许多血管结构穿行其中。颅前窝面向额叶，额叶内侧为直回，外侧为眶回，内侧为大脑前动脉的分支，外侧为大脑中动脉。另一组穿越前颅底的血管分别为筛前动脉、筛后动脉、眶上动脉和滑车上动脉，它们分别经前后筛孔、眶上裂和滑车上孔穿出。眼动脉与视神经一起穿行于视神经管。眼动脉是眼眶的主要供血动脉。眼动脉有广泛侧支吻合，只

要侧支血管完好，多数情况下是可以牺牲的。这些侧支血管包括软脑膜侧支，硬膜 – 小动脉侧支，起自筛前动脉、筛后动脉和泪腺动脉的脑室周围侧支。连接眼动脉与面动脉、脑膜中动脉、上颌动脉的眶周血管丛，以及连接颈内、外动脉的丰富血管网，增强了侧支循环的作用。眼眶的静脉引流主要通过眼上、眼下静脉。前颅底颅内侧的骨性标志如图 12.1 所示。鞍区与颈内动脉的主干及分支密切相关。颈动脉内侧缘和垂体外侧表面之间的距离是前颅底入路的一个重要考虑因素（经蝶手术）。垂体和颈内动脉之间的距离为 1~7 mm（平均 2.3 mm）。正常人双侧海绵窦段颈内动脉之间的距离为 15~17 mm，而垂体腺瘤患者则增加到 20~22 mm。

大脑前动脉穿支血管包括回返动脉（RAH）和脉胳体下 – 下丘脑穿支；皮层支包括眶额动脉（FOA）和额极动脉（FPA）。在显微切除鞍结节脑膜瘤、蝶骨平台脑膜瘤和嗅沟脑膜瘤时，这些血管的解剖及变化尤为重要。FOA 是大脑前动脉的

第一根皮层分支，通常在 A2 段近端 5~10 mm 内发出。沿着额叶眶面走行，供应嗅球和嗅束、直回和眶回。FPA 是第二根皮层分支，直径较大，走行于纵裂，以供应额极的内侧和腹侧面。FOA 与嗅束和嗅沟有关，而 FOA 与纵裂有关。正常的前交通动脉可以定义为左、右大脑前动脉通过单一血管的吻合。Najera 等报告，在 20% 的病例中，前交通动脉的位置在视交叉前半部分上方，这种解剖学上的变化可能会增加血管损伤的风险。作者还提到，在大多数病例中，RAH 起自前交通动脉起源的 5 mm 内。在几乎一半的病例中，RAH 可能出现在 A1 段的前方，而在其余的病例中，RAH 可能位于 A1 段的上方或后方。

在前颅底内表面，位于中线部位的盲孔是导静脉的通道。额下静脉引流额叶的眶面。它们主要被分为两组，即前组和后组。前组静脉经额极引流入上矢状窦。前组静脉包括眶额前静脉和额极静脉。后组与侧裂内侧的静脉汇合，在前穿质汇合成基底静脉。后组包括嗅静脉和眶额后静

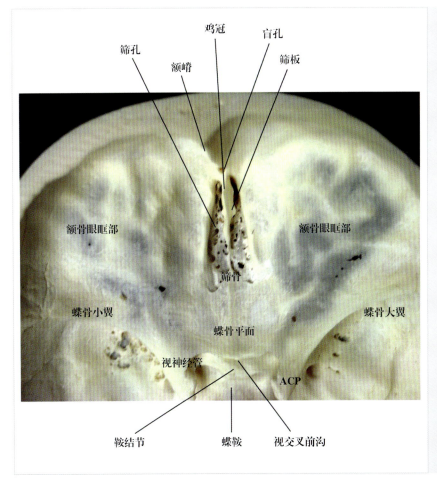

筛孔　鸡冠　盲孔
额嵴　筛板
额骨眼眶部　　　　　额骨眼眶部
筛骨
蝶骨小翼　　　　　蝶骨大翼
蝶骨平面
视神经管
ACP
鞍结节　蝶鞍　视交叉前沟

图 12.1 前颅底内侧面骨性标记图。ACP，前床突

脉。额下静脉及其引流区域如下：眶额前静脉引流直回前部和眶回前内侧部，眶额后静脉引流额叶眶面的后部，嗅静脉引流嗅沟和邻近的直回与眶回内侧部分。海绵窦位于蝶窦、蝶鞍和垂体的两侧。连接两侧海绵窦的静脉窦可在鞍膈边缘和垂体周围发现，并根据位置称为前/后海绵间窦。如果前后海绵间窦同时存在，它们就共同构成了环窦。

12.4 涉及前颅底的病变、手术入路和相关的血管挑战

有大量神经外科疾病会累及前颅底。累及前颅底的常见病变包括良性和恶性肿瘤、动静脉瘘/畸形、脑脊液漏、先天性畸形、脑外伤、颅骨病变，以及感染性疾病。良性肿瘤如蝶骨平台脑膜瘤（PSM）、嗅沟脑膜瘤（OGM）、鞍结节脑膜瘤（TSM）；恶性肿瘤如嗅神经母细胞瘤、软骨肉瘤和其他累及前颅底的鼻窦恶性肿瘤。骨质病变如纤维发育不良；先天性畸形如脑膨出；感染性病变，如结核性骨髓炎或脑膜炎或累及前颅底鼻腔真菌感染，也都是有可能发生的。许多病变可以长得很大，包裹主要血管和其他神经结构。每种病变的处理策略都不尽相同，也并不总以手术为主。

前颅底的各种手术入路前面已经介绍过。在这些入路中，我们常用入路包括经额基底、翼点或额颞部、经蝶入路。在经额基底或额下入路中，筛前动脉（AEA）的解剖变化会造成很大的挑战。Abdullah 等报告 62.7% 的病例（Ⅰ级和Ⅱ级）中，AEA 与颅底密切相关，其余 37.3% 的病例（Ⅲ级）中，筛前动脉走行在颅底下方的筛窦内。在前一组中，42.5% 的动脉完全在颅底内（Ⅰ级），而另外 20.2% 的动脉走行在颅底骨性突起水平上（Ⅱ级）。有时，AEA 位于颅底下方，由系膜与颅底相连。如果在系膜中没有识别出 AEA，则在清理颅底鼻窦分隔时可能导致其意外损伤，尤其是处理鼻腔浸润性恶性或感染性病变时。

前颅底和鞍上肿瘤常累及 ACA 及其分支、AComA 复合体。随着肿瘤的增大，ACA 与 AComA 复合体逐渐分离。因此，可以在 OGM 的后上方和侧面发现 ACA。眶额内侧支和额极支可能被肿瘤包绕。FOA 沿着嗅沟走行，是前颅底脑膜瘤中最常累及的血管，特别是 OGM。我们观察到，OGM 最初可能会使 FOA 向侧面移位，然后再将其包

裹起来；而 FPA 通常在纵裂内附着于肿瘤上极。在巨大的前颅底肿瘤中，除了筛前动脉/筛后动脉、脑膜中动脉蝶窦支等共同的血液供应来源外，ACA 和 AComA 的软膜支也是一个潜在性挑战。筛前动脉、筛后动脉是 OGM 的主要供血动脉。将肿瘤尽早从额叶分离，直视 ACA 是避免灾难性血管并发症的关键步骤。然而，如果肿瘤和周围血管之间没有蛛网膜间隙，可能预示着肿瘤更难切除和更高风险的血管损伤。

起源于鞍结节或蝶骨平台的肿瘤，将视神经向上和侧方推移，视交叉向上、后移位，颈内动脉向侧方移位，ACA 和 AComA 向上移位，垂体向下移位。TSM 的血供通常来自筛后动脉；随着肿瘤增大，AComA、ACA、McConnell 动脉和脑膜垂体动脉也参与供血。TSM 的入路选择（显微手术/内镜）主要取决于 ICA、ACA 或 AComA 受累及情况来决定。在存在血管包绕的情况下，采用双额或翼点/眶颧入路更好。切除嗅神经母细胞瘤或其他向颅内侵及的鼻窦恶性肿瘤时，关键是要了解所涉及的神经血管结构（尤其是 ACA 及其分支）以及是否存在软膜下侵犯，防止误伤。当在视交叉上方进行手术时，损伤 AComA 分支——胼胝体下动脉（ScA），会导致严重的认知和记忆功能障碍。除了下丘脑动脉和视交叉动脉之外，ScA 是前交通动脉复合体最重要的穿支之一。

额颞入路中，在打开外侧裂后，需要识别 ICA 及其分支、ACA 复合体、MCA 复合体和视神经，并在手术过程中加以仔细保护。在任何颅底手术中，尤其是切除大型或巨型脑膜瘤，主要动脉复合体或穿支血管的环形包裹都是一个重大挑战。此外，相较供血血管，穿支血管的识别对于避免并发症至关重要。术前血管造影可以清楚显示肿瘤的供血动脉，也有助于将其与术中应予保留的穿支区加以分开。寻找主干动脉并沿蛛网膜下腔进行分离也有助于保留穿支血管。经蝶入路进入中线鞍区和鞍上病变在侧方受到双侧 ACA 的限制。而可能受到意外损伤的常见血管结构是蝶腭动脉及其分支、ICA、基底动脉和海绵间窦。海绵窦段 ICA 的扩张和对吻颈动脉（Kissing Carotids）导致手术通道狭窄，硬脑膜开放困难，是经蝶入路的重要挑战。使用微型多普勒谨慎地打开硬膜有助于克服这种挑战。延长扩张部分常位于垂体窝、蝶骨或鼻窦，常见于肢端肥大症患者。ICA 突入蝶窦的情况也比较常见（25%~30%）。10% 的病

例中有颈内动脉的骨性蝶窦壁开裂。另一个需要考虑的罕见挑战是动脉瘤（ICA 或其分支）关联垂体瘤。海绵间窦解剖变异也给经蝶手术带来巨大挑战。这种情况可以通过注射流体明胶或组织胶水来控制。

在额下入路中，通常需要结扎前部上矢状窦（SSS）松解前部大脑镰。引流额叶内侧、外侧和底面的静脉汇入 SSS 前部。额极静脉多是单干，但有时也有变异，如在 SSS 前部附近有多个分支。许多切除中线颅前窝脑膜瘤入路都需要结扎 SSS 的前 1/3。然而，这样做并非对所有病例都是安全的。汇入 SSS 前 1/3 引流静脉的长度、管径和分支可能决定了引流额叶的区域。较长、较大的静脉和有较多分支的静脉引流面积较大。与 SSS 成角较锐的静脉也可能从额叶后部和功能区引流更多的血液。因此，根据术前增强磁共振静脉成像（MRV）对静脉引流量化，为选择经中线基底入路还是经外侧入路提供参考。

12.5　前颅底手术中的血管性并发症

血管性并发症是前颅底手术中最可怕的并发症，包括动脉和静脉（血管 / 窦）并发症。缺血性并发症由血流动力学不足、栓塞、血管痉挛、放射性血管病变和静脉异常引起。动脉损伤通常在术后即刻显现，而静脉损伤则常在几天后出现，导致充血性水肿、出血和癫痫发作。

误伤的主要原因是病变与血管解剖关系密切。而其他原因包括肿瘤侵及邻近血管系统、错误操作、既往放疗治疗、术前影像评估或干预措施（如脑血管造影或栓塞）不充分，以及神经导航或微型多普勒技术的使用欠佳。术中动脉损伤可能导致灾难性后果，包括出血、血管痉挛、栓塞或血栓形成，有时还会出现假性动脉瘤或动脉狭窄（ICA）等延迟性并发症。过度剥离颈动脉外膜可能导致颈动脉假性动脉瘤的形成甚至破裂。这种并发症可能发生在术中或术后，具有突发性和致命性特点。Tuchman 等曾报道，这种假性动脉瘤的诊断时间从术后当天至 10 年不等。对于疑似病例术后 2~3 天行 CT 血管造影可能发现假性动脉瘤，因为除活动性渗出外，许多病例术后即刻行影像学检查可能为阴性。ICA 血栓性闭塞或远端血管栓塞引起的缺血性卒中也是一个主要问题。有时在分离穿支血管时的钝性损伤可能导致术后不同

程度的血管痉挛。精细的锐性分离、保持蛛网膜界面、避免牵拉血管、用罂粟碱浸泡过的吸收性明胶海绵覆盖穿支血管是避免术后血管痉挛的一种方法。切除额底动静脉畸形（AVM）后，常出现的动脉血流停滞可能会导致供血动脉的逆行血栓形成，导致低灌注。尤其当 AVM 较大、患者年龄较高或供血动脉较长时，就容易发生这种情况。静脉系统也会发生类似的血流停滞，但与动脉闭塞不同，静脉性血栓造成的神经功能障碍可能是可逆的。

大宗病例报道经蝶手术中 ICA 损伤的发生率为 0.2%~2%。动脉出血也可以来自 ICA 分支，如垂体下动脉或小的囊壁动脉。经此入路蝶腭动脉或鼻后动脉的损伤并不少见（3.4%），但通常可以通过仔细的定位识别和电凝离断来处理。对于垂体微腺瘤病例，因静脉通道遍布整个鞍底硬膜，有时在打开硬膜时，可能会发生汹涌出血。由于出血可能是弥漫性渗出形式，很难定位任何特定血管，在这种情况下，流体明胶或组织胶水可能是最有益的止血材料。处理鞍上巨大病变时，AComA 复合体 /ACA 近端分支与肿瘤的解剖关系是需要考虑的主要问题。除视力丧失外，鞍上脑膜瘤术后永久性神经功能障碍的主要原因是术中 ACA 或其分支的损伤。Kassam 等报道了 1 例 OGM 切除术中 FOA 撕脱的病例，患者出现迟发性 A2 假性动脉瘤破裂并导致永久性右侧偏瘫和认知功能障碍。

RAH 主要供应尾状核前部、壳核、苍白球外部，甚至内囊前肢。如果供应内囊前肢的分支意外损伤或闭塞，可能导致面臂单侧轻瘫，如果动脉位于优势侧，还可能导致失语。与 AComA 后穿支动脉损伤的相关神经功能障碍包括记忆缺失和人格改变。幸运的是，当病变位于 AComA 腹侧时，这些血管损伤的风险很低；复杂性腺瘤或脑膜瘤侵入蛛网膜下腔，可能累及 AComA 后方空间，则胼胝体下穿支动脉就存在受到损伤的风险。

闭塞 SSS 可能会影响静脉回流，并引起静脉引流相关脑区水肿，尤其是有明显瘤周水肿的额叶肿瘤。即使长期以来认为，结扎前 1/3 的 SSS 不会引起严重后果，但也可能导致引流静脉牺牲，并引起严重的额叶静脉充血、水肿或梗死。此外，这些大型前颅底肿瘤患者，由于存在显著占位效应和继发性静脉回流减少，导致颅内压升高。术前增强 MRV 可以显示引流静脉及其分支位置 / 口径状态的必要信息，有助于选择理想的入路和进

一步的手术计划。

12.6 如何避免动静脉并发症?

外科医生必须精通各种前颅底手术入路,并了解其特定的潜在风险和优点。理想入路的选择是颅底手术中最关键的步骤之一。手术策略必须根据病变位置、性质和大小、与周围神经血管结构的关系、硬脑膜附着的程度(脑膜瘤)和手术医生的专业知识而个性化制订。该入路还应具备最小限度的脑组织牵拉、适当暴露病变/神经血管结构,特别是显露颅底表面的肿瘤底部,以及阻断或减少肿瘤血供的能力。术前血管造影为病变在切除前提供了栓塞的机会,特别是富血供的病变。如果预计术中会有大血管损伤或牺牲,应该准备可能需要的动脉夹便于血管重建、搭桥或窦的重建。在高凝的高危情况下,如 Cushing 病,围手术期抗凝预防可有助于降低血栓或栓塞并发症的发生率。尽量减少对血管的处理,避免长时间脑牵拉,可以在很大程度上避免这些并发症。当牵拉脑组织压力超过 20 mmHg 时,局部血流量会下降到缺血点。临床研究表明,脑脊液引流是降低所需牵拉力的有效方法。同时,多个牵开器的使用减少了每个牵开器施加的压力。使用应变式牵开器对牵拉力的报警监测也可能有帮助,尤其是在动脉和颅神经上应用时。严格的气道和氧合维持以及满意的液体和电解质平衡是避免颅底手术并发症的其他预防措施,同时可能在静脉梗死的处理中发挥作用。

在切除前颅底病变中,为了避免发生灾难性血管并发症,肿瘤内减压和双手囊外剥离是最重要的显微神经外科技术。颅前窝脑膜瘤占所有颅内脑膜瘤的 12%~20%。在应用额颞入路切除 OGM 时,初始减压和显露基底硬膜有助于电凝和分离供血动脉。这和分离外侧裂一样,可以更好地显示肿瘤后外侧的 ICA 分叉,随后可以辨认出 ACA 复合体、视交叉和视神经。术中旋转手术床可以从不同角度观察 ACA 复合体,有利于对其进行保护。经额下基底显微手术入路中,将前颅底硬膜从骨质上剥离下来,然后电凝和分离硬脑膜基底血管,对于早期切断前颅底肿瘤的血管来说,这是非常关键的一步。作者通过 57 例患者的手术经验,比较了侧方入路与前侧双额入路的优缺点,认为与双额入路相比,侧方入路(翼点/额颞入

路)额叶损伤较小,肿瘤对侧脑软化(以孔洞脑畸形腔体积与肿瘤体积之比衡量)较少,嗅觉保存较好。术前筛动脉结扎在大型至巨大型前颅底脑膜瘤手术切除中起着重要作用。

蛛网膜锐性分离优于钝性分离。Zygourakis 等研究指出,沿着蛛网膜界面,在鞍上池蛛网膜界面进行分离,可以保护被蛛网膜鞘与肿瘤包膜隔开的前交通动脉复合体,可能有助于预防并发症发生。此外,当部分肿瘤包裹 A1 和 AComA 复合体周围时,如果肿瘤不能很容易地从包裹的穿支动脉上分离下来,可能需部分残留。在预测 PSM 或 OGM 手术风险时,包绕 ACA 和侵犯矢状窦是优先选择开放显微手术而不是经鼻入路的考虑因素,这比肿瘤大小、距视交叉的距离、侵犯鞍区或手术入路更重要。

仅依据直径判断,RAH 可能被误认为 FOA。对于 RAH、FOA 和 FPA,我们可以根据其起源、走行路径和供应区域进行区分。这 3 条动脉的关键标志分别是 A1 段、嗅束和半球间裂。当 FOA 偏离 A1 段向远端时,RAH 则保持平行于 A1 走行。在巨大嗅沟脑膜瘤完全包裹 FOA 的病例中,术中牺牲该血管可能不会导致临床后果,因为肿瘤生长过程中可能已经损害了血管供应区域的脑组织。鞍上脑膜瘤有包裹血管的可能,是经鼻内镜手术的相对禁忌证。FOA 是切除侵犯前颅底的鼻窦肿瘤时最常见的血管,为了完全切除肿瘤,需要在嗅束处选择性地电凝其供血动脉。由于 20% 的 FOA 供应额极,应尽可能注意保护 FOA;由于 FOA 有跨越嗅束走行的趋向(85%),因此,保护 FOA 并非总是简单或可能的。

保留正常的血管系统,同时保证手术医生获得最大视野,是选择入路时考虑的一个重要因素。经额基底入路进入前 SSS 的起始处,可最大限度地保留引流静脉,从而避免静脉梗死。在切除大型前颅底病变时,应最大限度地保留引流静脉。Borghei-Razavi 等报道了经额基底入路时去除眶壁的优点;该方法可以结扎 SSS 的最前端,而没有损伤任何汇入静脉窦桥静脉的风险。避免额底静脉损伤的其他方法包括充分后仰头部、释放脑脊液、硬膜外分离。硬膜外分离后,以低于额叶的方式打开硬膜,而不是在额极上方打开,从而保留大部分静脉的完整性。静脉梗死并发症的发生率也可以通过扩大双额骨瓣开颅结合双侧眶壁切除而不是传统的双冠开颅来减少。硬膜外向后移

位蝶顶窦可以实现硬膜下充分牵拉额叶，而不损伤额 – 基底桥静脉。Goldschmidt 等报道在硬脑膜开放前使用近红外静脉探测仪技术确定皮质静脉、病理性硬膜静脉和静脉窦解剖情况，其显示的实时图像并不受大脑移位的影响。对于颅前窝中线脑膜瘤患者在选择手术入路时，考虑静脉引流很重要，因为切除这类肿瘤需要较低的路径才能到达肿瘤底部。第一支静脉和第二支静脉汇入 SSS 的起源点的差异也应是决定入路选择的重要因素。虽然经额基底入路也可以保留 SSS，但单侧入路（如翼点入路）则可完全避免 SSS 或基底引流静脉损伤的风险。因此，这些结果对选择最佳入路切除此类肿瘤非常重要，因为这些患者存在更高的静脉梗死风险。

也许没有单一最佳入路切除前颅底病变。前颅底肿瘤或动静脉畸形的切除可采用多种不同的入路，包括翼点入路、额下入路和眶额入路。每种入路都有各自的优缺点。避免对大脑和血管的直接损伤包括使用手术辅助设备、充分显露和最佳脑松弛。最大限度减少牵引器的使用对静脉保护至关重要。术中影像学检查如数字减影血管造影（DSA）、吲哚菁绿血管显影或微型多普勒是检查病变切除后血管通畅性的有效辅助手段。目前尚无精确的血管评估方法可以准确预测血管并发症的发生。术后辅助手段包括数字减影血管造影（DSA）、经颅多普勒（TCD）、CT/MR 血管造影和生理模式检测手段，如正电子发射断层扫描（PET）、六亚甲基丙胺肟（HMPAO SPECT）、133 氙清除法、氙气增强 CT（Xe/CT）、灌注 CT（PCT）和扩散加权 /MR 灌注成像等。在前颅底显微手术中，对脑血管解剖和生理学的处理仍存有显著局限性。患者相关因素（年龄、合并疾病、服用药物）、病理相关因素（症状、病变大小、位置、形状）对潜在脑血管并发症的预测，最重要的因素是，手术医生的经验对理想的预后至关重要。最重要的是，和任何颅底手术一样，疾病自然病程和替代治疗方式的有效性必须与手术导致的并发症进行比较权衡。

12.7　典型病例

12.7.1　病史和检查

患者，36 岁，女性，主诉轻至中度钝性头痛和进展性双眼视力模糊 3 个月。检查示双颞侧视野缺损，双眼视敏度为 6/60。头部 MRI 为鞍区 – 鞍上病变，考虑垂体腺瘤可能（图 12.2）。内分泌检查示为无功能性肿瘤。鉴于肿瘤体积大，症状进行性加重，计划行手术切除。

12.7.2　处理策略和并发症

计划采用显微镜下经鼻蝶切除肿瘤。术中肿瘤质地硬。在肿瘤减压术过程中，从术野上部突发大量出血（视频 12.1）。因出血量大，我们怀疑颈内动脉撕裂。患者的血压也升高至 230/180 mmHg。术中抬高头位，增加麻醉深度，过度通气，输注甘露醇，并尝试压迫同侧颈动脉。为了控制出血，我们首先尝试定位出血点，但不能明确确定。随后用吸收性明胶海绵、氧化纤维素和脂肪填充手术腔。最终花了很大气力才将血止住。并在填塞的术区再用纤维蛋白胶封闭。术后 CT 显示弥漫性蛛网膜下腔出血、基底池出血、脑水肿和肿瘤残留（图 12.2）。CT 检查后，患者被转运至导管室进行血管造影。结果显示颈内动脉完好，基底动脉远端无充盈伴活动性造影剂外渗（图 12.2）。由于预后不佳，未采用进一步干预措施。患者术后未恢复意识，并于术后第 2 天死亡。肿瘤最终组织病理为纤维肉瘤。

12.7.3　控制术中大出血的其他选择措施

几种有助于止血的措施在文献中已有论述。大出血后可考虑立即抬高头部和控制性降压。压迫同侧颈动脉为充分的鼻腔填塞提供了更多的时间。有报道采用双侧颈动脉压迫技术，同时扩大蝶窦开口更便于鼻腔填塞压迫。文献报道的主要填塞物有肌肉、Teflon、吸收性明胶海绵、纤维蛋白胶、氧化纤维素、氧凝胶、棉纱条和甲基丙烯酸甲酯补片。尽管纱条是最常用的止血材料，但一些外科医生更喜欢使用阔筋膜、胸锁乳突肌或股四头肌肌条以及纤维蛋白胶和氧化纤维素进行填塞止血。然而，根据 Valentine 等建立的绵羊模型得出的数据显示，肌肉是最好的主要止血剂。手术医生应该时刻牢记过度填充可能会导致血管阻塞 / 狭窄等严重后果。

尽管存在卒中风险，但闭塞血管似乎是最安全可靠的止血方法。如果不能直接夹闭血管，在

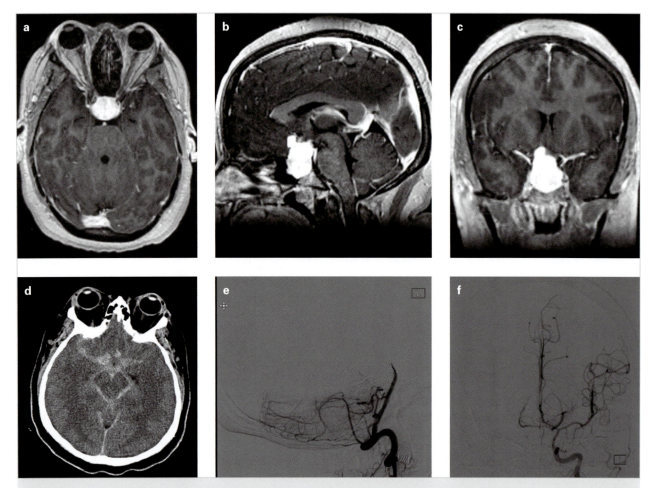

图 12.2 a.轴位增强 MRI 示鞍区 – 鞍上病变（术前）。b.矢状位增强 MRI 示鞍区 – 鞍上病变（术前）。c.冠状位增强 MRI 示鞍区 – 鞍上病变（术前）。d.轴位 CT 平扫示弥漫性蛛网膜下腔出血（SAH）和脑水肿（术后）。e.左侧椎动脉造影显示基底动脉远端未充盈和造影剂外渗（术后）。f.左侧颈内动脉造影显示颈内动脉（ICA）、大脑前动脉（ACA）和大脑中动脉（MCA）分支充盈正常（术后）

血管内治疗未完成之前，可以将填塞填充剂作为一种暂时处理措施，直到确切的治疗完成为止。在这种情况下，可能需要进行连续的血管造影评估，以了解这些动脉病变的动态特征。

12.7.4　血管损伤的根本原因分析

在这种特殊情况下，损伤可能是由于对鞍区肿瘤进行激进操作造成的。血管解剖变异和操作失误是造成意外血管损伤的主要原因。在尝试进行肿瘤减压时，可采用多普勒探头或吲哚菁绿血管显影了解主要血管位置。在海绵窦附近或靠近血管的地方应避免使用超声吸引器，因为有时很难看到其头端。在周围结构未完全分离之前，不应取出肿瘤包膜。术中应严格遵循囊内减压、囊外剥离的基本原则，避免术中血管损伤并发症的发生。此外，过度填塞可能会导致意外性血管闭塞。由于肿瘤质地坚硬、潜在的侵袭性以及手术效果不佳所带来的技术困难，如果术中诊断纤维肉瘤可能会改变我们的手术目标。

12.8　结论

手术切除仍然是有效治疗前颅底良性和恶性病变的主要方法，目前，各种显微手术入路已被用于治疗这些病变。选择最佳的手术入路，同时利用显微外科技术的进步和血管辅助工具，有助于安全、最大限度地切除肿瘤，使患者获得更好的长期预后。血管损伤是颅底手术潜在的致命性并发症。瘤内减压、囊外剥离是避免上述灾难性并发症的最重要的显微神经外科技术。选择合适的患者、团队协作、熟悉局部解剖、选择最佳手术通道、细致地处理神经血管结构、充分释放脑脊液、锐性分离蛛网膜、尽量少用固定牵开器、合理使用手术辅助设备（包括神经导航）、术中预判血管损伤、适当的血管夹闭重建技术和术后监测灾难性出血或梗死，这些都是避免前颅底手术中脑血管损伤并发症的策略。

参考文献

[1] Rhoton AL, Jr. The anterior and middle cranial base. Neurosurgery. 2002; 51 (4) Suppl:S273–S302.
[2] Robert T, Cicciò G, Sylvestre P, et al. Anatomic and angiographic analyses of ophthalmic artery collaterals in moyamoya disease. AJNR Am J Neuroradiol. 2018; 39(6):1121–1126.
[3] Liebeskind DS. Collateral circulation. Stroke. 2003; 34(9):2279–2284.
[4] Rhoton AL, Jr. The sellar region. Neurosurgery. 2002; 51(4) Suppl:S335–S374.
[5] Najera E, Truong HQ, Belo JTA, Borghei-Razavi H, Gardner PA, Fernandez-Miranda J. Proximal branches of the anterior cerebral artery: anatomic study and applications to endoscopic endonasal surgery. Oper Neurosurg (Hagerstown). 2019; 16(6):734–742.
[6] Rhoton AL, Jr. The cerebral veins. Neurosurgery. 2002; 51(4) Suppl:S159–S205.
[7] Abdullah B, Lim EH, Mohamad H, et al. Anatomical variations of anterior ethmoidal artery at the ethmoidal roof and anterior skull base in Asians. Surg Radiol Anat. 2019; 41(5):543–550.
[8] Aguiar PH, Tahara A, Almeida AN, et al. Olfactory groove meningiomas: approaches and complications. J Clin Neurosci. 2009; 16(9):1168–1173.
[9] Gardner PA, Kassam AB, Rothfus WE, Snyderman CH, Carrau RL. Preoperative and intraoperative imaging for endoscopic endonasal approaches to the skull base. Otolaryngol Clin North Am. 2008; 41(1):215–230, vii.
[10] Raza SM, Effendi ST, DeMonte F. Tuberculum sellae meningiomas: evolving surgical strategies. Curr Surg Rep. 2014; 2:73.
[11] Nanda A, Ambekar S, Javalkar V, Sharma M. Technical nuances in the management of tuberculum sellae and diaphragma sellae meningiomas. Neurosurg Focus. 2013; 35(6):E7.
[12] Najera E, Alves Belo JT, Truong HQ, Gardner PA, Fernandez-Miranda JC. Surgical anatomy of the subcallosal artery: implications for transcranial and endoscopic endonasal surgery in the suprachiasmatic region. Oper Neurosurg (Hagerstown). 2019; 17(1):79–87.
[13] Narayan V, Bir SC, Mohammed N, Savardekar AR, Patra DP, Nanda A. Surgical management of giant intracranial meningioma: operative nuances, challenges, and outcome.World Neurosurg. 2018; 110:e32–e41.
[14] Pereira Filho A de A, Gobbato PL, Pereira Filho G de A, Silva SB da, Kraemer JL. Intracranial intrasellar kissing carotid arteries: case report. Arq Neuropsiquiatr. 2007; 65 2A:355–357.
[15] Hewaidi G, Omami G. Anatomic variation of sphenoid sinus and related structures in Libyan population: CT scan study. Libyan J Med. 2008; 3(3): 128–133.
[16] Borghei-Razavi H, Raghavan A, Eguiluz-Melendez A, et al. Anatomical variations in the location of veins draining into the anterior superior sagittal sinus: implications for the transbasal approach. Oper Neurosurg (Hagerstown). 2020; 18(6):668–675.
[17] Sampei T, Yasui N, Okudera T, Fukasawa H. Anatomic study of anterior frontal cortical bridging veins with special reference to the frontopolar vein. Neurosurgery. 1996; 38(5):971–975.
[18] Sahoo SK, Ghuman MS, Salunke P, Vyas S, Bhar R, Khandelwal NK. Evaluation of anterior third of superior sagittal sinus in normal population: identifying the subgroup with dominant drainage. J Neurosci Rural Pract. 2016; 7(2):257–261.
[19] Origitano TC, al-Mefty O, Leonetti JP, DeMonte F, Reichman OH. Vascular considerations and complications in cranial base surgery. Neurosurgery. 1994; 35(3):351–362, discussion 362–363.
[20] Gardner PA, Snyderman CH, Fernandez-Miranda JC, Jankowitz BT. Management of major vascular injury during endoscopic endonasal skull base surgery. Otolaryngol Clin North Am. 2016; 49(3):819–828.
[21] Tuchman A, Khalessi AA, Attenello FJ, Amar AP, Zada G. Delayed cavernous carotid artery pseudoaneurysm caused by absorbable plate following transsphenoidal surgery: case report and review of the literature. J Neurol Surg Rep. 2013; 74(1):10–16.
[22] Berker M, Aghayev K, Saatci I, Palaoğlu S, Önerci M. Overview of vascular complications of pituitary surgery with special emphasis on unexpected abnormality. Pituitary. 2010; 13(2):160–167.
[23] Sylvester PT, Moran CJ, Derdeyn CP, et al. Endovascular management of internal carotid artery injuries secondary to endonasal surgery: case series and review of the literature. J Neurosurg. 2016; 125(5):1256–1276.
[24] Isolan GR, de Aguiar PHP, Laws ER, Strapasson ACP, Piltcher O. The implications of microsurgical anatomy for surgical approaches to the sellar region. Pituitary. 2009; 12(4):360–367.
[25] Laws ER, Jr, Kern EB. Complications of trans-sphenoidal surgery. Clin Neurosurg. 1976; 23:401–416.
[26] Ciric I, Ragin A, Baumgartner C, Pierce D. Complications of transsphenoidal surgery: results of a national survey, review of the literature, and personal experience. Neurosurgery. 1997; 40(2):225–236, discussion 236–237.
[27] Kassam AB, Prevedello DM, Carrau RL, et al. Endoscopic endonasal skull base surgery: analysis of complications in the authors' initial 800 patients. J Neurosurg. 2011; 114(6):1544–1568.
[28] Boscaro M, Sonino N, Scarda A, et al. Anticoagulant prophylaxis markedly reduces thromboembolic complications in Cushing's syndrome. J Clin Endocrinol Metab. 2002; 87(8):3662–3666.
[29] Andrews RJ, Bringas JR. A review of brain retraction and recommendations for minimizing intraoperative brain injury. Neurosurgery. 1993; 33(6):1052–1063, discussion 1063–1064.
[30] Rosenørn J, Diemer NH. Reduction of regional cerebral blood flow during brain retraction pressure in the rat. J Neurosurg. 1982; 56(6):826–829.
[31] Morales-Valero SF, Van Gompel JJ, Loumiotis I, Lanzino G. Craniotomy for anterior cranial fossa meningiomas: historical overview. Neurosurg Focus. 2014; 36(4):E14.
[32] Nanda A, Maiti TK, Bir SC, Konar SK, Guthikonda B. Olfactory groove meningiomas: comparison of extent of frontal lobe changes after lateral and bifrontal approaches.World Neurosurg. 2016; 94:211–221.
[33] Aref M, Kunigelis KE, Yang A, Subramanian PS, Ramakrishnan VR, Youssef AS. The effect of preoperative direct ligation of ethmoidal arteries on the perioperative outcomes of large anterior skull base meningiomas surgery: a clinical study.World Neurosurg. 2018; 120:e776–e782.
[34] Zygourakis CC, Sughrue ME, Benet A, Parsa AT, Berger MS, McDermott MW. Management of planum/olfactory meningiomas: predicting symptoms and postoperative complications.World Neurosurg. 2014; 82(6):1216–1223.
[35] Hasegawa H, Inoue T, Sato K, Tamura A, Saito I. Mobilization of the sphenoparietal sinus: a simple technique to preserve prominent frontobasal bridging veins during surgical clipping of anterior communicating artery aneurysms: technical case report. Neurosurgery. 2013; 73(1) Suppl Operative:E124–E127, discussion ons128–ons129.
[36] Goldschmidt E, Faraji AH, Jankowitz BT, Gardner P, Friedlander RM. Use of a near-infrared vein finder to define cortical veins and dural sinuses prior to dural opening. J Neurosurg. 2019(August):1–8.
[37] Mills JN, Mehta V, Russin J, Amar AP, Rajamohan A, Mack WJ. Advanced imaging modalities in the detection of cerebral vasospasm. Neurol Res Int. 2013; 2013:415960.
[38] Valentine R, Wormald P-J. Carotid artery injury after endonasal surgery. Otolaryngol Clin North Am. 2011; 44(5):1059–1079.
[39] Weidenbecher M, Huk WJ, Iro H. Internal carotid artery injury during functional endoscopic sinus surgery and its management. Eur Arch Otorhinolaryngol. 2005; 262(8):640–645.
[40] Inamasu J, Guiot BH. Iatrogenic carotid artery injury in neurosurgery. Neurosurg Rev. 2005; 28(4):239–247, discussion 248.
[41] Valentine R, Boase S, Jervis-Bardy J, Dones Cabral JD, Robinson S, Wormald PJ. The efficacy of hemostatic techniques in the sheep model of carotid artery injury. Int Forum Allergy Rhinol. 2011; 1(2):118–122.
[42] Raymond J, Hardy J, Czepko R, Roy D. Arterial injuries in transsphenoidal surgery for pituitary adenoma; the role of angiography and endovascular treatment. AJNR Am J Neuroradiol. 1997; 18(4):655–665.
[43] Romero ADCB, Lal Gangadharan J, Bander ED, Gobin YP, Anand VK, Schwartz TH. Managing arterial injury in endoscopic skull base surgery: case series and review of the literature. Oper Neurosurg (Hagerstown). 2017; 13(1):138–149.

第13章　颅中窝手术中血管损伤的处理

Rami O. Almefty, Michael Mooney, Ossama Al-Mefty

唐寅达 / 译

摘要

血管损伤是颅底手术中最为危险的并发症之一，可能引起灾难性缺血或出血性事件。尽力避免是最好的应对策略，这需要做好充分的术前准备。也应建立针对意外血管损伤的预案，届时术者应保持冷静，沉着实施。只要条件允许，原位缝合修补是最优方案。对于颅中窝手术中可能发生的颈内动脉岩骨段或海绵窦段的损伤，若能实现近端和远端控制，则对损伤处理极为有利，可最大限度改善预后。从这点来看，颅中窝入路下的颈内动脉损伤已较其他入路容易处理。即刻进行搭桥手术可在开放式式中进行，也能尽早恢复灌注。当搭桥难以实施时，利用覆膜支架的血管内介入治疗也可快速而持久地解除病灶，并可实现血管保留，尽管伴随的双抗药物治疗也存在术后出血的风险。当颈部或岩骨段颈内动脉水平部无法在术野中显露时，血管内介入也可实现近端控制。

关键词：颅底，颈内动脉，颞骨，血管内，假性动脉瘤，脑血管搭桥，覆膜支架

13.1　学习要点

- 处理颅底手术血管损伤的最佳策略是防患于未然。
- 对正常和病理解剖的充分认识是避免血管损伤的关键。
- 颅中窝入路中首要关注的是颈内动脉岩骨段和海绵窦段。
- 保证颅中窝和海绵窦手术安全进行的重要步骤是对颈内动脉近端和远端的控制。
- 颈内动脉岩骨段或海绵窦段无重要分支，除去永存三叉动脉和视网膜侧支循环不良情况下提早发自海绵窦段的眼动脉。
- 既往放疗会导致放射诱导的颈内动脉血管病变，特点为血管壁肌层变薄和脆性增加，使得分离过程中更易出现血管壁破裂。

- 即使临时阻断试验通过，牺牲颈内动脉仍可能致死、致残。
- 若术中怀疑动脉损伤，应置管行血管造影。
- 若首次造影阴性，仍需二期行造影复查以排除迟发性假性动脉瘤。
- 较永久性闭塞，应始终优先考虑血流重建，尤其对于未经临时阻断试验详尽评估的病例。
- 对于颈内动脉岩骨段和海绵窦段的医源性损伤，覆膜支架形式的血管内重建可起到保留血管的效果。血流转向装置的使用逐渐普及，但其并不能即刻起效，故对于不存在重要分支的血管，覆膜支架置入是更优方案。
- 若必须采取永久性颈内动脉闭塞，建议紧邻眼动脉起始部近端进行显微夹闭。此方法可避免血栓形成和继发栓塞，且可在颅中窝入路的术野中完成。

13.2　引言

血管损伤是颅底手术中最为危险的并发症之一，可能引起缺血或出血等灾难性后果。颅底外科医生应在术前制订好两套针对血管损伤的方案，一是如何预防，二是一旦出现如何处理。事实上，最好的应对措施就是预防，这依赖于对正常和病理解剖的深刻认识。只有经过长时间的实验室训练，才能具备对颅底重要神经血管解剖的三维立体认识。本章节就希望向那些有志于成为优秀颅底外科医生的读者传达这一理念。无论采取何种入路或技术，扎实的解剖训练才是避免血管损伤的最佳手段。然而，这些在处理实际病例时仍显不足，因为正常解剖往往已呈病理性改变。此时必须对病理解剖进行详尽的术前评估，针对颅底肿瘤，应包括磁共振成像（MRI）、计算机断层扫描（CT）和血管影像。作者认为动态的计算机断层扫描血管造影（CTA）对了解病变的血管解剖尤其有用（图13.1）。

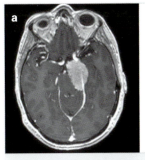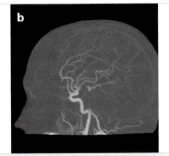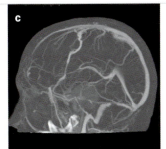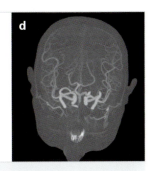

图 13.1　岩斜脑膜瘤的术前动态 CTA 评估。a. 轴位 T1 加权增强 MRI 提示左侧岩斜脑膜瘤累及颅中窝。b. 动态 CTA 侧位图像显示动脉期（b）和静脉期（c）。d. 动态 CTA、颏下像，显示 Willis 环完好

13.3　血管控制和避免损伤

　　基于颅中窝入路或将其作为一部分的颅底入路广泛用于各种颅底病变。安全地进行颅中窝操作的关键是获取对颈内动脉的控制。颈内动脉从颈部经颞骨的颈动脉管入颅（图 13.2）。其在颅中窝穿过颞骨岩部，经过破裂孔和岩舌韧带向上进入海绵窦。在岩骨颈动脉管内的走向为从后外到前内。穿自棘孔的脑膜中动脉是颅中窝入路中的可靠标志，其内侧为岩浅大神经，走行于颈内动脉表面。教科书展示的颈内动脉通常走行于完整的骨性管道内；然而骨性缺损并非少见，对于裸露的颈内动脉须极为小心以免损伤。

　　一旦定位颈内动脉，就应寻求对其控制。尽管颈内动脉的颈段可在术区显露，但无须用来实现近端控制。作者推荐 Wascher 和 Spetzler 提出的颈动脉管 Fogarty 球囊压迫技术。对于未完全开放的骨性颈动脉管，其前端在进入海绵窦之前通常菲薄，用金刚砂钻头配合大量冲水予以磨除或用剥离子的钝头剥离，即可轻易地打开足够空间以置入 Fogarty 球囊。若要进行海绵窦内操作，可通过前床突切除对床突段颈内动脉进行远端控制。

　　缺乏重要分支是颈内动脉岩骨段和海绵窦段的另一个影响其处理策略的重要解剖学特点。岩骨段的分支数目和类型存在变异，无分支者并不少见。其分支可包括颈鼓动脉、翼管动脉和骨膜支。海绵窦段发出分支至周围硬膜和天幕，并供应垂体。尽管这些小分支并无重要生理功能，但损伤可导致颈内动脉撕裂而引发猛烈出血，隐匿者则可能形成假性动脉瘤。对于罕见的永存三叉动脉，术者须在岩骨段和海绵窦段之间仔细探查这一重要动脉。

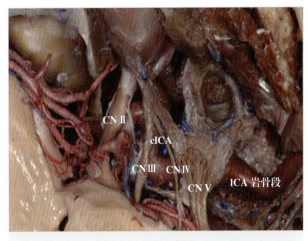

图 13.2　尸头解剖（右侧）显示颈内动脉（ICA）岩骨段和海绵窦段及其周围的相关颅神经和骨质解剖。cICA，颈内动脉海绵窦段；CN，颅神经；ICA，颈内动脉

13.4　相关病变

- 肿瘤性：
- 脑膜瘤。
  - 海绵窦。
  - 岩斜。
  - 颅中窝。
- 鞘瘤。
  - 三叉神经。
  - 前庭神经。
- 垂体腺瘤。
- 脊索瘤。
- 脊索肉瘤。
- 血管性：
- 后循环动脉瘤。
- 脑干海绵状血管畸形。

• 非肿瘤性:
- 岩尖胆固醇肉芽肿。
- 鼓室盖缺损。
• 感染性:
- 毛霉菌病。
- 曲霉菌病。

13.5 病例

患者，69 岁，女性，曾在外院进行岩骨脑膜瘤手术和放射治疗（图 13.3）。此次因肿瘤进展和面部功能下降入院，行经颞骨入路手术切除。岩骨嵴骨质异常增生严重，予以广泛磨除。磨除过程中，突然遭遇猛烈的动脉性出血，用适量吸收性明胶海绵填塞予以控制。手术完成，肿瘤得到完全切除。术后血管造影显示一处微小异常，但未见明显假性动脉瘤或造影剂漏出（图 13.3 b）。患者神经功能较术前无明显变化。尽管上述即刻造影阴性，为排除动脉损伤，于术后第 3 天和第 7 天分别行 CTA 和造影复查。复查的造影显示一明显的假性动脉瘤形成（图 13.3 c）。该假性动脉瘤 用 Graftmaster Jostent（Abbott Vascular，Santa Clara，California，USA）冠脉覆膜支架处理，8 个月后复查证实动脉管腔通畅（图 13.3 d）。

13.6 处理策略

如上文强调的，成功处理术中血管损伤的关键是详尽的术前规划。术者可在脑海中预演手术的每一个步骤以及相应的血管控制方案。术中遇到汹涌的动脉性出血是对术者的严峻考验，但必须保持镇定并贯彻预案。在上述病例中，出血点

位于岩骨段颈内动脉，考虑是某一小分支撕脱导致的血管壁小破损，由于位于硬膜外，故可通过填塞来控制。必须注意，若出血的责任动脉位于蛛网膜下腔，应避免填塞，否则会引起蛛网膜下腔出血和恶性脑水肿。在这些情况下，最好将损伤段血管孤立并予以缝合修补。该操作与其他显微血管吻合类似，根据血管壁厚度和术者偏好，可选择 8-0~10-0 Prolene 缝线，根据损伤程度和形态，可选择间断或连续缝合。

颅中窝手术中，颈内动脉岩骨段或海绵窦段的出血点可能难以辨别和显露。对于这些难以原位修补的情况，填塞止血材料可控制出血，同时应做好后续的修补计划。止血材料的种类繁多，包括速即纱和吸收性明胶海绵或其他类似材料，可根据损伤情况和术者偏好来选择。在其他方法无效时，有时可用纤维蛋白胶浸润的吸收性明胶海绵有效控制。当出血得到控制，手术根据具体情况已完成或中止后，应进行血管造影。对于颈内动脉损伤风险极高的病例，可考虑在具备双向血管造影和（或）术中影像条件的杂交手术室内进行，在手术开始时就预留股动脉置管（图 13.4）。在作者所在中心，特殊病例均在装备有 CT 和 MRI 的高级多模态影像引导手术室（AMIGO）内进行。

对于即刻造影阴性的病例，仍需随访并延期行造影复查以排除假性动脉瘤。对于出现假性动脉瘤者，经典方案为牺牲颈内动脉。尽管这是处理假性动脉瘤的终极手段，但很显然，保留血管的方案才最为理想，毕竟牺牲颈内动脉带来极高的致死致残率。高流量脑血管搭桥或颅内支架置入可作为保留（或重建）颈内动脉循环的治疗手段，虽然两者都有各自的技术难点（见第 5 章和第 6 章）。栓塞和血流装置置入对其他病变有良好

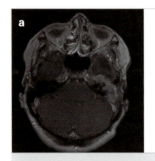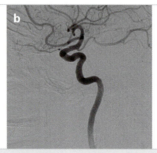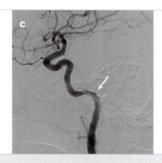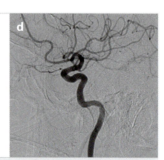

图 13.3 岩骨脑膜瘤术中颈内动脉损伤。a. 轴位 T1 加权增强 MRI 显示一复发的左侧岩骨脑膜瘤。b. 术后即刻造影，侧位图像未见明显假性动脉瘤。c. 术后 7 天复查造影可清晰显示颈内动脉岩骨段后部形成一假性动脉瘤（箭头）。d. 支架置入术后 8 个月造影显示颈内动脉通畅且动脉瘤无复发

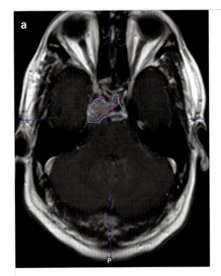
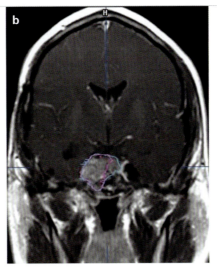
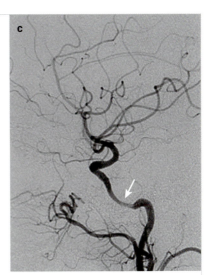
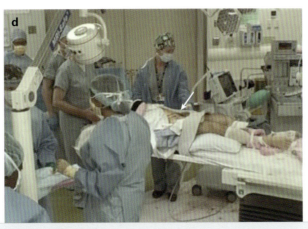

图 13.4 个案实例：颞骨岩部的复发脊索瘤。a、b. 轴位和冠状位 MRI 显示该复发肿瘤；实线代表基于 MR（蓝色）和 CT（紫色）分别描绘的肿瘤轮廓。c. 术前 DSA 提示肿瘤继发的岩骨段颈内动脉管腔狭窄和血流受限（箭头）。d. 术中拍摄的该病例术前准备照片，股动脉穿刺置管（箭头）为可能需要的术中造影和血管内介入做好准备

适应证，但对于假性动脉瘤，存在起效性和耐久性方面的问题，因为其功效有赖于正常的血管壁内皮层，而且受损部位在血栓逐渐形成之前仍存在持续血流。覆膜支架可避免以上缺点，并能即刻消除病变且保留血管，因此是作者推崇的方案。不过，现有的主流覆膜支架并非专门为颅内血管设计，对于曲折蜿蜒的颈内动脉，在手术技术上有难度。所幸，报道的结果令人满意，随着设备的改进，相信疗效会得到进一步提升。

13.7 潜在并发症

尽管覆膜支架治疗假性动脉瘤可实现即刻消除病灶和血管保留，但并非毫无风险。除去造影剂不良反应、辐射暴露和穿刺相关并发症等血管内介入手术的普遍风险以外，覆膜支架术后早期还需面对特殊挑战。覆膜支架极易形成血栓，远端栓塞和支架内闭塞风险高，继而可引发卒中。为消除这一风险，必须进行双抗治疗，但这又会增加出血风险，抵消了保留颈内动脉的获益。

13.8 处理原则

- 进行尸头解剖训练以充分掌握颅底解剖。
- 充分评估包括血管成像在内的术前影像以了解病理解剖。
- 在脑海中对手术方案和血管控制进行预演。
- 术中时刻复盘血管损伤的应对方案。

- 当发生血管损伤时，进行血管控制。
- 尽可能原位缝合修复血管。
- 若无法进行原位缝合，必须利用止血材料填塞以止血。
- 若损伤部位无法明确显露，应进行血管造影。
- 若无法通过原位缝合或支架置入来保留颈内动脉而不得不将其牺牲时，应立即行血管搭桥以重建血流，尤其对于大脑侧支循环不足的病例。
- 对于即刻造影阴性者，仍应复查造影以排查假性动脉瘤的形成。
- 对于岩骨段或海绵窦段颈内动脉的假性动脉瘤，由于不存在重要分支，故可进行覆膜支架血管内介入治疗。

13.9 根本原因分析——颈内动脉损伤的常见因素

- 既往放疗使动脉壁薄弱，并导致手术界面瘢痕化。
- 既往手术造成解剖结构紊乱，也可导致手术界面瘢痕化。
- 广泛磨除异常增生的骨质。
- 颈动脉管骨质缺损。
- 过度依赖术中导航对颈内动脉的识别。
- 术者在颈内动脉附近操作的经验和技术不足。

13.10 结论

虽然颅中窝手术是颅底外科医生的重大挑战，但完备的颅底血管解剖学知识和详尽的手术预案，可有效避免血管损伤的发生。当发生血管损伤事件时，应中止手术切除以减少重要血管进一步损伤的风险。安全有效地应对这些事件有赖于术前预案的周密制订，只要条件允许，原位修补是最佳方案。当术中动脉损伤明确或可疑发生时，必须进行即刻血管造影以排查假性动脉瘤。若结果阴性，仍应复查造影排除假性动脉瘤的延迟发生。

血管内覆膜支架置入或高流量搭桥是医源性假性动脉瘤安全有效的治疗方案，牺牲颈内动脉仅是血管内治疗无法进行时的选择。

参考文献

[1] Bi WL, Brown PA, Abolfotoh M, Al-Mefty O, Mukundan S, Jr, Dunn IF. Utility of dynamic computed tomography angiography in the preoperative evaluation of skull base tumors. J Neurosurg. 2015; 123(1):1–8.

[2] Wascher TM, Spetzler RF, Zabramski JM. Improved transdural exposure and temporary occlusion of the petrous internal carotid artery for cavernous sinus surgery. Technical note. J Neurosurg. 1993; 78(5):834–837.

[3] Martins C, Yasuda A, Campero A, Ulm AJ, Tanriover N, Rhoton A, Jr. Microsurgical anatomy of the dural arteries. Neurosurgery. 2005; 56(2) Suppl:211–251, discussion 211–251.

[4] Osawa S, Rhoton AL, Jr, Tanriover N, Shimizu S, Fujii K. Microsurgical anatomy and surgical exposure of the petrous segment of the internal carotid artery. Neurosurgery. 2008; 63(4) Suppl 2:210–238, discussion 239.

[5] Quisling RG, Rhoton AL, Jr. Intrapetrous carotid artery branches: radioanatomic analysis. Radiology. 1979; 131(1):133–136.

[6] Yasuda A, Campero A, Martins C, Rhoton AL, Jr, de Oliveira E, Ribas GC. Microsurgical anatomy and approaches to the cavernous sinus. Neurosurgery. 2008; 62(6) Suppl 3:1240–1263.

[7] Almefty R, Dunn IF, Aziz-Sultan MA, Al-Mefty O. Delayed carotid pseudoaneurysms from iatrogenic clival meningeal branches avulsion: recognition and proposedmanagement. World Neurosurg. 2017; 104:736–744.

[8] Sylvester PT, Moran CJ, Derdeyn CP, et al. Endovascular management of internal carotid artery injuries secondary to endonasal surgery: case series and review of the literature. J Neurosurg. 2016; 125(5):1256–1276.

[9] Fox AJ, Viñuela F, Pelz DM, et al. Use of detachable balloons for proximal artery occlusion in the treatment of unclippable cerebral aneurysms. J Neurosurg. 1987; 66(1):40–46.

[10] Swearingen B, Heros RC. Common carotid occlusion for unclippable carotid aneurysms: an old but still effective operation. Neurosurgery. 1987; 21(3): 288–295.

[11] Larson JJ, Tew JM, Jr, Tomsick TA, van Loveren HR. Treatment of aneurysms of the internal carotid artery by intravascular balloon occlusion: longterm follow-up of 58 patients. Neurosurgery. 1995; 36(1):26–30, discussion 30.

[12] Roski RA, Spetzler RF, Nulsen FE. Late complications of carotid ligation in the treatment of intracranial aneurysms. J Neurosurg. 1981; 54(5): 583–587.

[13] Origitano TC, al-Mefty O, Leonetti JP, DeMonte F, Reichman OH. Vascular considerations and complications in cranial base surgery. Neurosurgery. 1994; 35(3):351–362, discussion 362–363.

[14] Kim BM, Jeon P, Kim DJ, Kim DI, Suh SH, Park KY. Jostent covered stent placement for emergency reconstruction of a ruptured internal carotid artery during or after transsphenoidal surgery. J Neurosurg. 2015; 122(5): 1223–1228.

[15] Leung GK, Auyeung KM, Lui WM, Fan YW. Emergency placement of a selfexpandable covered stent for carotid artery injury during transsphenoidal surgery. Br J Neurosurg. 2006; 20(1):55–57.

[16] Li MH, Li YD, Gao BL, et al. A new covered stent designed for intracranial vasculature: application in the management of pseudoaneurysms of the cranial internal carotid artery. AJNR Am J Neuroradiol. 2007; 28(8): 1579–1585.

第 14 章 颅后窝开放手术

David L. Penn, Marte Van Keulen, Nicholas C. Bambakidis

刘永 / 译

摘要

在颅底手术中，手术通道往往狭小、深、光线差。在这种狭小的通道里，处理并成功控制任何重要血管的损伤都是一种挑战。颅后窝手术尤其如此。同时，通路周围毗邻高度脆弱和敏感的结构，如脑干和颅神经。动脉和静脉结构的损伤，其本身的处理就具有一系列挑战。处理动脉损伤可能需要更复杂的技术，如显微缝合或搭桥修复；而静脉损伤出血通常使用促血栓形成的材料压迫即可控制。动脉损伤后可导致灾难性的神经功能障碍，且通常立刻出现；与之相反，静脉损伤的后果显现常具有延迟性和不可预测性。本章将回顾颅后窝相关的正常解剖及其变异，帮助外科医生避免术中出现重大损伤，并讨论术中出血的控制技术以及损伤引起的一些后果的处理。

关键词：颅后窝手术，血管损伤，静脉窦血栓，血管解剖，解剖变异

14.1 学习要点

• 理解颅后窝开放手术相关的关键血管解剖和正常变异是避免和处理血管损伤的关键。

• 当发生血管损伤时，直视并识别出血来源对控制和修复损伤至关重要。脑组织松弛和扩大骨窗显露是实现上述目标的关键。

• 准备工作是控制动脉出血的关键。在手术室内配备必要的设备和止血药品，并在灾难性损伤发生之前备好，可有助于对这些情况的控制；同时为医生提供时间和工具来合理地修复损伤。

• 优势后交通动脉和椎动脉是重要的侧支循环。每例颅后窝手术术前都应了解这两支血管的情况。

• 基底动脉的损伤可能是灾难性的，但可以通过局部压迫，甚至牺牲局部基底动脉来控制出血。后者主要取决于侧支循环和非穿支节段。

• 使用促血栓形成的材料压迫一段时间，可能是控制静脉出血的最佳方案。试图通过电凝来阻止静脉出血只会导致损伤加重和失血增加。

• 修复附着于颅骨和硬脑膜处的桥静脉损伤可能较为困难。如果不能充分电凝，通常最有用的方法是用纤维蛋白胶将凝血酶原浸泡的吸收性明胶海绵或其他材料在局部进行压迫。

• 在乳突切除术中，小心地用磨钻磨除导静脉周围骨质，将其完整地显露，便于电凝或结扎，从而避免造成横 – 乙交界处意外损伤。

14.2 引言

无论开放手术还是内镜颅底手术，术中血管损伤都是最可怕的并发症之一。发生这种情况，会将患者置于出现严重并发症和潜在死亡的风险境地，同时也考验着手术医生多年的训练素质和精神毅力。血管损伤可瞬间发生于动脉或静脉，这就需要术者判断出血来源及损伤的严重程度，以便选择合适的止血技术进行处理。术者必须在一片红色的术野中操作来实现这一目标，而这也阻碍了术者精确识别和快速修复。

在进行颅后窝病变手术时，血管损伤更可能发生于硬膜外操作。对于乙状窦后、远外侧或经髁入路，去骨瓣之前的软组织分离阶段可能发生椎动脉（VA）损伤。一旦开始去除骨瓣，尤其是乙状窦后入路，横窦和乙状窦即存在损伤的风险。详细的术前规划、了解解剖变异和优势供血 / 引流以及相关准备工作可以阻止这些意外损伤导致的灾难性后果。在硬膜内操作过程中，尤其是颅后窝狭小的手术通路加之周围神经结构娇嫩的特点，使得神经血管损伤的风险更大。

动脉或静脉的止血和修复技术有很大差异。小动脉和中等静脉的损伤可以通过促凝血制剂、压迫或双极电凝得到控制；而较大血管的损伤则可能需要短暂性阻断和直接缝合修复。此外，病变的病理类型也极大地改变了血管损伤的风险和可能性，以及外科医生修复损害的能力，如包裹基底动脉（BA）的脊索瘤或侵及硬膜静脉窦系统

的脑膜瘤。本章将回顾影响术中重要血管损伤的危险因素、如何避免此类损伤、如何处理损伤以及后续结果的检查和术后管理。

14.3 动脉损伤及并发症

14.3.1 颅后窝的动脉解剖

供应颅后窝内组织结构大部分血供的椎-基底动脉系统，起自双侧锁骨下动脉发出的VA。后者向上穿过颈椎横突孔，在穿过C1横突孔后，V3段椎动脉向寰枕关节后内侧走行于枕下三角肌深面的C1椎动脉沟。VA在穿过枕骨大孔外侧缘硬膜之前，发出脑膜后支和脊髓后支。穿过硬膜后（V4），VA向前内侧走行于舌下神经根前方或之间，大约在桥延沟水平与对侧VA汇合成BA。从V4段发出成对的脊髓前动脉和小脑后下动脉（PICA）。在后组颅神经（CN Ⅸ～Ⅻ）之间，PICA向后走行包绕延髓和小脑扁桃体。

在向上走行于脑桥前方进入脚间池过程中，BA发出小脑前下动脉（AICA）和许多穿支动脉；在幕下间隙发出小脑上动脉（图14.1）。AICA通常起自BA的下半部，走行于蛛网膜下腔，与脑桥、小脑中脚和小脑岩面相关。此外，AICA走行于CN Ⅵ～Ⅷ周围，并发出分支，即迷路动脉。

该动脉供应内耳道内的神经。SCA在脚间窝内起自基底动脉尖附近，走行于CN Ⅲ和CN Ⅳ下方，向后外侧走行，在天幕切缘附近环绕脑桥中脑结合部。

14.3.2 解剖学变异

颅底外科医生在进行颅后窝手术时必须注意一些动脉结构的解剖学变异，避免术中出现困难的状况。术前仔细阅读影像通常可以识别这些变异情况，提醒术者在术中遇到时应更加谨慎。

多数情况下，VA的管径不同。发育不良型VA，是指管径小于对侧VA，但仍止于与基底动脉的汇合点。这种发育不良型VA最常见于左侧，发生率为20%~40%。因此，术前影像学检查，明确其优势侧至关重要。此外，由于VA在C1和C2之间通常呈迂曲走行，增加了术中损伤的风险；因此术前应进行适当的影像学评估，了解VA在软组织内走行非常重要。弓形孔，即C1后弓上的骨桥，包绕VA，在软组织分离时可能会产生误导，在术前影像分析时应注意。这种变异有时会导致下方的VA受到压迫，在某些手术之前应注意这种情况。在软组织分离过程中，可能会遇到另一种常见的变异情况，即颅外硬膜外起源的PICA，这种情况的发生率为5%~20%（图14.2）。该变异结

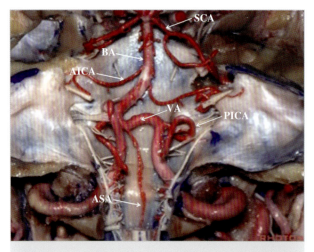

图14.1 尸头解剖的背侧观，清晰显示后循环动脉的解剖结构。主要血管与神经和骨性解剖之间的关系非常重要，因为在大多数颅后窝手术入路中可以见到这些结构。AICA，小脑前下动脉；ASA，脊髓前动脉；BA，基底动脉；PICA，小脑后下动脉；SCA，小脑上动脉；VA，椎动脉

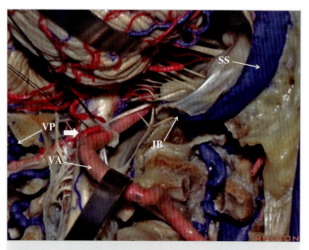

图14.2 尸头解剖的后外侧观（右侧，类似极外侧入路）。在硬膜外，小脑后下动脉（PICA）起自被移动的VA段（粗箭头）。术前通过影像识别解剖变异，可以防止术中对重要血管的意外性损伤。JB，颈静脉球；SS，乙状窦；VA，椎动脉；VP，椎神经丛

构的损伤可能会引起外侧延髓和小脑梗死，从而导致严重的脑肿胀。这不仅增加了颅内手术的困难，而且会造成严重的神经功能障碍。

14.3.3　动脉损伤的处理策略

在颅底手术时，为可能发生的动脉损伤提前做好准备，对处理的效果有很大影响。通常情况下，术前仔细研究病变与重要血管之间的关系以及侧支循环的情况，比如优势 VA 或粗大后交通动脉，有助于术者了解术中何时可能碰到这些结构，并为手术过程的每一阶段提供参考。处理动脉损伤的可用器械包括应急吸引器、临时动脉瘤夹、精细缝合和搭桥器械；可随时获取这些器械，有助于缩短术中处理血管损伤的反应时间。在紧急情况下其他可使用的设备，如内镜或反射镜，可以有助于压迫无法控制的出血，从而获得一定时间规划合适的修复方案。

一旦发生血管损伤，除需要适当的器械外，让颅后窝脑组织适当松弛的方法也有助于提高处置的成功率。我们的经验是，和腰穿引流一样，在诱导麻醉时使用甘露醇可以改善脑组织松弛。在手术分离早期或任何需要的时候打开枕大池，可以快速地释放更多脑脊液。所有这些措施都有助于打开手术通道，降低损伤的风险，提高术者的控制能力。如果因病变的大小、位置或累及血管等因素，术者特别担心术中松弛脑组织较困难，可以在大脑后部任何可以进入侧脑室的位置留置脑室外引流，尤其是 Keen 或 Frazier 点。最后，适当的骨窗有助于开阔手术通道。在紧急情况下，进一步去除颅骨，尤其是枕骨大孔附近的骨质，可以增加修复损伤操作空间，便于近端控制和减少对脑组织牵拉；在万不得已的情况下，可以切除小脑组织扩大空间，便于控制血管损伤或处理静脉损伤相关性水肿。

当术中发生动脉出血时，孤立损伤部位，确定并控制出血的最佳方法非常重要（图 14.3）。首先用吸引器吸除血液，清理术野，并明确受损的血管。这可以用脑棉压迫来辅助寻找受损血管的出血点。对于大出血，增加一个吸引器有助于对出血的控制和处理。主要血管的小损伤或穿支损伤通常可以用双极电凝控制。更大的损伤可能需要牺牲受损的血管，这并非不可能发生，这主要取决于受损血管和患者的侧支循环血管。在这种情况下，首先必须要尝试修复血管。在牺牲大的血管之前，有几个因素需要考虑。首先，必须认真研究患者的侧支循环血管；例如，如果损伤位于非优势侧 VA，且位于 PICA 近端，则患者可能耐受该损伤血管的牺牲；因为 PICA 可从对侧 VA 获得足够的充盈血量。如果损伤位于 BA 的近端且后交通动脉比较粗大，必要时可考虑牺牲近端 BA；因为穿支血管可继续从前循环获得充盈血量。其

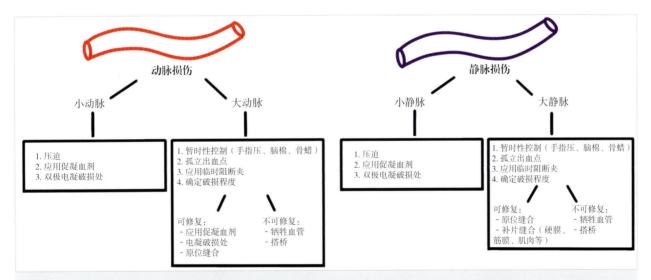

图 14.3　颅后窝血管术中损伤推荐处理模式。要实现对受损血管的控制，最重要的是识别血管损伤部位，通过压迫血管阻断血流，检查损伤情况从而确定进一步处理措施。该流程图展示了颅后窝开放手术中动静脉损伤的不同处理方案

次，需要考虑的是短暂性阻断大血管所产生的影响。如果术中使用神经电生理监测，可以显示暂时阻断损伤血管后产生的信号变化，有助于判断是否可以牺牲血管。此外，多普勒超声或吲哚菁绿（ICG）也可以显示血管阻断后远端重要血管的充盈情况。如果充盈良好，则提示可安全地夹闭受损的大血管。

对于任何大血管损伤的处理，重要的是首先控制受损血管的近端和远端。放置临时阻断夹不但可以止血，还可以更好地检查损伤部位，便于确定如何更好地修复。适当的时候，可尝试采用 9-0 或 10-0 丝线缝合；然而，不同入路中出现的不同程度损伤，在空间狭小且位置较深的颅后窝内进行缝合是极具挑战性的。如果需要牺牲受损血管而又无侧支血管条件，则可以通过一些可能的技术尝试进行搭桥，如切除受损节段重新缝合血管、与局部供血动脉吻合（枕动脉或对侧 PICA），或移植桡动脉或大隐静脉等。由于手术通路深，操作空间小，因此 BA 损伤的处理极具挑战性。对于 BA 的损伤，有时可以用促凝血剂、脑棉和（或）肌肉进行压迫控制止血。如果由于缺少侧支循环或损伤部位与穿支血管相关，而不能牺牲血管，则需要考虑进行血管造影，便于修复或重建，必要时进行血流改道。不幸的是，这种情况很难控制，往往会给患者带来可怕的后果。

避免动脉损伤

通常情况下，充分的术前准备是避免术中出现问题最重要的措施。术前对解剖变异的识别有助于预防术中出血和继发性的灾难性缺血。识别非对称性 VA 的优势侧对手术规划非常重要。VA 在 C1 和 C2 横突孔之间向外上移行后走行于椎动脉沟内。由于该段血管位于颅外，因此在分离后颅底肌肉时需格外谨慎。如在处理枕骨大孔腹侧中线病变时，应考虑手术入路的偏侧性，避免损伤优势侧的 VA。此外，术前识别起自硬膜外的 PICA，避免术中误认为是 VA 发出的肌支而无意损伤，从而降低潜在的严重缺血风险。

术后应采取一些措施，避免并发症恶化。严格管理血压，避免低血压［收缩压（SBP）≥ 120 mmHg］，防止发生分水岭性梗死；允许适当升高血压维持半暗带（SBP 140~180 mmHg），可预防初始缺血性损伤的恶化，从而最大限度地减轻神经损害。根据损伤修复技术的需要（如：初始缝

合或搭桥），早期服用阿司匹林（81 mg/d）可有助于预防血栓形成和栓塞。

14.4 静脉损伤及并发症

14.4.1 颅后窝的静脉解剖

静脉结构贯穿于颅后窝手术的各个阶段。在分离软组织时，VA 周围的静脉丛可发生显著出血。在枕下三角肌深面，通常可见到这些广泛的静脉丛，特别是在远外侧入路中肌肉分离时，甚至在乙状窦后入路或经乳突入路耳后切口的下段分离时也可见到。

通常在打开硬膜前遇到的硬膜静脉窦系统是开放性颅底手术中遇到的最危险的静脉结构。静脉窦位于硬膜的骨膜层和脑膜层之间。与正常静脉结构不同，它们缺乏肌层和静脉瓣。横窦从窦汇处引流至乙状窦，最终流入颈静脉（图 14.4）。横窦起自枕外隆凸附近，走行于枕骨内侧面骨槽，在颞骨岩部内侧移行为乙状窦。乙状窦呈弯曲走行，在颞骨乳突部与颈静脉球相连。掌握颅骨表面标记相关知识，并在钻孔之前辨认识别，有助于避免术中静脉窦损伤。枕外隆凸作为窦汇大致位置的定位标记。通常将颧弓根与枕外隆凸连线的中点作为横窦－乙状窦交界处（横－乙交界处）的定位标记。完成软组织分离后，在星点下内侧大致可定位横窦－乙状窦交汇位置。此外，从乙状窦

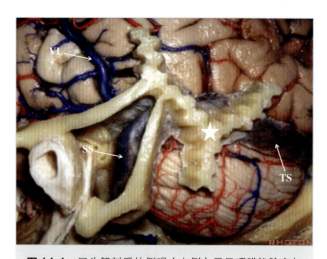

图 14.4 尸头解剖后外侧观（左侧）显示硬膜静脉窦与颅骨表面标记之间的关系。SS，乙状窦；★，星点；TS，横窦；VL，Labbe 静脉

后区域显露横窦 – 乙状窦交界处时，常会碰到贯穿枕骨的乳突导静脉，此静脉可导致显著出血。

根据其引流方向不同，将颅后窝硬膜下静脉系统分为 4 组，包括浅静脉、深静脉、脑干静脉和桥静脉（图 14.5）。浅静脉位于小脑 3 个面，引流表面的回流血量；深静脉组位于小脑、脑干、小脑脚之间的裂隙内。脑干引流静脉是依据其引流及走行与脑干 3 个部分的关系来命名的。最后，引流颅后窝其余部位的桥静脉以其独特的引流部位来命名，包括 Galen 静脉组、岩静脉组和小脑幕组。

由于颅后窝静脉系统存在广泛的吻合，因此静脉损伤或闭塞导致的并发症并不常见。即便如此，了解相关解剖学知识可预防术中静脉意外性损伤出血或有助于发现可能的静脉出血来源，便于迅速止血。开放性颅后窝手术中遇到的桥静脉更多的是与入路相关的静脉，特别是位于桥小脑角喙侧端的岩上静脉。当处理桥小脑角、岩骨面硬膜或三叉神经起源的病变时，常可遇到该静脉；甚至当切除小脑岩面、脑干和颅神经其他病变时也会导致该静脉的意外性损伤。此外，经幕下小脑上至四叠体池的入路会遇到小脑前静脉，一般情况下，牺牲该静脉并不会引起后果；但脑池内

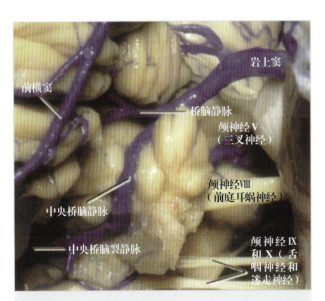

图 14.5　尸头解剖（右侧）显示，硬膜下经外侧入路视角小脑岩面和脑干的静脉解剖，尤其是岩上静脉与 CN V 和颞骨岩面之间的关系。在大多数颅后窝外侧入路中，都可发生该静脉的损伤，但通常情况下，即使牺牲该静脉也不会引起严重后果

图中标注：
岩上窦
前横窦
桥脑静脉
颅神经 V（三叉神经）
颅神经 VIII（前庭耳蜗神经）
中央桥脑静脉
中央桥脑裂静脉
颅神经 IX 和 X（舌咽神经和迷走神经）

的深静脉，包括 Galen 静脉、大脑内静脉以及位于侧方基底池的 Rosenthal 静脉都必须保留。值得注意的是，虽然 Labbe 静脉位于幕上间隙，但该静脉在横窦 – 乙状窦交界处附近汇入硬膜窦。术中必须小心保护该静脉，在采用经岩入路处理累及幕上下两个颅腔病变时更应如此。该静脉的损伤会导致后颞叶静脉性梗死，并造成严重的神经功能障碍。

14.4.2　静脉的解剖学变异

与动脉解剖类似，颅底外科医生必须能够在术前研究中识别正常的静脉解剖变异。其中最常见的是不对称的硬脑膜静脉窦。大量观察性研究表明，10.0%~66.9% 的患者横窦不对称，左侧横窦发育不良或不全更为常见，发生率为 25.4%~59%。有人认为这种差异是由于右侧横窦通过上矢状窦引流大脑半球，而左侧横窦引流直窦和脑部深静脉系统。

枕窦是硬膜静脉窦的另一种变异，呈垂直或斜形走行于枕骨下方。枕窦通常是硬膜窦中最小的一个。它连接窦汇和边缘窦及椎静脉丛，最终汇入颈静脉系统。多数情况下，枕窦为单支但也可为双支，极少会呈 3 支。一般在妊娠 6~7 个月逐渐退化，如果后期还存在，则认为是永久性静脉通道。一项采用 MRV 检查静脉窦解剖与年龄之间关系的研究表明，1 岁以下儿童中枕窦的发生率为 24%，随着年龄增长发病率呈下降趋势，16~20 岁人群中的发生率为 2.8%。其他研究也得出了相似结论。

岩上静脉，亦称 Dandy 静脉，是与临床关系最密切的桥静脉。以内耳道（即内侧、中间、外侧）为参照，其汇入岩上窦的位置变化不定，且属支数量也不等。解剖研究表明，内侧型最常见（64.7%），其次是外侧型（26.5%）和中间型（8.8%）。关于岩上窦的属支数量最常见的是 2 支（50%），其次是 1 支（40%）和 3 支（10%）。

14.4.3　静脉损伤的处理策略

对于一个不能处理静脉出血的外科医生来说，颅底外科不是一个理想的选择。虽然静脉压比动脉压低，但静脉出血也可能很凶猛，迅速模糊术野，给重新控制术中局面造成困难。静脉出血除

导致大量失血外，还可能导致危及生命的并发症，包括空气栓塞、静脉窦血栓和闭塞、继发性硬脑膜动静脉瘘。

通常控制静脉出血的主要方式是止血剂、压迫和时间（图 14.3）。通常小损伤甚至是静脉窦损伤，都可以用纤维蛋白原或凝血酶原浸泡过的胶原蛋白或吸收性明胶海绵、流体明胶，或氧化纤维素控制；但这些产品有一个缺点，即可以诱导凝血级联反应，可能将小损伤转变成闭塞性血栓。用纤维蛋白胶将止血材料固定，不仅可以有效止血，而且可以更可靠地将其固定在原位。

许多硬膜静脉窦修复技术都是从创伤性手术和侵及上矢状窦脑膜瘤手术中演化而来的。静脉窦直接修补技术更为复杂，包括直接损伤缝合、分流辅助自体静脉或动脉移植、移植硬膜或筋膜或肌肉缝合、同种异体或人工合成硬膜补片。其中某些技术也有许多弊端。当硬膜非常脆弱时，即使一次缝合也会导致破损进一步撕裂，从而造成更大的问题。虽然血管移植可以适当恢复窦内血流，但需要暂时阻断受损的静脉窦，且采集移植物和缝合修补较耗时为其主要缺点。此外，移植物的通畅率一般较低。其他类型的移植补片虽然可以控制出血，但选择采集部位也是一个需要考虑的问题。尤其在颅后窝手术中，因为缝合很困难，采用硬膜移植物修补会残留较大的间隙，可能会增加脑脊液（CSF）漏的风险。

在实际操作过程中，我们常用凝血酶原浸泡的吸收性明胶海绵加固支撑硬脑膜移植来修复较大的窦缺损。首先将吸收性明胶海绵直接盖在破口上，然后将硬膜移植物覆盖在海绵上并将其缝合固定于骨窗边缘。这种修补技术效率既高，效果又好，且无须阻断或牺牲静脉窦。

避免静脉损伤

术前准备是避免术中发生灾难性事件的最重要措施。术前充分研究重要静脉解剖及变异情况的影像、备好处理大出血时所需的材料和工具、列一份控制损伤所需的技术清单，这样可以将一个近乎致命性事件转变成常规事件。在手术操作过程中，有一些可能会发生静脉出血的共同点，了解这些要点，有助于预先准备。当窦损伤发生时，采取包括用大量生理盐水冲洗和降低床头等措施防止空气栓塞很重要。静脉窦损伤时，建议用心前多普勒超声判断是否存在空气栓塞，并迅速进行适当的治疗。

如前所述，在枕骨大孔水平分离枕下肌肉和软组织时可导致椎静脉丛出血。仔细地在骨膜下分离有助于减少出血；如果特别小心，可以在不损伤的情况下识别静脉丛。但当发生出血时，最好的方式是用止血材料（作者更喜欢用流体明胶和凝血酶原浸泡的吸收性明胶海绵）压迫一段时间。试图电凝有时会导致这种脆弱的静脉系统发生更大的损伤，尤其是双极与静脉黏附在一起的情况下。

在枕下正中入路中，枕窦的存在可能会导致灾难性出血。术前阅片时就应该能发现其存在。术中剪开硬膜时需格外小心，当接近中线时，在剪断前可以用双极或夹子辅助，有助于电凝或结扎枕窦。

在乙状窦后入路切除乳突部分时常会碰到乳突导静脉，此时容易发生横 – 乙状窦交界处损伤。此外，这条静脉甚至可以穿过颅骨，并在分离软组织时导致明显出血。当遇到这种情况时，完全清除静脉出口周围的软组织非常重要，然后用骨蜡封闭可以有效地止血。在磨除骨质时，用可控的方法将静脉周围的骨质磨除，便于结扎或电凝，防止静脉从窦壁撕裂。

此外，磨除乳突时可能导致乙状窦直接性损伤。这种损伤可以是磨钻或咬骨钳直接损伤，也可以是磨钻产生热量导致的损伤。尤其是，如果静脉窦突入到乳突骨质内，直接损伤的风险会增加。在磨除骨质时，尤应小心将骨质磨得足够薄，然后以可控的方式将其从窦上剥除。

一旦进入硬膜下，损伤风险最高的可能就是颅后窝的桥静脉，尤其是乙状窦后入路中的岩上静脉。当 CSF 充分释放，小脑组织下垂时，更增加了岩上静脉的张力；加之术中裸露引起血管干燥，有时即使操作距离较远，也可引起该静脉不经意地损伤。通常情况下，可以用可控的方式将岩上静脉离断，而不导致任何后果。多个大宗病例研究报道，可控性主动离断可以防止术中意外损伤，且很安全。然而也有报道称，牺牲该静脉可以引起相关并发症，从幻听到静脉性梗死和小脑出血等均可发生。在实际操作中，我们通常会保留岩上静脉，极少会主动离断。对于颅后窝内大多数病变来说，术中保留该静脉是可行的，因为大多数病变位于岩上静脉下方。但当静脉阻碍完成手术目标时，我们会考虑主动牺牲该静脉。如从后路切除三叉神经鞘瘤或切除大型肿瘤时，主动牺牲该静脉不但可增加操作空间，而且还可防止意外损伤和出血，有助于切除肿瘤和神经功能的保护。

当需要牺牲静脉时，最好先用双极电凝电灼，然后剪开一半，确保管腔完全闭塞后再完全离断。如有必要，在完全离断前，可进一步电凝血管。即使血管没有完全闭塞，这样也可以减少出血。如果桥静脉与硬膜或颅骨附着处损伤，修复起来会很困难。在某些情况下，电凝就足够了；但通常采用凝血酶原浸润的吸收性明胶海绵加纤维蛋白胶可能最有用。当重力作用不利于吸收性明胶海绵固定时，纤维蛋白胶有助于固定。

14.4.4　静脉窦血栓和术后管理

静脉窦损伤后，除了需要控制出血的一些必要操作外，损伤本身还会诱发凝血级联反应，从而导致血栓扩展和主要引流静脉窦阻塞的可能。一些研究表明，经迷路入路较早地轮廓化和牵拉乙状窦，即使在没有窦损伤的情况下，静脉窦血栓的发生率也高达 2.1%~9.6%，而这与病变的病理性质无关。此外，桥小脑角区病变患者术后静脉窦血栓的发生率为 11.6%~15.9%。在我们经迷路入路切除前庭神经鞘瘤的一组病例中，常规围手术期 MRI 检查发现血栓的发生率为 16.4%。其中只有 4 例患者出现了与血栓有关的症状。这一发现与前庭神经鞘瘤患者血栓发生率一致，为 6.0%~38.9%，而与入路无关。与术后血栓形成相关的危险因素包括手术时间、窦暴露范围和必要性的操作、固定牵拉、机械损伤以及脱水、妊娠、口服避孕药的使用、感染和血液病。

在术后早期，静脉窦血栓形成一般无明显症状，但血栓持续发展可能会导致静脉性梗死和灾难性神经功能障碍，包括癫痫发作、昏迷甚至死亡。血栓形成导致的影响甚至可以在术后数周至数月都可观察到，表现为脑脊液分泌增多或脑内假性动脉瘤发生风险增高。尽管比较罕见，但 Keiper 及其同事还是对大量有症状的术后血栓形成患者进行了研究，结果发现采用枕下入路或迷路入路切除桥小脑角区病变的患者中有 4.6% 的患者出现了脑内假性动脉瘤，需要药物和（或）CSF 分流处理。

术后硬膜静脉窦血栓的处理措施可以从单纯的水化治疗到全面的抗凝治疗。由于血栓形成伴有不良影响，因此一些学者建议积极治疗。一项对非手术静脉窦血栓患者的 Cochrane 回顾研究表明死亡的绝对风险降低了 13%，采用抗凝治疗的患者颅内出血的发生率为 0。虽然对非手术性血栓形成采用抗凝治疗争议较少，但术后立即进行抗凝治疗还是令人担忧，尤其考虑到非手术性血栓抗凝治疗发生脑出血的风险为 40% 的情况下更令人担忧。尽管存在这种风险，但对一组前庭神经鞘瘤切除术后发生静脉窦血栓的患者研究中，在术后约 24 h 内给予从肝素到华法林的抗凝治疗，在术后 6 个月的随访中发现血栓消失且无神经功能并发症。与之相反，在一组幕上下病变累及静脉窦并在术后出现无症状静脉窦血栓的 24 例患者保守治疗中，有 23 例患者无须治疗，1 例患者接受了水化治疗。虽然该项研究未发现患者出现神经功能并发症，但与未出现血栓的患者相比，有血栓患者 CSF 漏的发生率增加有统计学意义。鉴于这些研究数据，考虑到静脉窦闭塞程度和个别患者的危险因素，术后治疗血栓，防止迟发性 CSF 漏相关并发症是合理的。在我们实际工作中，对于术后偶发静脉窦血栓的治疗，通常在术后第 5 天开始每天给予阿司匹林 81 mg。何时开始对偶发性血栓进行治疗，由血栓大小、患者症状以及窦闭塞的程度决定。

14.5　结论

虽然重要血管损伤是开放性颅后窝手术一个非常严重的并发症，但术前认真研究其解剖结构及变异情况，以及掌握术中快速控血技术有助于术者避免该类事件的发生，同时防止由此而导致的并发症及潜在的死亡可能。关注血管损伤术后管理可防止损伤结果恶化和长期并发症的发生。

参考文献

[1] Rhoton AL, Jr. The cerebellar arteries. Neurosurgery. 2000; 47(3) Suppl:S29–S68.

[2] Bruneau M, Cornelius JF, George B. Anterolateral approach to the V1 segment of the vertebral artery. Neurosurgery. 2006; 58(4) Suppl 2:ONS-215–ONS-219, discussion ONS-219.

[3] Bruneau M, Cornelius JF, George B. Antero-lateral approach to the V3 segment of the vertebral artery. Neurosurgery. 2006; 58(1) Suppl:ONS29–ONS35, discussion ONS29–ONS35.

[4] Jeng JS, Yip PK. Evaluation of vertebral artery hypoplasia and asymmetry by color-coded duplex ultrasonography. Ultrasound Med Biol. 2004; 30(5):605–609.

[5] Bruneau M, De Witte O, Regli L, George B. Anatomical variations. In: George B, Bruneau M, Spetzler RF, eds. Pathology and Surgery Around

the Vertebral Artery. Paris, France: Springer-Verlag France; 2011:53–74.

[6] Ahn J, Duran M, Syldort S, et al. Arcuate foramen: anatomy, embryology, nomenclature, pathology, and surgical considerations. World Neurosurg. 2018; 118:197–202.

[7] Fine AD, Cardoso A, Rhoton AL, Jr. Microsurgical anatomy of the extracranialextradural origin of the posterior inferior cerebellar artery. J Neurosurg. 1999; 91(4):645–652.

[8] Morone PJ, Dewan MC, Zuckerman SL, Tubbs RS, Singer RJ. Craniometrics and ventricular access: a review of Kocher's, Kaufman's, Paine's, Menovksy's, Tubbs', Keen's, Frazier's, Dandy's, and Sanchez's points. Oper Neurosurg (Hagerstown). 2020; 18(5):461–469.

[9] Kiliç T, Akakin A. Anatomy of cerebral veins and sinuses. Front Neurol Neurosci. 2008; 23:4–15.

[10] Massrey C, Altafulla JJ, Iwanaga J, et al. Variations of the transverse sinus: review with an unusual case report. Cureus. 2018; 10(9):e3248.

[11] Hall S, Peter Gan YC. Anatomical localization of the transverse-sigmoid sinus junction: comparison of existing techniques. Surg Neurol Int. 2019; 10:186.

[12] Rhoton AL, Jr. The posterior fossa veins. Neurosurgery. 2000; 47(3) Suppl: S69–S92.

[13] Alper F, Kantarci M, Dane S, Gumustekin K, Onbas O, Durur I. Importance of anatomical asymmetries of transverse sinuses: an MR venographic study. Cerebrovasc Dis. 2004; 18(3):236–239.

[14] Goyal G, Singh R, Bansal N, Paliwal VK. Anatomical variations of cerebral MR venography: is gender matter? Neurointervention. 2016; 11(2):92–98.

[15] Surendrababu NR, Subathira, Livingstone RS. Variations in the cerebral venous anatomy and pitfalls in the diagnosis of cerebral venous sinus thrombosis: low field MR experience. Indian J Med Sci. 2006; 60(4):135–142.

[16] Das AC, Hasan M. The occipital sinus. J Neurosurg. 1970; 33(3):307–311.

[17] Okudera T, Huang YP, Ohta T, et al. Development of posterior fossa dural sinuses, emissary veins, and jugular bulb: morphological and radiologic study. AJNR Am J Neuroradiol. 1994; 15(10):1871–1883.

[18] Larson AS, Lanzino G, Brinjikji W. Variations of intracranial dural venous sinus diameters from birth to 20 years of age: an MRV-based study. AJNR Am J Neuroradiol. 2020; 41(12):2351–2357.

[19] Mizutani K, Miwa T, Akiyama T, Sakamoto Y, Fujiwara H, Yoshida K. Fate of the three embryonic dural sinuses in infants: the primitive tentorial sinus, occipital sinus, and falcine sinus. Neuroradiology. 2018; 60(3):325–333.

[20] Widjaja E, Griffiths PD. Intracranial MR venography in children: normal anatomy and variations. AJNR Am J Neuroradiol. 2004; 25(9):1557–1562.

[21] Matsushima T, Rhoton AL, Jr, de Oliveira E, Peace D. Microsurgical anatomy of the veins of the posterior fossa. J Neurosurg. 1983; 59(1):63–105.

[22] Ohata K, Haque M, Morino M, et al. Occlusion of the sigmoid sinus after surgery via the presigmoidal-transpetrosal approach. J Neurosurg. 1998; 89 (4):575–584.

[23] Donaghy RM, Wallman LJ, Flanagan MJ, Numoto M. Saggital sinus repair. Technical note. J Neurosurg. 1973; 38(2):244–248.

[24] Hakuba A, Huh CW, Tsujikawa S, Nishimura S. Total removal of a parasagittal meningioma of the posterior third of the sagittal sinus and its repair by autogenous vein graft. Case report. J Neurosurg. 1979; 51(3):379–382.

[25] Kapp JP, Gielchinsky I, Petty C, McClure C. An internal shunt for use in the reconstruction of dural venous sinuses. Technical note. J Neurosurg. 1971; 35 (3):351–354.

[26] Rish BL. The repair of dural venous sinus wounds by autogenous venorrhaphy. J Neurosurg. 1971; 35(4):392–395.

[27] Sindou M, Hallacq P. Venous reconstruction in surgery of meningiomas invading the sagittal and transverse sinuses. Skull Base Surg. 1998; 8(2):57–64.

[28] Sindou MP, Alvernia JE. Results of attempted radical tumor removal and venous repair in 100 consecutive meningiomas involving the major dural sinuses. J Neurosurg. 2006; 105(4):514–525.

[29] Matsushima K, Kohno M, Tanaka Y, Nakajima N, Ichimasu N. Management of sigmoid sinus injury: retrospective study of 450 consecutive surgeries in the cerebellopontine angle and intrapetrous region. Oper Neurosurg (Hagerstown). 2020 (Online ahead of print).

[30] Anichini G, Iqbal M, Rafiq NM, Ironside JW, Kamel M. Sacrificing the superior petrosal vein during microvascular decompression. Is it safe? Learning the hard way. Case report and review of literature. Surg Neurol Int. 2016; 7 Suppl 14:S415–S420.

[31] Gharabaghi A, Koerbel A, Löwenheim H, Kaminsky J, Samii M, Tatagiba M. The impact of petrosal vein preservation on postoperative auditory function in surgery of petrous apex meningiomas. Neurosurgery. 2006; 59(1) Suppl 1: ONS68–ONS74, discussion ONS68–ONS74.

[32] Liebelt BD, Barber SM, Desai VR, et al. Superior petrosal vein sacrifice during microvascular decompression: perioperative complication rates and comparison with venous preservation. World Neurosurg. 2017; 104: 788–794.

[33] Masuoka J, Matsushima T, Hikita T, Inoue E. Cerebellar swelling after sacrifice of the superior petrosal vein during microvascular decompression for trigeminal neuralgia. J Clin Neurosci. 2009; 16(10):1342–1344.

[34] McLaughlin MR, Jannetta PJ, Clyde BL, Subach BR, Comey CH, Resnick DK. Microvascular decompression of cranial nerves: lessons learned after 4400 operations. J Neurosurg. 1999; 90(1):1–8.

[35] Narayan V, Savardekar AR, Patra DP, et al. Safety profile of superior petrosal vein (the vein of Dandy) sacrifice in neurosurgical procedures: a systematic review. Neurosurg Focus. 2018; 45(1):E3.

[36] Sakata K, Al-Mefty O, Yamamoto I. Venous consideration in petrosal approach: microsurgical anatomy of the temporal bridging vein. Neurosurgery. 2000; 47 (1):153–160, discussion 160–161.

[37] Samii M, Tatagiba M, Carvalho GA. Retrosigmoid intradural suprameatal approach to Meckel's cave and the middle fossa: surgical technique and outcome. J Neurosurg. 2000; 92(2):235–241.

[38] Jean WC, Felbaum DR, Stemer AB, Hoa M, Kim HJ. Venous sinus compromise after pre-sigmoid, transpetrosal approach for skull base tumors: a study on the asymptomatic incidence and report of a rare dural arteriovenous fistula as symptomatic manifestation. J Clin Neurosci. 2017; 39:114–117.

[39] Keiper GL, Jr, Sherman JD, Tomsick TA, Tew JM, Jr. Dural sinus thrombosis and pseudotumor cerebri: unexpected complications of suboccipital craniotomy and translabyrinthine craniectomy. J Neurosurg. 1999; 91(2):192–197.

[40] Leonetti JP, Reichman OH, Silberman SJ, Gruener G. Venous infarction following translabyrinthine access to the cerebellopontine angle. Am J Otol. 1994; 15(6):723–727.

[41] Sade B, Mohr G, Dufour JJ. Vascular complications of vestibular schwannoma surgery: a comparison of the suboccipital retrosigmoid and translabyrinthine approaches. J Neurosurg. 2006; 105(2):200–204.

[42] Kow CY, Caldwell J, Mchugh F, Sillars H, Bok A. Dural venous sinus thrombosis after cerebellopontine angle surgery: should it be treated? J Clin Neurosci. 2020; 75:157–162.

[43] Moore J, Thomas P, Cousins V, Rosenfeld JV. Diagnosis and management of dural sinus thrombosis following resection of cerebellopontine angle tumors. J Neurol Surg B Skull Base. 2014; 75(6):402–408.

[44] Abou-Al-Shaar H, Gozal YM, Alzhrani G, Karsy M, Shelton C, Couldwell WT. Cerebral venous sinus thrombosis after vestibular schwannoma surgery: a call for evidence-based management guidelines. Neurosurg Focus. 2018; 45(1):E4.

[45] Guazzo E, Panizza B, Lomas A, et al. Cerebral venous sinus thrombosis after translabyrinthine vestibular schwannoma—a prospective study and suggested management paradigm. Otol Neurotol. 2020; 41(2):e273–e279.

[46] Medel R, Monteith SJ, Crowley RW, Dumont AS. A review of therapeutic strategies for the management of cerebral venous sinus thrombosis. Neurosurg Focus. 2009; 27(5):E6.

[47] Benjamin CG, Sen RD, Golfinos JG, et al. Postoperative cerebral venous sinus thrombosis in the setting of surgery adjacent to the major dural venous sinuses. J Neurosurg. 2018:1–7 (Online ahead of print).

[48] Coutinho JM, de Bruijn SF, deVeber G, Stam J. Anticoagulation for cerebral venous sinus thrombosis. Stroke. 2012; 43(4):e41–e42.

[49] Einhäupl KM, Villringer A, Meister W, et al. Heparin treatment in sinus venous thrombosis. Lancet. 1991; 338(8767):597–600.

[50] Saposnik G, Barinagarrementeria F, Brown RD, Jr, et al. American Heart Association Stroke Council and the Council on Epidemiology and Prevention. Diagnosis and management of cerebral venous thrombosis: a statement for healthcare professionals from the American Heart Association/American Stroke Association. Stroke. 2011; 42(4):1158–1192.

第 15 章　内镜颅底手术中穿支动脉的损伤

João Mangussi-Gomes, Matheus F. de Oliveira, Eduardo A. S. Vellutini, Aldo C. Stamm

钱春发 / 译

摘要

内镜经鼻入路由于手术通道狭窄、深长，且穿支与颅底肿瘤常有粘连，因此容易损伤。这些穿支的损伤会引起重要脑组织缺血或出血，导致严重功能障碍，甚至死亡。本章将从神经内镜医生的视角展示颅底穿支的解剖，探讨如何保护颅底穿支，及其发生损伤时的处理方法，并展示一些临床病例。

关键词：小动脉，穿支，缺血，内镜经鼻入路，颅底

15.1　学习要点

• 内镜经鼻入路中任何血管损伤都可能导致严重的并发症甚至死亡。

• 内镜经鼻入路中容易损伤穿支，原因在于手术通道的狭窄、深长；颅底肿瘤常与周边重要的血管关系密切。此外，颅底肿瘤也常导致正常解剖结构的改变。

• 穿支损伤产生的临床后果可以从无临床症状到死亡等不同程度，这取决于这些穿孔血管供应的大脑区域以及这些区域的侧支循环情况。

• 学习内镜视角下的血管解剖，术中正确识别穿支以及显微技术的应用是内镜经鼻手术中预防血管损伤的重要方法。

• 处理穿支损伤的最好方法就是预防；一旦穿支损伤，就无法对它们进行缝合、修复或搭桥；精准电凝受损血管常可以避免出血或其他后果。

15.2　引言

内镜经鼻入路（EEA）的发展是神经外科领域最重要的进展之一。EEA 可通过自然孔道微创入路到达颅底腹侧的病变，避免脑组织牵拉。尽管如此，EEA 也带来新的挑战。颅底肿瘤常与大大小小的血管关系密切，甚至在一些病例中，血管

阻挡在手术通道与颅底手术区域之间。

EEA 手术中损伤大血管，如 ICA，是需要紧急处理的手术"事故"。这是一种非常可怕的并发症，所以世界范围内不同的手术团队已经充分讨论并给出了标准的处理措施。然而，关于 EEA 中穿支损伤的报道却极少。穿支穿过脑组织、颅神经和神经核团时，在数量、粗细以及分布区域都有很大差异。而且肿瘤常侵犯或包裹穿支血管，导致一些病例在术中识别、保护非常困难。无论受损血管的粗细，受损后可能没有任何后果或后果很小，也可能会导致灾难性严重后果或死亡。

本章将从内镜的角度对颅底穿支进行划分。本章还介绍了预防的方法，以及意外损伤发生时应采取的措施，并结合临床实例进行了讨论。

15.3　颅底穿支的分区相关病变及潜在并发症

为了便于理解，我们将 EEA 入路相关穿支，根据部位分为 3 类：前分区、后分区及下分区。前分区包括发自 ICA 及 ACA 的细小分支；后分区包括发自后交通动脉（PComA）、大脑后动脉（PCA）、小脑上动脉（SCA）及基底动脉上段（UBA）的分支；下分区包括发自基底动脉下段（LBA）、椎动脉（VA）、小脑前下动脉（AICA）及小脑后下动脉（PICA）的分支。

与这些穿支相关的疾病在每个特定的颅底分区域最常遇到，而这些穿支损伤所引起的潜在并发症与其所滋养的特定脑区或颅神经密切相关，讨论如下。

15.3.1　前分区

前分区穿支大多数与前颅底、鞍区、鞍上病变相关，如嗅沟和鞍结节脑膜瘤、颅咽管瘤、垂体瘤，Rathke 囊肿等。这些血管通常在经嗅沟和

经鞍结节蝶骨平台入路看到（视频 15.1）。

大脑前动脉（ACA）

ACA 分为 5 段即 A1~A5。A1 段起自 ICA 分叉至前交通动脉（AComA）一段，大多数穿支动脉发自该段。

内侧豆纹动脉穿支，数量为 1~11 支（平均 6 支），起自 A1 段近半段的后上方，向后上走行，进入前穿质（APS）的内侧半。

AComA 穿支，0~4 支（平均 1.6 支），通常起自其后方，供应 APS、漏斗、视交叉、胼胝体下区及下丘脑视前区。

在 80% 的患者中，回返动脉起自 A2 段的近端，然后弯向后上方，在 60% 的患者中沿着 A1 段后方走行；它是供应 APA 最大、最长的分支，穿过颈动脉分叉上方伴随 M1 段进入外侧裂的内侧，然后进入 APS 的前外侧区域的前部和中间部分。

前分区穿支的缺血损伤，通常是由于 A1 或 AComA 穿支损伤引起的，导致人格障碍、智力缺陷和意识水平改变。A2 分支的闭塞，特别是回返动脉，可引起优势侧上臂的轻偏瘫或由于尾状核、壳核和内囊梗死引起的语言障碍。情绪变化、人格障碍和智力缺陷也可能由该区域缺血导致。

颈内动脉（ICA）

床突上段 ICA 通常根据其主要分支的发出部位分为 3 段：眼动脉段从眼动脉起始至后交通动脉（PComA）；后交通段从 PComA 起始至脉络膜前动脉（AChA）；脉络膜段从 AChA 起始延伸至 ICA 分叉处。由于脉络膜段向后外侧走行，因此前两段与 EEA 的关系更大。PComA 向后下走行，将在本章后面讨论。

通常眼动脉段穿支有 4 支（1~7 支），起源于 ICA 的后内侧，供应垂体、垂体柄、视交叉；少数也供应视神经、乳头前体、第三脑室底和视束。垂体上动脉的数量为 1~5 支，可以是单侧或双侧，向内侧走行，供应视交叉、垂体柄和垂体前叶（图 15.1）。双侧垂体上动脉损伤可增加垂体柄和垂体功能障碍的发生风险。相反，单侧垂体上动脉病变也可能导致视交叉功能障碍（视野缺损）。

15.3.2 后分区

后分区穿支与经蝶经斜坡入路切除脊索瘤、脑膜瘤、部分垂体腺瘤或向下方生长的巨大颅咽管瘤关系更密切。

后分区穿支来自 PComA、UBA、PCA 和 SCA。后分区部分穿支血管网相对不复杂，它通过后穿质（PPS）供应脑干上段和后间脑（丘脑穿支动脉）。与前分区相比，尽管这些穿支数量较少，但其损伤引起的缺血范围可能累及脑干和间脑内白质纤维和神经核团，从而导致更严重的神经功能损害。

大脑后动脉（PCA）

PCA 分为 4 个部分，即 P1~P4，其中 P1 和 P2 是穿支最重要的发出部位。在 EEA 中后分区

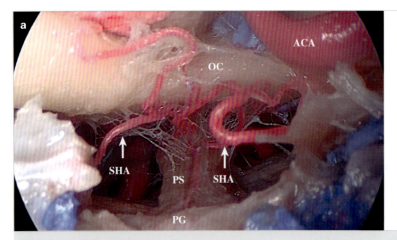
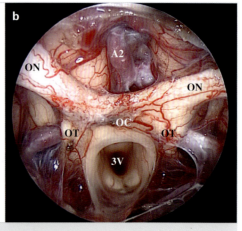

图 15.1 a. 内镜经鼻入路中前分区小动脉及穿支。垂体上动脉（SHA）通常滋养视交叉（OC）、垂体柄（PS）和垂体（PG）。b. 内镜经鼻切除颅咽管瘤手术后视图，注意滋养视觉通路的密集血管穿支网。ACA，大脑前动脉；A2，大脑前动脉 A2 段；3V，第三脑室；ON，视神经；OT，视束

穿支主要发自 P1。P1 段范围从基底动脉分叉处至 PComA 与 PCA 汇合处。

　　与 EEA 入路相关的 PCA 主要穿支是丘脑穿支动脉和短、长回旋动脉。发自 P1 段的丘脑后穿通动脉，经过 PPS、脚间窝、大脑脚内侧沟进入脑组织，供应丘脑前部及后部的一部分、下丘脑、底丘脑、黑质、红核、动眼神经核和滑车神经核、动眼神经、中脑网状结构、前顶盖、第三脑室前内侧底、内囊后部（图 15.2）。短、长回旋动脉常起自 P1，较少起于 P2；短回旋动脉绕过中脑终止于膝状体，而长回旋动脉绕过中脑止于上下丘。

　　这些动脉的损伤，尤其是丘脑穿支根部断裂，可能导致丘脑旁正中部位梗死，从而导致认知受

损、执行功能障碍、记忆障碍、失语、警觉性下降和垂直凝视麻痹。若双侧旁正中动脉起源于单主干（Percheron 动脉），其根部受损导致双侧缺血梗死，则症状更严重（图 15.3）。

后交通动脉（PComA）

　　在 60% 的个体中，ICA 后交通段不发出穿支动脉，穿支主要来自 PComA，数量为 1~14 支，主要来自其近端的半段。这些穿支向上走行，止于第三脑室底部。乳头体前动脉是 PComA 的最大分支，也称丘脑前穿支动脉。该动脉撕裂可导致前丘脑缺血伴认知和意识受损及垂直凝视性麻痹（图 15.2 和图 15.4）。漏斗动脉是另一组起源于后

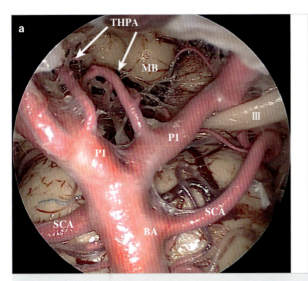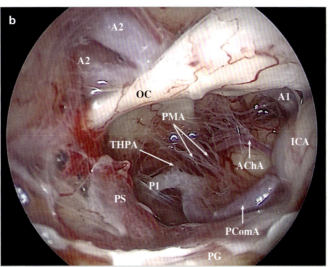

图 15.2　a. 内镜经鼻内解剖观起自大脑后动脉 P1 段的丘脑穿支动脉（THPA）。b. 内镜经鼻切除颅咽管瘤后的术野。A1，大脑前动脉 A1 段；A2，大脑前动脉 A2 段；AChA，脉络膜前动脉；BA，基底动脉；ICA，颈内动脉；Ⅲ，动眼神经；MB，乳头体；OC，视神经交叉；PComA，后交通动脉；PG，垂体；PMA，乳头体前动脉；PS，垂体柄；SCA，小脑上动脉

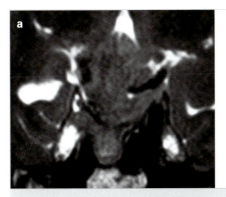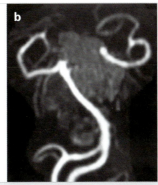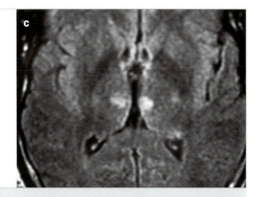

图 15.3　a、b. 复发垂体瘤冠状位 T2 MRI 显示肿瘤与周边多支血管关系密切（MRA 重建）。c. 单侧丘脑穿支（Percheron 动脉）根部闭塞，术后 FLAIR 像提示双侧丘脑梗死

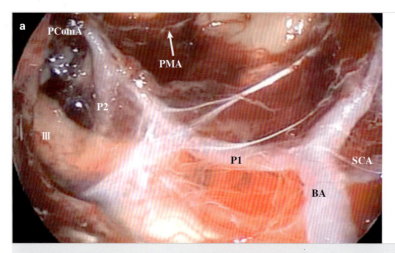
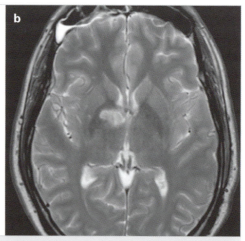

图 15.4　a. 内镜经鼻手术切除颅后窝脊索瘤术野显露右侧乳头体前动脉（PMA）。b. 轴位 T2 MRI 显示，由于 PMA 受损导致术后丘脑前部梗死。BA，基底动脉；Ⅲ，右侧动眼神经；P1 和 P2，右侧大脑后动脉 P1 和 P2 段；PComA，后交通动脉；SCA，小脑上动脉

交通动脉的血管，与垂体上动脉供应相同区域。

基底动脉（BA）

　　BA 外侧和背侧平均有 8 个分支（图 15.5），其腹侧没有穿支。穿支供应脑桥侧面、中脑和后穿质。BA 在 SCA 起源处附近发出分支与从 SCA 近端发出的穿支混合在一起。在 SCA 起源以上的分支进入脚间窝，它们的受损会导致大脑脚梗死而继发运动障碍。

小脑上动脉（SCA）

　　SCA 是所有幕下血管中最弯曲的；它起自基底动脉顶端附近，环绕脑桥和中脑下部，供应小脑幕面、上部分脑干、小脑深部核团和下丘。

　　SCA 穿支分直型和螺旋型两种。直型穿支径直进入脑干，而螺旋型则环绕脑干，然后进入脑干。螺旋形穿支可分为短螺旋型和长螺旋型。短螺旋型围绕脑干周边走行可达 90°；长螺旋型走行了更长的距离到达背侧表面。这两种回旋动脉都有分支沿其路径进入脑干，其下外侧区域缺血可表现为感觉减退、共济失调、偏瘫、认知障碍、执行功能障碍和失语症。

15.3.3　下分区

　　在 EEA 切除下斜坡和颅颈交界区病变（如脊索瘤、脑膜瘤和转移瘤）时有损伤下分区穿支的

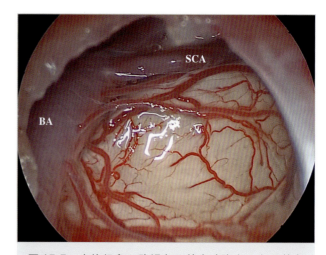

图 15.5　内镜经鼻入路视角下基底动脉（BA）及其穿支。SCA，小脑上动脉

风险。

　　这些穿支大多起源于硬膜内段 VA、下半段 BA 和颅后窝动脉（PICA，AICA）。这些血管通常供应脑桥、延髓、小脑和脊髓。下分区穿支在数量上比前分区要少，但其损伤导致的缺血涉及脑干、脊髓白质纤维束和神经核团，因而产生的后果严重。

椎动脉（VA）

　　VA 的穿支供应上延髓旁中央区域，包括锥体束、内侧丘系、内侧纵束、舌下神经核头部和旁中央的网状结构（图 15.6）。这些穿支的闭塞可导

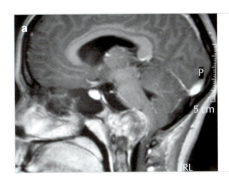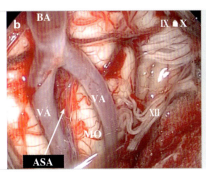

图 15.6　a、b. 下斜坡脊索瘤的 MRI。该患者内镜经鼻入路切除肿瘤后手术视野。ASA，脊髓前动脉；BA，基底动脉；MO，延髓；VA，椎动脉；XII，舌下神经；IX，舌咽神经；X，迷走神经

致内侧髓质综合征，包括对侧肢体偏瘫、触觉和本体感觉丧失以及同侧舌麻痹。

脊髓前动脉是一个重要的穿支，直接起自 V4 段。在 15%~40% 的患者中是单侧起源供应脊髓的前 2/3。其损伤可导致严重的痉挛性四肢瘫痪，温痛觉丧失，但本体感觉保留（图 15.7）。

小脑前下动脉（AICA）

AICA 和 PICA 是根据它们的起源来定义的，而不是根据其供应的小脑区域。AICA 更多起源于 BA 的下 1/3，较少起源于中 1/3。自 BA 发出后向后、外侧走行，通常位于脑桥腹侧的下方，与外展神经的上侧面或下侧面相接触。沿着其走行，供应脑桥下 2/3 和上延髓的外侧。

与神经结构相关的血管发出的穿支，供应神经相关区域及附近脑桥区域，如三叉神经进入脑桥周边区域、延髓的上外侧、舌咽神经和迷走神

经。这类血管的闭塞可引起偏瘫、共济失调、面瘫、听力丧失和斜视。

小脑后下动脉（PICA）

PICA 起自 VA，供应延髓、下蚓部、第四脑室下部、扁桃体和小脑下半部分。

PICA 穿支与 VA 穿支供应区相重叠。PICA 发出点远段的 VA 比近段穿支数量更多。VA 入颅处和 PICA 发出点之间一段 VA 穿支通常为短旋支或直支，主要供应延髓外侧。

PICA 发出点和 VA–BA 交界处之间的 VA 发出的穿支主要为短旋型，止于延髓的前外侧表面。PICA 发出点近段的 VA 也会发出穿支通过 Luschka 孔供应脉络膜丛。

对侧偏瘫、共济失调、震颤、感觉减退和吞咽困难是 PICA 近端闭塞后延髓外侧综合征的典型症状，也称为 Wallenberg 综合征。PICA 的分支闭塞也可能在不同程度上引起上述一些症状。

15.4　避免损伤和处置策略

无论处置策略如何，穿支的意外损伤可能根本没有任何后果，但也可能导致灾难性的并发症。因此，在 EEA 中对穿支损伤最好的处置策略就是预防，而最好的预防方法是手术时要将存在的穿支、解剖位置以及与肿瘤的关系反映在术者脑海中。

由于穿支直径细小、解剖结构多变和常常被肿瘤侵犯，因此在术前或术中可能无法清楚地识别，非常容易受损。在 EEA 中避免穿支受损的策略主要有两种：正确识别穿支和应用显微解剖技术。

在 EEA 中正确识别穿支具有一定的挑战性。首先，术者必须充分了解病变病理性质，以及各

图 15.7　枕骨大孔脑膜瘤切除后延髓缺血（箭头）的 MRI

种病理性质病变所涉及区域的解剖学特点。当怀疑肿瘤可能包绕穿支时，应在手术前行特定的血管检查（CTA 或 MRA）。如证实肿瘤侵犯血管，有助于术者与患者客观地讨论手术利弊，并为可能出现的手术风险做好准备。

在手术过程中，解剖学知识和轻柔的显微操作是防止穿支损伤的关键。尽管神经导航工具［CT 和（或）MRI］对于识别固定的解剖标志（如骨质范围）非常有帮助，但对于软组织，包括肿瘤和血管，术野和神经导航图像之间通常还会有漂移。随着颅底的解剖和肿瘤的切除，组织解剖结构的扭曲，误差范围也逐步增大。因此，在手术过程中，术者不应仅依靠神经导航来定位肿瘤内或肿瘤旁的小动脉。术中神经电生理监测可用于术中穿支可能损伤的病例。这可以实时评估皮层和长纤维束功能，包括感觉通路及运动通路。除了体感诱发电位（SSEP），运动诱发电位（MEP）或脑干听觉诱发反应（BSER）也是必要的，可用来发现穿支损伤或痉挛。然而，神经电生理监测可以确定是否存在损害，但无法用来预防。另一方面，如术中存在明确的神经电生理反应下降，为了避免血管和脑组织进一步损伤，手术策略可能调整为部分切除。

虽然内镜经鼻专用小血管多普勒探头不常规使用，但可以考虑用于辅助探查穿支。此外，带有近红外滤光片的内镜进行吲哚菁绿（ICG）荧光造影和其他血管荧光造影技术也可用于术中识别这些穿支。

宽敞清晰的视野对于正确地识别穿支至关重要。因此，需特别注意黏膜边缘和鼻腔其他结构的止血，以及手术部位的止血。对于未充分暴露的肿瘤区域，必须始终避免盲目刮除。只要可能，穿支的近端和远端都应暴露。用生理盐水浸泡的脑棉可以保护和将小血管从周围的神经血管结构上分离下来。采用显微解剖技术，尽量从近端到远端解剖穿支，这样可以尽早找到解剖平面，避免对细薄的穿支远端过度操作。长而精细的器械可以用来仔细而轻柔地解剖肿瘤边上的穿支。钝头的器械比尖头的器械更好用；在靠近小血管的位置，使用双极电凝时必须格外小心。在这个步骤中，双手操作的重要性再怎么强调都不过分——吸引、牵引、反牵引和保护技术都可以使用。当穿支从肿瘤上完全分离下来后，必须用生理盐水浸泡的脑棉进行保护，而且在手术结束前

应避免进一步操作，以免误伤它。尽管作者不常使用，但局部血管扩张剂（如罂粟碱）可能有助于预防刚分离的血管发生痉挛或闭塞。

决定将穿支完全从肿瘤上分离并全切肿瘤常常具有挑战性。提前明确手术目标，手术团队成员应在手术过程中保持持续沟通，并阶段性重新评估继续分离血管穿支的可行性。例如，如果穿支与肿瘤之间没有解剖平面，或者肿瘤完全包住血管，继续分离就很危险，残留一些肿瘤可能会是明智选择。如果病变是良性的，残留肿瘤又很小，且穿支非常重要，这样的选择就更加正确了。对于外科医生来说，最大的奖励应该永远是患者，而不是术后的 MRI 复查结果。

当穿支血管意外损伤，出血通常是轻微的。对于轻微出血，可在创面上用止血材料压迫止血（如 gelfoam® 或 Surgicel®），止血材料可用或者不用凝血酶原浸泡，甚至仅用温水冲洗就可以起到很好的止血效果。但对于较大的损伤，只能采用精细双极电灼闭塞血管，缝合、重建或搭桥几乎是不可能的。后果是某些脑区和（或）颅神经可能发生缺血，临床症状在很大程度上取决于受损血管对该特定脑区和（或）颅神经的重要性。如果侧支循环充足，患者术后可能不会出现临床症状。

如果穿支或小动脉损伤未被发现，术后可能会发生蛛网膜下腔出血，从而引起脑血管痉挛和迟发性缺血。在这种情况下，脑缺血的临床后果比单独的穿支损伤更为显著，如下一节所述。

15.5 典型病例

15.5.1 病例简介

患者，男性，66 岁。表现为进行性双颞侧视力障碍、疲劳和性欲减退 6 个月。视野检查示双颞侧偏盲，激素检查示促性腺激素功能减退，泌乳素正常。鞍区 MRI 显示垂体大腺瘤，向鞍上凸起并压迫视交叉（图 15.8）。该患者接受内镜经鼻蝶手术切除肿瘤。术中充分显露鞍底并打开硬膜后，将肿瘤完全剥离并吸出，正常垂体保护完好。鞍膈无损伤迹象，术中无脑脊液漏（图 15.9）。

术后 2 天，患者出现视力下降及剧烈头痛。CT 显示鞍上蛛网膜下腔出血，范围累及脚间池。脑血管造影未见血管损伤或破裂动脉瘤的迹象（图 15.10）。

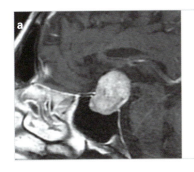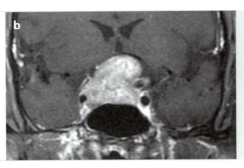

图 15.8 矢状位（a）和冠状位（b）T1 增强 MRI 显示垂体大腺瘤并向鞍上凸起

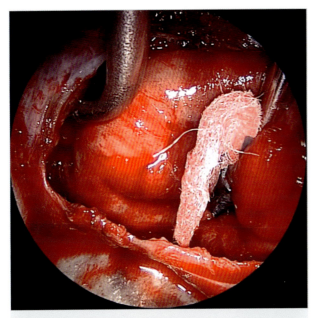

图 15.9 内镜经鼻全切垂体瘤术野图。注意覆盖着薄薄垂体组织的完整鞍膈向下疝入鞍区

损（图 15.11）。患者术后视力立即改善，使用尼莫地平预防脑血管痉挛。

术后患者开始出现反复发作的精神异常（意识水平下降、意识混乱、嗜睡、短期和长期记忆障碍）和自主神经失调（低血压、出汗和心动过速）。CT 和 MRI 显示额叶、颞叶、丘脑和下丘脑有脑梗死（图 15.12 a、b）。MRA 图像显示右侧大脑中动脉血管痉挛，经颅多普勒超声显示大脑供血自我调节能力丧失（图 15.12 c）。考虑患者存在脑血管痉挛和迟发性脑缺血，维持尼莫地平治疗，并维持高血压。

在后续临床随访中，患者临床症状改善，在第一次术后 45 天出院。随访 2 年仍偶尔有轻微意识混乱和短记忆、长记忆障碍。

15.5.2 讨论

令人费解的是本病例经 EEA 切除垂体大腺瘤，术中鞍膈完整，未进入蛛网膜下腔。术后血管造影正常，蛛网膜下腔出血来源却不明显。

经鼻内镜垂体瘤术后非动脉瘤性蛛网膜下腔出血非常罕见。我们认为，本例肿瘤在生长过程中，有一条穿支（如垂体上动脉或其分支）可能

患者接受了二次手术，术中见鞍膈完整，但由蝶鞍缺损处向外凸出。切开鞍膈，清除鞍内及鞍上血凝块，视神经和交叉减压，并重建颅底缺

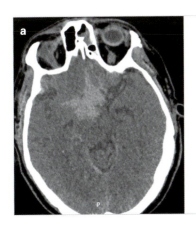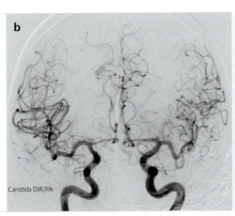

图 15.10 a. 轴位 CT 显示鞍上蛛网膜下腔出血，范围累及脚间池。b. 脑血管造影未见异常

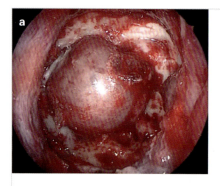
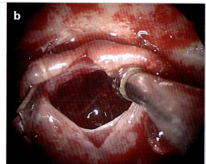
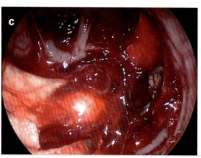

图15.11 a.内镜经鼻手术显示完整的鞍膈通过鞍底骨质缺损疝出。b.切开鞍膈，清除鞍内和鞍上血凝块。c.视神经减压后，未发现出血血管

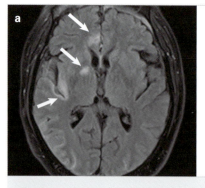
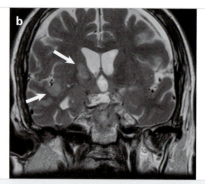
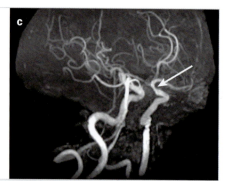

图15.12 轴位（a）和冠状位（b）T2 FLAIR MRI 显示额叶、颞叶、丘脑、下丘脑多个区域脑缺血（箭头）。c.MRA 显示右侧大脑动脉血管痉挛（箭头）

与肿瘤包膜上方的蛛网膜粘连。当肿瘤被切除后，蛛网膜降入鞍区，该穿支受牵拉而导致破裂出血。

该病例另外两个并发症是脑血管痉挛和迟发性脑缺血。大家都知道颅内血管损伤和蛛网膜下腔出血都可能发生这两个后果。患者一经诊断为蛛网膜下腔出血，怀疑血管损伤及脑血管痉挛，立即给予钙通道阻滞剂尼莫地平。虽然该药不能预防或改善脑血管痉挛，但对于存在迟发性脑缺血可能的患者，可以降低不良神经功能预后的风险。尽管应用了尼莫地平治疗，但该患者仍然出现了自主神经紊乱、精神症状、嗜睡、短记忆和长记忆障碍。

15.5.3 根本原因分析

现在还不知道如何预防该病例发生的所有并发症。其起因可能是鞍上蛛网膜下腔的一个小动脉分支（动脉穿支）破裂。该区域有垂体上动脉及其分支，由于鞍膈完整，在手术中看不到。尽管这只是个例，但可以通过在颅底重建之前用少量腹部皮下脂肪填充鞍区，防止鞍膈蛛网膜组织过度疝入鞍内，从而预防过度牵拉鞍上小动脉而导致破裂。此外，显微解剖技术的应用对于预防意外损伤也是非常关键的，如避免盲目刮除鞍上区肿瘤。

15.6　结论

颅底手术应始终注意预防穿支损伤。正确识别这些小血管和应用显微解剖技术是避免重大术后并发症的关键。一旦任何穿支受损，必须立即控制出血，并应考虑到可能的缺血性并发症，包括脑血管痉挛和迟发性缺血。

参考文献

[1] Kassam AB, Prevedello DM, Carrau RL, et al. Endoscopic endonasal skull base surgery: analysis of complications in the authors' initial 800 patients. J Neurosurg. 2011; 114(6):1544–1568.

[2] Muto J, Carrau RL, Oyama K, Otto BA, Prevedello DM. Training model for control of an internal carotid artery injury during transsphenoidal surgery. Laryngoscope. 2017; 127(1):38–43.

[3] Pacca P, Jhawar SS, Seclen DV, et al. "Live cadaver" model for internal carotid artery injury simulation in endoscopic endonasal skull base surgery. Oper Neurosurg (Hagerstown). 2017; 13(6):732–738.

[4] Gardner PA, Tormenti MJ, Pant H, Fernandez-Miranda JC, Snyderman CH, Horowitz MB. Carotid artery injury during endoscopic endonasal skull base surgery: incidence and outcomes. Neurosurgery. 2013; 73(2) Suppl Operative: ons261–ons269, discussion ons269–ons270.

[5] Rosner SS, Rhoton AL, Jr, Ono M, Barry M. Microsurgical anatomy of the anterior perforating arteries. J Neurosurg. 1984; 61(3):468–485.

[6] Serizawa T, Saeki N, Yamaura A. Microsurgical anatomy and clinical significance of the anterior communicating artery and its perforating branches. Neurosurgery. 1997; 40(6):1211–1216, discussion 1216–1218.

[7] Rhoton AL, Jr. The supratentorial arteries. Neurosurgery. 2002; 51(4) Suppl: S53–S120.

[8] Rhoton AL, Jr. The cerebrum. Anatomy. Neurosurgery. 2007; 61(1) Suppl:37–118, discussion 118–119.

[9] Truong HQ, Najera E, Zanabria-Ortiz R, et al. Surgical anatomy of the superior hypophyseal artery and its relevance for endoscopic endonasal surgery. J Neurosurg. 2018; 131(1):154–162.

[10] Kassam A, Snyderman CH, Mintz A, Gardner P, Carrau RL. Expanded endonasal approach: the rostrocaudal axis. Part II. Posterior clinoids to the foramen magnum. Neurosurg Focus. 2005; 19(1):E4.

[11] Hardy DG, Peace DA, Rhoton AL, Jr. Microsurgical anatomy of the superior cerebellar artery. Neurosurgery. 1980; 6(1):10–28.

[12] Párraga RG, Ribas GC, Andrade SEGL, de Oliveira E. Microsurgical anatomy of the posterior cerebral artery in three-dimensional images. World Neurosurg. 2011; 75(2):233–257.

[13] Carrera E, Michel P, Bogousslavsky J. Anteromedian, central, and posterolateral infarcts of the thalamus: three variant types. Stroke. 2004; 35(12):2826–2831.

[14] Marinković SV, Gibo H. The surgical anatomy of the perforating branches of the basilar artery. Neurosurgery. 1993; 33(1):80–87.

[15] Lister JR, Rhoton AL, Jr, Matsushima T, Peace DA. Microsurgical anatomy of the posterior inferior cerebellar artery. Neurosurgery. 1982; 10(2): 170–199.

[16] Enseñat J, Alobid I, de Notaris M, et al. Endoscopic endonasal clipping of a ruptured vertebral-posterior inferior cerebellar artery aneurysm: technical case report. Neurosurgery. 2011; 69(1) Suppl Operative:E121–E127, discussion E127–E128.

[17] Catapano G, Sgulò F, Laleva L, Columbano L, Dallan I, de Notaris M. Multimodal use of indocyanine green endoscopy in neurosurgery: a singlecenter experience and review of the literature. Neurosurg Rev. 2018; 41(4): 985–998.

[18] Eseonu CI, ReFaey K, Geocadin RG, Quinones-Hinojosa A. Postoperative cerebral vasospasm following transsphenoidal pituitary adenoma surgery. World Neurosurg. 2016; 92:7–14.

[19] Veldeman M, Höllig A, Clusmann H, Stevanovic A, Rossaint R, Coburn M. Delayed cerebral ischaemia prevention and treatment after aneurysmal subarachnoid haemorrhage: a systematic review. Br J Anaesth. 2016; 117(1): 17–40.

[20] Shu H, Tian X, Wang H, Zhang H, Zhang Q, Guo L. Nonaneurysmal subarachnoid hemorrhage secondary to transsphenoidal surgery for pituitary adenomas. J Craniofac Surg. 2015; 26(2):e166–e168.

第 16 章 开放性颅底手术中的穿支损伤

Nicholas T. Gamboa, William T. Couldwell

彭爱军 / 译

摘要

基底穿支血管包括直接从大脑主要血管上发出的小动脉分支供应脑干旁正中区域、间脑和大脑深部区域。在开放性颅底手术中必须保留这些纤细的穿支血管以防止明显的术后神经系统并发症。在规划复杂颅底病变手术入路时深入了解穿支的解剖结构至关重要。尽管显微外科技术和其他术中技术降低了穿支损伤的风险,但颅底神经外科医生必须根据术前血管成像和具体的疾病特点给每位患者精心制订个性化的手术方案。术中必须仔细识别、解剖和移位有意外损伤风险的穿支动脉。虽然大脑穿支动脉的损伤不能完全预防,但可以通过周密的计划、术中仔细辨别以及利用术中技术评估穿支血流来大大减少其损伤的可能性。

关键词:基底穿支,脉络膜动脉,外侧豆纹动脉,内侧豆纹动脉,微血管解剖,穿支损伤,颅底手术,丘脑动脉,血管神经外科

16.1 学习要点

• 了解穿支血管的显微解剖学、常见变异以及与颅底病变的关系对于降低颅底神经外科手术并发症的发生率和死亡率至关重要。

• 使用有效的血管成像技术拓展术前计划,对于了解病变的供血动脉和穿支动脉解剖以及针对颅底病变制订适当的个性化手术入路至关重要。

• 颅底神经外科医生必须始终牢记,微小血管的解剖结构可能在疾病最初就发生了明显改变。

• 术中可以使用各种技术来评估穿支的通畅性。包括显微镜和内镜直视下、微血管多普勒超声检查、神经电生理监测中的诱发电位(运动和体感)、荧光素或吲哚菁绿血管造影术以及术中全脑血管造影术。

• 患者最佳的体位和术中脑组织松弛可以通过最大限度地减少固定和动态牵拉来帮助神经外科医生,从而降低颅底手术中穿支血管意外断裂的风险。

• 资深医生术中通常使用稀释后的罂粟碱（3 mg/mL）应用于被解剖分离的穿支血管上,以减少术中解剖穿支血管诱发的血管痉挛,引起缺血性梗死可能。

16.2 引言

大脑基底的穿支血管(穿支)是指从椎–基底动脉、颈内动脉和大脑主要动脉直接发出的细小动脉分支。这些血管供应脑干的旁正中区域、间脑和大脑半球的深部区域(特别是基底神经节和内囊)(图 16.1)。这些非常纤细的穿支血管对灌注大脑和脑干关键区域起着关键作用,因此,必须在术中予以保留,防止术后出现严重的神经系统并发症。尽管神经外科显微技术和术中保护技术取得了重大进步,但是这些直径< 1 mm 的细小血管在手术中仍有较高的损伤风险,特别是在操作和解剖颅底周围纤细的血管神经时。对穿支解剖的深入了解在颅底神经外科手术中起着不可或缺的作用,因为外科医生必须非常小心地避免破坏这些关键结构。全面了解大脑循环系统的微血管解剖结构,包括穿支动脉的起源、走行、在蛛网膜下腔的分布、穿支动脉的吻合以及随后的分支在脑实质中的分布对于选择合适的治疗方式(显微手术或血管内治疗)至关重要,尤其是因复杂的血管或肿瘤疾病使颅底的解剖结构异常时。本章将讨论基底穿支动脉的解剖、相关的颅底病变,以及在计划和实施开放入路治疗颅底复杂病变时如何避免并发症的发生。

16.3 血管挑战

开放性颅底手术中与穿支损伤相关的血管挑战源于基底穿支血管的纤细、其复杂且高度可变的解剖结构、大量的颅外分支以及与颅底病变密切的相关性。多次手术、放化疗会使术中这些血管挑战变得更加复杂——破坏了正常的解剖界面及颅底解剖结构。表 16.1 概述了来自每个主要动

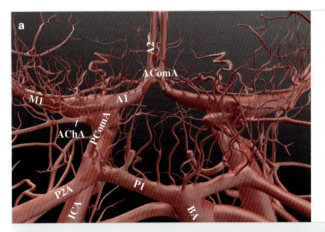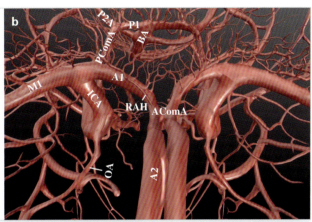

图 16.1 Willis 环、其分支以及主要脑动脉的众多穿通分支的三维渲染图。a. 后部和上部视图展示了后循环：基底动脉（BA）、后脑动脉的前交通段（P1）、后脑动脉的前交通后段（P2A），以及通过后交通动脉（PComA）与前循环的连接。前循环由颈内动脉（ICA）、脉络膜前动脉（AChA）、大脑中动脉的水平段（M1）、前脑动脉的前交通段（A1）、前交通动脉（AComA）和前脑动脉的后交通段（A2）表示。b. Willis 环的前部和上部视图。可以看到眼动脉（OA）从 ICA 的眼段分支并向前方延伸

表 16.1　大脑主要动脉颅底穿支血管的供血动脉段、数量、血管直径、走行方向和供应结构

供血动脉段	穿支动脉	数量 平均	数量 范围	血管直径（μm）平均	血管直径（μm）范围	走行方向	供应结构	参考文献
ACA，A1	MSA	6.6	1~12	276	80~710	PS	前联合、下丘脑前部、纹状体前下、视交叉、穹隆柱、透明隔	Marinković 等，1986 Perlmutter 和 Rhoton，1976
	RAH	1	0~2	462	180~850	PS	内囊前肢、壳核和苍白球前部、尾状核头部	Marinković 等，1986 Perlmutter 和 Rhoton，1976
MCA，M1	LSA	10.4	1~21	350	100~2200	PS	尾状核头部和体部、内囊、前联合外侧、苍白球外侧、壳核、无名质	Rosner 等，1984 Umansky 等，1985
Choroidal ICA	AChA C	4.6	2~9	317	90~600	PM	海马前部、中脑前外侧、杏仁核、苍白球内侧、外侧膝状体、视束、后肢和内囊膝、丘脑底核、尾状核尾	Marinković 等，1999 Rhoton 等，1979
	AChA P	1.7	0~6	700	400~1100	PM		
	ICA 穿支	3.9	1~9	243	70~470	PS	前穿质、视束	Marinković 等，1990 Rosner 等，1984
PComA	TTA	1.3	1~2	493	280~780	PS	前丘脑、大脑脚、乳头体和乳头丘脑束、内侧下丘脑、穹隆柱、下丘脑后部、内囊后肢	Gibo 等，2001 Saeki 和 Rhoton，1977
PCA，P1	TPA	2	1~10	321	100~750	PS	中脑、内侧丘脑、后下丘脑、下丘脑	Marinković 等，1986 Saeki 和 Rhoton，1977
PCA，P2A/P2P	TGA	5.7	2~12	346	70~580	PS	上丘臂、内侧和外侧膝状体、丘脑枕部	Milisavljević 等，1991 Zeal 和 Rhoton，2009

缩写：ACA，大脑前动脉；AChA C，脉络膜前动脉环池段；AChA P，脉络膜前动脉丛段；ICA，颈内动脉；LSA，豆纹动脉；MCA，大脑中动脉；MSA，内侧豆纹动脉；PCA，大脑后动脉；PComA，后交通动脉；PM，后内侧；PS，后上；RAH，Heubner 回返动脉；TGA，丘脑膝状动脉；TPA，丘脑穿支动脉；TTA，丘脑结节动脉

脉的基底穿支血管，并总结了文献关于其供血动脉段、数量（平均值和范围）、血管直径（平均值和范围）、走行方向和供应结构。

16.4 避免穿支损伤

16.4.1 穿支血流监测和避免损伤的基本原则

许多术中技术已经用来发现隐藏的穿支血管或评估穿支血管的通畅性，以避免无意中损伤穿支动脉。这些方式包括显微镜或内镜、术中数字减影血管造影（DSA）、微血管多普勒超声检查、运动和体感诱发电位的神经电生理监测，以及荧光素或吲哚菁绿（ICG）血管造影。当担心供血动脉或穿支动脉可能发生闭塞时，虽然这些具有实用性的重要技术各自都有相对的优、缺点，但在颅底手术中并不能总是完美地监测所有相邻穿支动脉的血流异常。

事实证明，微型反射镜和内镜对于直视关键的神经血管起着关键性作用，如手术显微镜无法看到的穿支血管（如位于动脉瘤顶后面或肿瘤深处的穿支血管）。这些方法在放置动脉瘤夹后被证明特别有用，外科医生可以观察动脉瘤的背侧，评估动脉瘤隐藏的解剖特征，并确保最佳的动脉夹位置，不将任何穿支或其他关键神经血管结构夹住。此外，当试图观察被颅底附近肿瘤推移或遮挡的主要血管及穿支时，角度内镜对观察这些移位或遮挡的血管是非常有用的。

微血管多普勒超声是一种有价值的工具。可根据血管的流速以无创方式实时评估通过血管的血流。尽管探头可以测量小至 1 mm 的血管，但事实证明，当将探头放置在深部手术野中的目标穿支血管上时，很难准确评估穿支血管的动态血流以及周围血管的血流状态，从而干扰了术中评估血管的通畅性。此外，微血管多普勒超声不是总能可靠地辨别出穿支血管内的血流是否足以避免梗死的，对直径 < 0.5 mm 血管内血流的评估并不十分可靠。在体外和体内研究中表明，与传统的微血管多普勒超声探头相比，微血管超声流量探头（Microvascular Flowprobe，Transonics Systems Inc.，Ithaca，NY）可为操作者提供定量和定性血流动力学评估，而不受血细胞比容或血管壁厚度等因素的影响。

运动诱发电位电生理监测可以在 60 s 内检测到通过脉络膜前动脉（AChA）、内侧豆纹动脉（MSA）或豆纹动脉（LSA）穿支分支的血流减少，但不能以这种方式监测后交通动脉（PComA）或丘脑后动脉穿支内的血流障碍，因为它们不供应锥体束。此外，解剖结构的变异、侧支循环和某些变异性高的穿支血管［如 Huebner 回返动脉（RAH）］位置不定，因此，神经电生理监测不一定完全可靠地探测到它们的血流动力学障碍。通过运动和体感诱发电位的降低或丧失，能够在术中评估受损的脑血流和梗死。然而，值得注意的是，神经电生理监测可能会受到麻醉的影响，并且在缺血性和非缺血性损伤的情况下可能分别出现假阴性或假阳性。

习惯上，将术中 DSA 与术中直视化相结合，以评估附近供血动脉或分支血管的通畅性，并且广泛用于神经外科血管和颅底手术。它的优点包括评估整个大脑血液循环并可以发现动脉瘤是否夹闭充分或残留的动静脉畸形和动静脉瘘。然而，术中 DSA 是一项侵袭性、耗时且昂贵的操作，其分辨率有限——使得确认穿支通畅变得困难或不可能。

已证明荧光素或 ICG 血管造影在许多神经外科肿瘤和血管病例的处理中是特别有用的工具。荧光素和 ICG 血管显影是一种快速和可重复的模式（在 20~30 min 冲洗延迟后，可重复进行），它们很容易被整合入手术显微镜并使用血管内荧光，从而能够可视化传统术中 DSA 难以辨别的细小穿支。除此之外，Raabe 等证明在 90% 的病例中，ICG 血管造影与术中和术后 DSA 相当，并且为术者提供重要的术中信息，根据所提供的信息对 9% 的动脉瘤病例进行了瘤夹的调整。

使用上述方法对穿支血流动力学进行术中评估可以为颅底神经外科医生提供关键信息，有助于避免并发症的发生。然而，根据我们的经验，这些技术必须与临床判断、穿支充分的解剖以及术中仔细检查穿支相结合，以最大限度地降低术后穿支分布区梗死的风险。

16.4.2 技术细节

理想的颅底入路是允许外科医生成功接近和治疗潜在疾病，同时使周围的脑组织和血管完全不受干扰。因此，术前规划必须仔细考虑最佳手术入路、患者体位、重力牵引和自然解剖界面。

脑组织松弛对于颅底手术和避免穿支动脉损伤尤其重要，尤其在颅内动脉瘤破裂伴有颅内压升高、脑组织充血和脑积水的情况下。术前给予 10 mg 地塞米松，术中轻度过度通气（$PaCO_2$ 30~35 mmHg），滴注高渗盐溶液或甘露醇（1~2 g/kg），脑室外引流或腰大池置管引流等措施都有助于实现脑松弛。最佳体位为头部略高于心脏，不过度屈曲颈部或侧旋，以尽量减少静脉充血。总的来说，这些方式通过使用正常解剖界面，改善可视化和暴露，最大限度地减少动态和固定牵拉脑组织的需要，从而降低因疏忽或过度手动调整脑压板而导致纤细穿支血管意外损伤的风险。术中密切监测平均动脉压也很重要，因为对血管的操作可能会导致局部血管痉挛。当发生血管痉挛时，适度的升高血压可能会减少有害的缺血半暗带。资深神经外科医生倾向于在解剖血管结构过程中维持或增加平均动脉压，在血管可见痉挛的情况下常规使用稀释性罂粟碱溶液（3 mg/mL，1 mL）进行处理。

16.5　相关病变

16.5.1　开放性颅底手术治疗前循环附近病变

前交通动脉（AComA）复合体是颅内动脉瘤最常见的部位，大约 30% 的破裂动脉瘤与此相关。由于该区域血管解剖结构的变异度较高（高达 60%）。该区域的动脉瘤高度变异（动脉瘤瘤颈、瘤顶大小、动脉瘤囊形态和指向）且与邻近穿支血管和颅底其他神经血管结构关系密切，是一项最具挑战性的手术。

AComA 动脉瘤可经纵裂入路、眶上入路、眶颧入路、额下入路、翼点入路或扩大颅底入路。接近该区域的入路选择通常取决于 A1 段的对称性。如果 A1 段是对称的，则通常选择右侧入路，以避免涉及语言的优势半球。然而，如果其中一侧 A1 节段发育不全（即 < 1.5 mm），则首选 A1 优势侧入路，确保可以早期近端控制和对瘤颈和瘤顶的最佳观察。无论采用何种手术方法，都必须仔细解剖瘤周结构，特别是视神经、ICA、同侧和对侧 A1、同侧和对侧额极与眶额动脉以及邻近的穿支血管。必须仔细确认瘤颈，在获得近端

和远端控制后，在瘤颈周围解剖分离界面；邻近的穿支血管，如 MSA 和 RAH，应在近端和远端解剖，然后小心分离，以便在不闭塞这些血管的情况下夹闭动脉瘤。如果在不阻断黏附或密切相关的穿支血管的情况下，无法放置瘤夹，则应用开窗动脉瘤夹将这些纤细的血管整合到构建体中，而不会干扰正常血流。

前颅底和鞍上肿瘤呈多样化，包括脑膜瘤、血管周细胞瘤、垂体腺瘤、颅咽管瘤、脊索瘤、神经母细胞瘤、肉瘤和淋巴瘤等病变。这些肿瘤可累及前颅底的颅内组织，可侵袭甚至包裹该区域的重要神经血管结构。因此，在不牺牲或干扰相关穿支情况下，最大限度地安全全切可能是比较困难的。一些肿瘤如垂体腺瘤倾向于包裹附近的颅内血管（如 ICA），但大多数情况下还是可以相对容易地进行分离的。而其他肿瘤如侵袭性纤维性脑膜瘤有侵袭附近血管外膜的倾向，在不牺牲血管的情况下，术中将肿瘤与受累血管分离很困难或不可能或者残留部分肿瘤。因此，应不惜一切代价尝试保留受累的穿支，这就要求颅底神经外科医生通过研究每位患者的术前 MRI 和 MRA 来了解受累的供血动脉和穿支。

对于包裹邻近血管和穿支的大型床突旁脑膜瘤，这些典型良性肿瘤的手术治疗可能特别困难。根据我们的经验，我们倾向于采用翼点经侧裂入路，并以从远端向近端的方式仔细向大脑中动脉 ICA 分叉处分离。在分离过程中必须联合显微分离、双极电凝和显微剪刀将穿支血管（如 LSA、MSA 和 AChA）从肿瘤上仔细解剖分离出来。术者应仔细探查穿支进入肿瘤的入口及出口（适当时），并沿着血管间隙将血管与肿瘤分离。由于肿瘤内部血管会干扰对穿支的识别和分离，因此，在分离这些细小、易破的穿支时，了解供血动脉与肿瘤的关系及穿支进入肿瘤入口是非常重要的。当识别这些穿支较困难时，分块切除肿瘤有助于识别受累的穿支，并安全分离。小心切除包裹穿支的肿瘤有助于最大限度地降低肿瘤压迫和破坏正常穿支血管血流动力学的风险，而穿支血流异常容易导致血栓形成和卒中。

术前理解解剖结构对于术中决策至关重要，由于术中疏忽而牺牲穿支分支可能会导致术后显著的神经功能缺损。少量肿瘤残留可以术后辅以放、化疗，但这比导致术后有明确神经功能缺损的激进全切更可取。

16.5.2　后循环附近病变的开放性颅底手术

广义上，后循环动脉瘤包括 PComA 动脉瘤、基底动脉尖动脉瘤以及椎 – 基底动脉主要分支（小脑前下动脉和小脑后下动脉）动脉瘤。PComA 动脉瘤约占所有颅内动脉瘤的 30%。这些动脉瘤的指向具有独特的可变性。在大型 PComA 动脉瘤中，术前 DSA 显示微血管形态可能存在明显扭曲。大型 PComA 动脉瘤可能是直接由动脉瘤压迫导致 PComA 缺失或发育不全而引起的。邻近的 AChA 也可能被动脉瘤向后内侧推挤移位而被误认为是 MSA，丘脑穿支动脉（TPA）分支也可能被类似地向后内侧推挤。临床可通过翼点、眶颧或眶上外侧入路夹闭 PComA 动脉瘤，术中可能需要磨除前床突扩大床突旁间隙（即视神经 – 颈动脉和颈动脉 – 动眼神经间隙），以确保足够的可视化空间和近端控制。无论采用何种入路，安全、有效的夹闭原则都是相同的。PComA 动脉瘤瘤顶可能与动眼神经粘连，由于存在损伤动眼神经的风险，通常不需分离。可以在 ICA 床突上段的无穿支区进行临时阻断，进一步分离动脉瘤瘤颈。打开终板池可以更好地观察 PComA 与 AComA 和大脑前动脉、附近穿支的侧支循环，并最终放置永久性动脉瘤夹而不干扰穿支血流。可以通过将 ICA 轻微向侧方移位，探查瘤夹远端，确保没有夹住穿支。

基底动脉尖动脉瘤约占所有颅内动脉瘤的 5%~8%，且具有较高的破裂风险。目前，虽然大多数基底动脉尖动脉瘤都采用血管内治疗，但这些动脉瘤在栓塞后特别容易再通和再生，后期需要进行明确的开颅夹闭。由于这些动脉瘤位置较深，手术通道极其狭窄，难以充分暴露基底动脉近端和远端，且与基底动脉尖端穿支密切相关，因此，在技术上暴露这些动脉瘤有一定难度。但基底动脉分叉复合体的解剖变异和复杂性明显低于 AComA 复合体。然而，术中意外闭塞基底动脉尖端穿支会导致严重的神经功能损伤和显著增加死亡风险。通过颞下、翼点、经海绵窦和其他扩大颅底入路可以夹闭基底动脉尖动脉瘤。脚间窝区域有几组不同的穿支血管，即 P1 段的 TPA、P2 段的丘脑环状动脉、AChA、脉络膜后动脉内侧组、脉络膜后动脉外侧组和来自小脑上动脉的穿支。与所有动脉瘤手术一样，在夹闭过程中直接观察附近的穿支是必不可少的。经海绵窦入路处理基底动脉尖动脉瘤可能需要磨除后床突，便于

观察对侧 P1 段及其穿支。由于这些穿支通常隐藏在动脉瘤后方，因此术中可能会被误夹。在解剖黏附动脉瘤瘤顶上的穿支前，单独放置临时瘤夹或结合腺苷诱导的心脏停顿（0.3~0.4 mg/kg）来降低动脉瘤瘤顶的压力可能特别有用。作者通常更喜欢 Drake 描述的颞下入路夹闭基底动脉尖动脉瘤，因为放置动脉瘤夹时可以更好地观察 P1 后方穿支。

术前了解动脉瘤颈和瘤顶、瘤体指向、与鞍背的关系、基底动脉的分叉角度和尖端的高度以及与 P1 段之间的角度，有助于制订最合适的手术入路。可最大限度地显示动脉瘤颈和瘤顶、附近神经血管和穿支的入路，可能会减少穿支意外损伤，并最大限度地减少术后并发症发生率和死亡率。

涉及后循环的肿瘤包括多种肿瘤病变，如脑膜瘤、神经鞘瘤、胶质瘤、巨细胞瘤、脊索瘤、软骨肉瘤、表皮样肿瘤和转移瘤等。与前循环附近的肿瘤一样，这些肿瘤对周围血管的累及程度可能有所不同。岩斜区脑膜瘤通常体积很大，可以包裹附近的后循环血管和穿支，还可以移位和粘连脑干及相关颅神经。脑干穿支血管可能还参与其供血。尽管病理上岩斜区脑膜瘤通常为良性，但这些共同特征在技术上导致其很难获得全切除。岩斜区脑膜瘤的治疗方法因人而异，主要取决于肿瘤大小、位置和侵犯范围；根据情况选择经额颞、眶颧、颞 – 颞下、乙状窦前、乙状窦后、岩前、岩后和经岩联合、迷路后、迷路、耳蜗、远外侧和极外侧等入路。由于这些病变与关键血管神经结构具有密切的解剖关系，因此必须采用系统的、多学科协作方法来改善患者的长期预后。尽管如此，相同的手术原则仍适用于成功切除这些肿瘤。在规划颅底肿瘤手术入路时，术前了解肿瘤与后循环、穿支血管、回流静脉、硬脑膜静脉窦以及颅神经的关系至关重要。在可能的情况下，作者喜欢在肿瘤包膜和相邻血管之间找出一个界面。同样，在后循环和穿支血管被肿瘤包裹的情况下，识别它们的入口和出口有助于对这些血管的分离。在主要动脉和穿支不能安全地从肿瘤上剥离开的情况下近全切除或次全切除肿瘤有利于避免严重的缺血性并发症，当脑干穿支参与肿瘤血供时尤其如此。颅底外科医生必须将患者的术前功能状态、生活质量、无进展生存的可能性以及通过辅助治疗实现疾病持久控制的可能性

纳入手术决策过程。少量肿瘤残留可以辅助放疗，这几乎总比尝试性治愈、积极的全切除术后显著的神经功能缺损和后期生活质量变差更可取。

16.6　典型病例

16.6.1　后床突附近视神经胶质瘤

患者，男性，76 岁，既往有高血压、2 型糖尿病和前列腺癌病史（根治性前列腺切除术后）。最初因视力恶化 1 年到眼科就诊，并发现右上象限同向性偏盲。头颅平扫及增强 MRI 显示：左侧视束和后床突区域增强性病变（图 16.2 a~c）。手术采用左额颞入路活检和肿瘤全切除术（视频16.1），术后病理符合视束毛细胞星形细胞瘤。肿瘤切除后患者右手的运动诱发电位减弱。此时将稀释的罂粟碱溶液（3 mg/mL）应用于 ICA、A1、

M1、P1、小脑上动脉、PComA 和所有可见的穿支血管。微血管多普勒超声检查和 ICG 血管造影均显示左侧 PComA 血流延迟，与分离血管时一致。进一步升高患者血压，平均动脉压（MAP）目标值＞85 mmHg，再将罂粟碱溶液（3 mg/mL）应用到左侧 PComA 和附近的穿支上。再次 ICG 血管造影显示左侧 PComA 血管通畅，充盈也略有减少。患者的运动诱发电位有所改善，但未恢复到基线水平。值得注意的是，术中微血管多普勒超声和 ICG 血管造影显示左侧 AChA 血流正常。尽管术中使用了罂粟碱，微血管多普勒超声和 ICG 血管造影也显示穿支血管通畅，术后第 1 天给予升高血压、快速输液（125 mL/h）和阿司匹林（325 mg/d）的术后护理，但患者术后左侧 AChA 分布区域出现恒定的梗死，右上肢和右下肢无力（图16.2 e）。术后头部平扫及增强 MRI 显示病变全切除（图 16.2 d）。

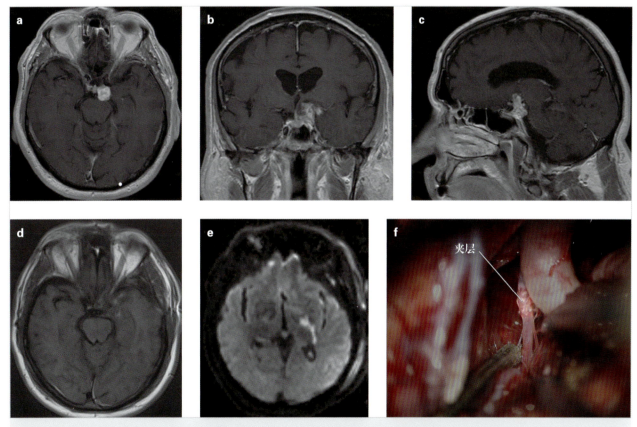

图 16.2　患者男性，76 岁，右侧上象限同向性偏盲加重 1 年。头部轴位（a）、冠状位（b）和矢状位（c）T1 增强 MRI 显示：一个直径 2.5 cm 的强化混杂信号囊实性肿块包绕左侧颈内动脉（ICA），毗邻左侧视交叉、视束以及左侧海马。经左侧额颞开颅切除肿瘤，最终病理为视神经胶质瘤。d. 术后轴位 T1 加权增强 MRI 提示全切除。e. 术后轴位 MRI 弥散加权序列显示左侧脉络膜前动脉血管痉挛致内囊梗死。f. 术中同侧 ICA 的左后交通动脉（PComA）的动脉夹层和痉挛

16.6.2　基底动脉尖动脉瘤夹闭

　　患者女性，57 岁，既往体健，因左侧 Bell 麻痹到外院就诊。头颅 CT 平扫显示基底动脉尖端高密度影，提示动脉瘤可能。转至我院行头颈部 CTA 示基底动脉尖端有一直径 1 cm 指向前上方的未破裂动脉瘤（图 16.3 a~c）。DSA 进一步评估动脉瘤和脑血管的形态显示动脉瘤颈宽 4.2 mm、指

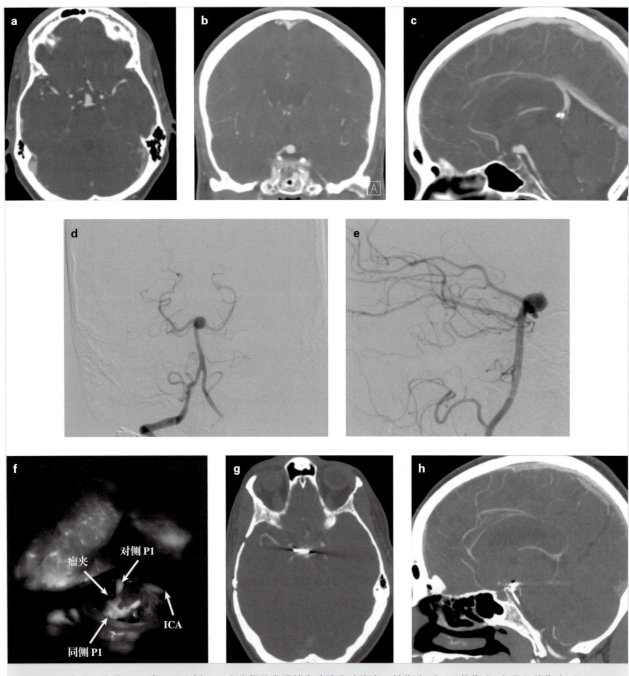

图 16.3 患者，女性，57 岁，因左侧 Bell 麻痹偶然发现基底动脉尖动脉瘤。轴位（a）、冠状位（b）和矢状位（c）CTA 显示基底动脉尖端一直径约 1 cm 的动脉瘤。d、e. 术前 DSA 证实基底动脉尖端一直径约 1 cm 的动脉瘤，指向前上方，瘤颈和瘤顶未见穿支。手术采用右侧颞下入路夹闭基底动脉尖端动脉瘤。f. 术中吲哚菁绿（ICG）造影（右侧颞下视角）显示同侧和对侧 P1 段、基底尖部和动脉瘤夹。检查并未发现基底动脉尖端穿支被误夹。术后轴位（g）和矢状位（h）CTA 示动脉瘤颈部或瘤顶未见残留

向前上方，瘤顶呈多叶状（图 16.3 d、e）。患者选择手术夹闭动脉瘤。采用右颞下入路夹闭基底动脉尖动脉瘤，术前放置腰大池引流脑脊液降低颅内压。此外，间歇性腺苷诱导的心脏停搏与暴发抑制一起用于安全分离动脉瘤瘤顶、同侧大脑后动脉（PCA）、小脑上动脉、对侧 PCA 和伴行的 P1 穿支。临时阻断基底动脉，然后采用腺苷诱导心脏停搏，随后将穿支动脉从动脉瘤颈部分离出来，并用永久性动脉瘤夹夹闭瘤颈。移除临时阻断夹，运动和体感诱发电位未改变。ICG 造影显示所有主要血管和周围穿支通畅，充盈正常（图 16.3 f）；但瘤颈仍有部分充盈，予再次临时阻断基底动脉，采用腺苷诱导心脏停搏，调整动脉瘤夹完全夹闭瘤颈。移除临时阻断夹后，再次 ICG 造影显示动脉瘤瘤颈完全夹闭，所有主要血管和周围穿支保持通畅，充盈正常。然后用罂粟碱溶液（3 mg/mL）浸润穿支和载瘤动脉，运动和体感诱发电位保持不变。拔管后，患者除了右侧颅神经 Ⅲ、Ⅳ 轻度麻痹外，神经功能保持完整。术后恢复良好，术后第 4 天出院。随访 1 个月，颅神经缺损和复视完全消失，复查头部 CTA 显示动脉瘤完全夹闭（图 16.3 g、h）。

16.7　处理方法

如果穿支血管出现血管痉挛或动脉夹层，或者运动或体感诱发电位丧失，立即让麻醉师将 MAP 升至 85 mmHg 以上诱发高血压状态（术后维持 5~7 天，具体取决于血管痉挛的程度），同时停止操作和分离，并用稀释性罂粟碱（3 mg/mL）浸润疑似痉挛的血管。如果神经电生理监测恢复正常，可继续操作，完成肿瘤切除或动脉瘤夹闭。如果神经电生理监测没有迅速恢复或仅轻度改善，则需 ICG 血管造影评估穿支血管血流是否完全中断，以指导进一步治疗。

如果上述操作未能达到最佳结果，术中或术后应立即复查 DSA 以评估血管的通畅性以及重要血管穿支是否阻塞。术后 MRI 可以明确是否有确切的缺血证据来直接指导下一步的治疗。

16.8　根本原因分析

患者，男性，76 岁，既往有高血压、2 型糖尿病病史，左侧视神经胶质瘤手术切除，并发左侧 PComA 动脉夹层和梗死，右侧上、下肢无力。

问题：左侧 PComA 血管痉挛和（或）夹层导致梗死。

因素：术中对 ICA 和左侧 PComA 和 AChA 的操作是导致该患者发生动脉夹层和血管痉挛最可能的原因。可能导致血管痉挛的其他潜在因素包括术中复苏导致低血容量状态、轻度低钠血症（术中 Na 133）或与患者长期高血压和（或）2 型糖尿病相关的未知潜在血管病变。其他与肿瘤相关的因素包括肿瘤侵袭性和包绕所涉及的穿支血管。考虑到该肿瘤位于后床突附近，尝试最大限度安全切除或全切除病变需要仔细解剖和分离周围血管和附近穿支。

预防 / 治疗措施：一旦通过运动诱发电位识别发生了动脉夹层和血管痉挛，则需采取适当的应对措施，包括：大量罂粟碱溶液冲洗穿支血管、诱发高血压（MAP > 85 mmHg）、检查受影响的血管（确保血管没有受压 / 机械性血流受阻）、快速静滴生理盐水（125 mL/h）和口服阿司匹林 325 mg/d（术后第 1 天）。

16.9　结论

纤细的颅内穿支动脉的牺牲或血流中断可导致显著的术后神经功能障碍。神经外科医生必须对微血管穿支正常的解剖结构、常见变异以及患者特定颅底病变如何改变了正常解剖结构有透彻的了解。这要求颅底外科医生认真进行术前规划。根据病变位置和术前血管成像选择最合适的手术入路。使用手术显微镜和其他术中辅助工具和技术可以降低穿支血管意外损伤的风险，同时结合其他工具和技术来评估穿支的血流动力学。然而，这些方式仍然不完善，不能替代仔细分离、充分的可视化和检查、对患者特定解剖结构的理解以及基于多年经验的临床判断。

致谢

作者感谢 Kristin Kraus，M.Sc. 在本章的准备工作中提供的帮助。

参考文献

[1]　Marinković S, Milisavljević M, Kovacević M. Anatomical bases for

surgical approach to the initial segment of the anterior cerebral artery. Microanatomy of Heubner's artery and perforating branches of the anterior cerebral artery. Surg Radiol Anat. 1986; 8(1):7–18.

[2] Perlmutter D, Rhoton AL, Jr. Microsurgical anatomy of the anterior cerebralanterior communicating-recurrent artery complex. J Neurosurg. 1976; 45(3): 259–272.

[3] Rosner SS, Rhoton AL, Jr, Ono M, Barry M. Microsurgical anatomy of the anterior perforating arteries. J Neurosurg. 1984; 61(3):468–485.

[4] Umansky F, Gomes FB, Dujovny M, et al. The perforating branches of the middle cerebral artery. A microanatomical study. J Neurosurg. 1985; 62(2): 261–268.

[5] Marinković S, Gibo H, Brigante L, Nikodijević I, Petrović P. The surgical anatomy of the perforating branches of the anterior choroidal artery. Surg Neurol. 1999; 52(1):30–36.

[6] Rhoton AL, Jr, Fujii K, Fradd B. Microsurgical anatomy of the anterior choroidal artery. Surg Neurol. 1979; 12(2):171–187.

[7] Marinković SV, Milisavljević MM, Marinković ZD. The perforating branches of the internal carotid artery: the microsurgical anatomy of their extracerebral segments. Neurosurgery. 1990; 26(3):472–478, discussion 478–479.

[8] Gibo H, Marinković S, Brigante L. The microsurgical anatomy of the premamillary artery. J Clin Neurosci. 2001; 8(3):256–260.

[9] Saeki N, Rhoton AL, Jr. Microsurgical anatomy of the upper basilar artery and the posterior circle of Willis. J Neurosurg. 1977; 46(5):563–578.

[10] Marinković S, Milisavljević M, Kovacević M. Interpeduncular perforating branches of the posterior cerebral artery. Microsurgical anatomy of their extracerebral and intracerebral segments. Surg Neurol. 1986; 26(4): 349–359.

[11] Milisavljević MM, Marinković SV, Gibo H, Puskas LF. The thalamogeniculate perforators of the posterior cerebral artery: the microsurgical anatomy. Neurosurgery. 1991; 28(4):523–529, discussion 529–530.

[12] Zeal AA, Rhoton AL, Jr. Microsurgical anatomy of the posterior cerebral artery. J Neurosurg. 1978; 48(4):534–559.

[13] Fischer G, Oertel J, Perneczky A. Endoscopy in aneurysm surgery. Neurosurgery. 2012; 70(2) Suppl Operative:184–190, discussion 190–191.

[14] Tantuwaya LS, Fukushima T, Schurman GW, Davis D. Intraoperative microvascular Doppler sonography in aneurysm surgery. Neurosurgery. 1997; 40(5):965–970, discussion 970–972.

[15] Stendel R, Pietilä T, Al Hassan AA, Schilling A, Brock M. Intraoperative microvascular Doppler ultrasonography in cerebral aneurysm surgery. J Neurol Neurosurg Psychiatry. 2000; 68(1):29–35.

[16] Baker DW. Pulsed ultrasonic Doppler blood-flow sensing. IEEE Trans Sonics Ultrason. 1970; 17:65.

[17] Malinova V, von Eckardstein K, Rohde V, Mielke D. Neuronavigated microvascular Doppler sonography for intraoperative monitoring of blood flow velocity changes during aneurysm surgery—a feasible monitoring technique. Clin Neurol Neurosurg. 2015; 137:79–82.

[18] Charbel FT, Hoffman WE, Misra M, Ostergren L. Ultrasonic perivascular flow probe: technique and application in neurosurgery. Neurol Res. 1998; 20(5): 439–442.

[19] Lundell A, Bergqvist D, Mattsson E, Nilsson B. Volume blood flow measurements with a transit time flowmeter: an in vivo and in vitro variability and validation study. Clin Physiol. 1993; 13(5):547–557.

[20] Suzuki K, Kodama N, Sasaki T, et al. Intraoperative monitoring of blood flow insufficiency in the anterior choroidal artery during aneurysm surgery. J Neurosurg. 2003; 98(3):507–514.

[21] Sakuma J, Suzuki K, Sasaki T, et al. Monitoring and preventing blood flow insufficiency due to clip rotation after the treatment of internal carotid artery aneurysms. J Neurosurg. 2004; 100(5):960–962.

[22] Horiuchi K, Suzuki K, Sasaki T, et al. Intraoperative monitoring of blood flow insufficiency during surgery of middle cerebral artery aneurysms. J Neurosurg. 2005; 103(2):275–283.

[23] Choi HH, Ha EJ, Cho W-S, Kang H-S, Kim JE. Effectiveness and limitations of intraoperative monitoring with combined motor and somatosensory evoked potentials during surgical clipping of unruptured intracranial aneurysms. World Neurosurg. 2017; 108:738–747.

[24] Ishizaki T, Endo O, Fujii K, et al. Usefulness and problems of intraoperative monitoring for unruptured aneurysm surgery with the motor evoked potential]. No Shinkei Geka. 2016; 44(4):283–293.

[25] Tang G, Cawley CM, Dion JE, Barrow DL. Intraoperative angiography during aneurysm surgery: a prospective evaluation of efficacy. J Neurosurg. 2002; 96 (6):993–999.

[26] Klopfenstein JD, Spetzler RF, Kim LJ, et al. Comparison of routine and selective use of intraoperative angiography during aneurysm surgery: a prospective assessment. J Neurosurg. 2004; 100(2):230–235.

[27] Raabe A, Nakaji P, Beck J, et al. Prospective evaluation of surgical microscopeintegrated intraoperative near-infrared indocyanine green videoangiography during aneurysm surgery. J Neurosurg. 2005; 103(6):982–989.

[28] Kassell NF, Torner JC, Jane JA, Haley EC, Jr, Adams HP. The International Cooperative Study on the Timing of Aneurysm Surgery. Part 2: Surgical results. J Neurosurg. 1990; 73(1):37–47.

[29] Hernesniemi J, Dashti R, Lehecka M, et al. Microneurosurgical management of anterior communicating artery aneurysms. Surg Neurol. 2008; 70(1):8–28, discussion 29.

[30] Attia M, Umansky F, Paldor I, Dotan S, Shoshan Y, Spektor S. Giant anterior clinoidal meningiomas: surgical technique and outcomes. J Neurosurg. 2012; 117(4):654–665.

[31] Bassiouni H, Asgari S, Sandalcioglu IE, Seifert V, Stolke D, Marquardt G. Anterior clinoidal meningiomas: functional outcome after microsurgical resection in a consecutive series of 106 patients. Clinical article. J Neurosurg. 2009; 111(5):1078–1090.

[32] Wiebers DO, Whisnant JP, Huston J, III, et al. International Study of Unruptured Intracranial Aneurysms Investigators. Unruptured intracranial aneurysms: natural history, clinical outcome, and risks of surgical and endovascular treatment. Lancet. 2003; 362(9378):103–110.

[33] Henkes H, Fischer S, Mariushi W, et al. Angiographic and clinical results in 316 coil-treated basilar artery bifurcation aneurysms. J Neurosurg. 2005; 103 (6):990–999.

[34] Tulleken CAF, Luiten MLFB. The basilar artery bifurcation: microscopical anatomy. Acta Neurochir (Wien). 1987; 85(1–2):50–55.

[35] Drake CG. The surgical treatment of aneurysms of the basilar artery. J Neurosurg. 1968; 29(4):436–446.

[36] Xu F, Karampelas I, Megerian CA, Selman WR, Bambakidis NC. Petroclival meningiomas: an update on surgical approaches, decision making, and treatment results. Neurosurg Focus. 2013; 35(6):E11.

[37] Natarajan SK, Sekhar LN, Schessel D, Morita A. Petroclival meningiomas: multimodality treatment and outcomes at long-term follow-up. Neurosurgery. 2007; 60(6):965–979, discussion 979–981.

第 17 章　医源性血管损伤和颅底肿瘤的血管内治疗

Jacob F. Baranoski, Colin J. Przybylowski, Bradley A. Gross, Felipe C. Albuquerque, Andrew F. Ducruet

程哲 / 译

摘要

在颅底手术中，当肿瘤侵犯包裹颈内动脉、合并动脉瘤以及医源性损伤时，导致手术难度增加，同时也会使得临床管理更具挑战。当遇到这些情况时，如动脉损伤，了解潜在的血管内治疗和挽救方法至关重要。术前更好地了解血管内治疗技术，有助于防止术中血管损伤，促进安全有效地切除肿瘤。本章介绍了颅底手术后急性和迟发性血管损伤血管内治疗的选择、球囊闭塞试验（BOT）的应用和适应证、切除颅底肿瘤术前置入支架保护动脉、合并颈内动脉动脉瘤和颅底肿瘤的治疗策略。

关键词：颈内动脉（ICA），ICA 动脉瘤，ICA 损伤，术前支架置入，颅底肿瘤

17.1　学习要点

• 虽然医源性颈内动脉（ICA）损伤较为罕见，但仍是颅底手术潜在的致命并发症。

• 术前对 ICA 解剖、肿瘤对血管累及情况以及是否合并动脉瘤进行评估非常重要。

• 在发现并尝试修复医源性损伤 ICA 后，所有患者都应立即行血管造影以评估损伤程度和修复的效果。

• 血管内技术可用于处理医源性 ICA 损伤带来的后果。

• 根据血管内修复和血管损伤的严重程度，需要进行短期随访血管造影。无论采用何种技术修复，都应于术后 6 个月随访血管造影。

• 术前合理应用血管内技术，包括术前支架置入，有助于预防颅底肿瘤手术中 ICA 损伤，促进安全有效地切除肿瘤。

• 在手术或内科治疗颅底肿瘤之前，对 ICA 动脉瘤进行治疗，可以预防术中 ICA 医源性损伤或动脉瘤破裂引起的蛛网膜下腔出血。

17.2　引言

由于颅底血管毗邻其他关键结构，加之手术通道复杂，很难到达，以及内镜和开放器械的技术限制，都使得手术治疗颅底血管损伤具有很大的挑战性。因此，在关键区域操作时须格外谨慎，避免在分离和切除肿瘤过程中出现医源性血管损伤。如果颅底手术时发生血管损伤且当时无法手术修复，了解潜在性血管内挽救方案至关重要。此外，术前合理地应用血管内治疗对防止术中血管损伤可能是有益的。本章中，我们将讨论颅底手术后急性和迟发性血管损伤的血管内治疗方案的选择、球囊闭塞试验（BOT）、术前支架置入在颅底肿瘤切除中对动脉的保护，以及颅底肿瘤合并 ICA 动脉瘤的治疗策略。

17.3　颅底手术中医源性血管损伤的血管内治疗

不管是采用显微镜还是神经内镜切除颅底肿瘤，医源性血管损伤都是罕见且致命的并发症。在垂体腺瘤手术中虽然 ICA 损伤率 < 2%，但处理这些血管的损伤却具有极大的挑战。从历史上看，无论是否尝试进行高流量搭桥，对于不能从根本上修复的 ICA 损伤，都需要牺牲血管，这种策略会导致与损伤相关的发病率。血管损伤导致的后果可能在术中立即显现，也可能以迟发的方式在术后几天甚至几年表现出来。

总的来说，在颅底手术中处理 ICA 损伤的理想策略就是预防。这需要结合解剖学知识、临床经验和遵循基本的手术原则。对血管损伤进行一期修复极具挑战性，尤其是经鼻入路；由于手术通道狭长，限制了操作活动度，以及器械的局限性更加剧了一期修复的挑战性。最近，采用直播和模拟模型的专门教学方式帮助外科医生对经鼻

入路术中 ICA 损伤处理做好充分的准备。然而，由于解剖的复杂性和技术限制，目前在大多数情况下无法对 ICA 损伤进行一期修复。

多种血管内治疗方法被用于治疗经鼻内镜和开放显微颅底手术引起的医源性 ICA 损伤。对于突发且需紧急治疗的血管损伤，术后迟发性损伤、放射外科治疗或医疗处理，这些选择方案有所不同。

急性血管损伤伴活动性出血需要立即处理。控制 ICA 出血的传统方法是通过牺牲血管来实现的。然而，这通常是以牺牲 ICA 区域灌注为代价的。如果 BOT 证实患者确实能耐受血管闭塞，闭塞 ICA 可用于处理迟发性管损伤。

随着血管内治疗技术的发展，医源性 ICA 损伤的治疗方案和策略也在不断变化发展。2013 年，Gardner 等报道了 13 年间发生的 7 例 ICA 损伤。他们提出了一套血管内治疗方案，包括分别使用覆膜支架或弹簧圈闭塞 ICA 治疗假性动脉瘤或动脉撕裂引起的活动性出血。其他一些研究报道了使用覆膜支架治疗急性 ICA 损伤控制出血，同时保持血管通畅，并取得了良好结果。随着血流导向装置的出现，使得血管内治疗的可能性进一步增加，许多医源性 ICA 损伤病例已成功使用这些血流导向装置进行治疗。当使用血流导向装置、覆膜支架及支架辅助弹簧圈技术时，必须考虑抗血小板治疗的必要性。

2016 年，Sylvester 等报道了 7 例经鼻 ICA 损伤接受血管内治疗的患者，并对相关文献进行了综述。结合他们自己数据和已公开发表的数据，确定有 105 名患者经鼻手术有 ICA 损伤，且术后接受血管内治疗。其中，46 例是牺牲 ICA 达到治疗目的、28 例在有或没有支架辅助情况下行局部塞、31 例利用覆膜支架或血流导向装置对损伤血管进行重建。牺牲 ICA 可获得彻底性出血控制，但具有较高的永久性神经功能障碍发生率（22%）。用或不用支架辅助弹簧圈栓塞虽然可达到同样治疗效果，但技术相关并发症发生率很高（分别为31% 和 22%），并可致新的或持续性神经功能障碍。覆膜支架或血流导向装置的血管腔内重建技术被成功地应用于部分患者。尽管这些病例都是经过严格挑选的，但血管腔内重建均得到了良好的结果，且并发症发生率相对较低。基于以上这些结果，作者提出了一种治疗思路，术前应充分考虑，包括血管解剖特点、血管损伤程度、BOT 耐受情况以及双重抗血小板治疗（DAPT）的相对

风险。结合上面讨论的治疗策略和我们的治疗经验，我们优化了治疗流程（图 17.1）。如果医源性血管损伤无法立即修复，应将损伤包裹起来控制出血。无论手术填塞是否控制住出血，都应立即将患者送到造影室。第一个关键决策点就是确定患者是否适合 DAPT 治疗。不管是覆膜支架，支架辅助弹簧圈栓塞还是血流导向治疗，术后均需行 DAPT 治疗。当然，DAPT 会增加术后出血风险，因此必须权衡血管内修复的益处。如果出血通过填塞得到控制，且血管造影没有显示活动性出血或大的假性动脉瘤，则可考虑延迟治疗，直至可以行 DAPT；然而，即使早期开始 DAPT 存在风险，我们也赞成紧急进行治疗。患者不适合 DAPT 的因素是肿瘤残留体积较大，这可能使他们容易因肿瘤血管破坏或创伤而发生血肿。

如果患者确定不适合 DAPT，但同时需紧急干预，建议进行 BOT 评估。由于医源性 ICA 损伤的患者大多仍处于气管插管和全身麻醉状态，因此，BOT 只能在不进行神经系统查体的情况下完成。在这种情况下，必须根据影像和电生理结果（下文讨论）确定患者是否耐受血管闭塞。如果患者耐受，则可以使用带或不带液体栓塞物或微血管塞的弹簧圈在血管内闭塞 ICA。如果患者不耐受，损伤部位出现活动性出血，且不适合 DAPT，则需要在闭塞 ICA 之前行高流量颅外 – 颅内血管搭桥。一旦发现假性动脉瘤，如果可能的话，可以先进行简单的栓塞治疗，或者高流量血管搭桥，然后再牺牲血管。

如果患者适合 DAPT，则根据血管造影结果选择血管内治疗。在手术过程中，所有患者均需进行肝素化处理。由于这些患者在支架置入前未接受 DAPT 处理，我们在术中通过静脉或动脉给予阿昔单抗，术后给予阿司匹林和氯吡格雷。我们团队最近发现，这种治疗策略与围手术期血栓栓塞并发症的风险增加无关。通常我们进行 DAPT 6个月，以便有足够的时间促使支架进行血管内皮化，然后再复查血管造影。如果造影未发现支架内血栓，则可考虑停用氯吡格雷，让患者继续服用阿司匹林。对于 ICA 损伤，如果有活动性外渗，则通过在损伤部位放置覆膜支架来治疗。用于治疗颅外颈动脉损伤和假性动脉瘤的传统覆膜支架，很难放置于颅内血管。然而，较小的覆膜支架，如 Jostent（Abbott Vascular Devices, Abbott Medical, Abbott Park, IL），则可通过导管输送到 ICA 颅内

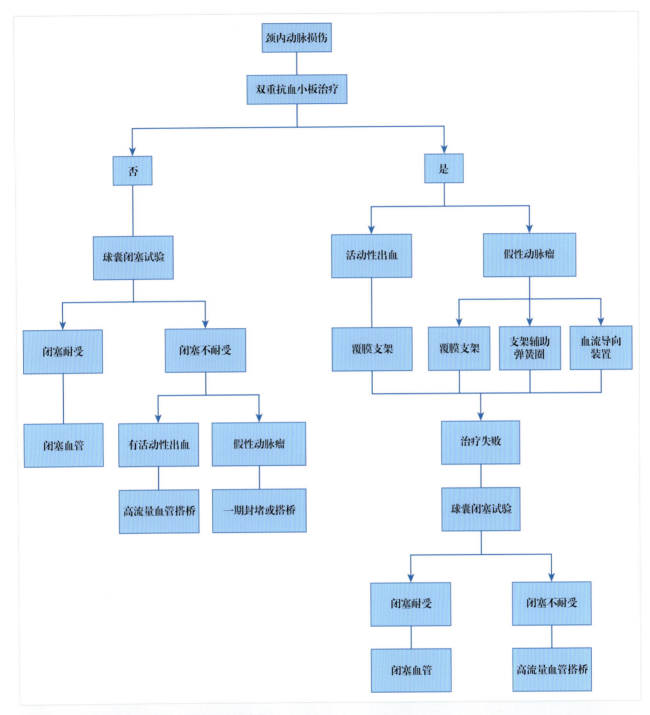

图 17.1　颅底手术中医源性血管损伤的处理流程

段来治疗医源性 ICA 损伤和海绵状颈动脉瘘。如果发现假性动脉瘤，血管内治疗方案选择包括使用覆膜支架、支架辅助弹簧圈栓塞或使用血流导向装置。具体治疗方案需根据患者损伤情况和术者的判断。一般来说，支架辅助弹簧圈栓塞或血流导向装置更受青睐，因为覆盖支架在使用技术上还是存在细微差别的，且增加血栓栓塞并发症的风险。如上所讨论，如果这些技术均不成功，在闭塞 ICA 前建议先进行 BOT，根据 BOT 结果再决定是否需要高流量血管搭桥。根据血管内治疗的类型和损伤的严重程度，可能需要进行短期随访血管造影。尤其对于假性动脉瘤，置入支架确保病变稳定，随访血管造影尤其必要。无论使用何种技术，6 个月随访血管造影都是必须的。

随着使用血流导向装置技术和经验的不断进步，血管内重建可能会继续改善这些复杂病例的结果和预后。其他一些新技术也不断被报道。Cobb 等报道了在血管造影时发生医源性 ICA 损伤，在血管损伤部位通过血管内球囊扩张后得到修复。无论选择何种血管内治疗策略，及时识别血管损伤并和相关团队之间的有效沟通都是必不可少的。如果发生医源性血管损伤，手术团队应立即通知麻醉团队，便于他们为升高血压和必要的液体复苏和输血做好准备。如果无法立即实现损伤的初步控制或修复，外科团队应通知血管内治疗团队，详细交代重要细节，包括血管损伤的侧别、部位、损伤过程和损伤的程度，并要求他们做好造影准备。在颈动脉损伤风险较高的情况下（如切除范侵犯包裹颈动脉肿瘤、翻修手术等），术前要与相关科室讨论这种高风险手术，并制订详细的手术计划非常重要。我们建议无论何时做中央颅底手术，都需要一个血管介入治疗团队随时待命。此外，建议在具有血管内介入治疗资质的医院开展这类高风险手术，如综合性卒中中心。

颅底血管损伤不局限于 ICA。也有报道经鼻和开放手术后大脑后动脉损伤的病例。

典型病例

这是 1 例经鼻神经内镜手术后造成后交通动脉（PComA）假性动脉瘤出血的病例。患者，男性，41 岁。术前诊断颅内中线结构皮样囊肿，采用经鼻神经内镜切除术（图 17.2 a）。术中未发现血管损伤。术后第 9 天，患者因蛛网膜下腔出血导致突然剧烈头痛和意识下降。血管造影显示右侧后交通动脉假性动脉瘤（图 17.2 b）。椎动脉造影显示双侧大脑后动脉显影良好（图 17.2 c），弹簧圈栓塞假性动脉瘤并闭塞后交通动脉远端（图 17.2 d）。患者未出现任何神经系统并发症。

类似的治疗方法和技术可应用于其他病因引

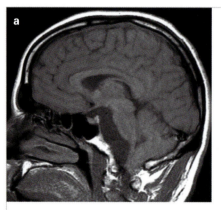
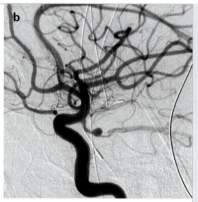
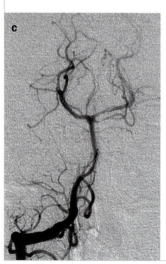
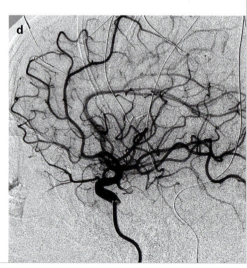

图 17.2　a. 矢状位磁共振成像（MRI）显示颅内中线皮样囊肿。b. 右侧颈内动脉（ICA）侧位图像显示右侧后交通动脉假性动脉瘤。c. 右椎动脉造影正位图像显示双侧大脑后动脉充盈，表明可安全地牺牲右侧后交通动脉。d. 右侧 ICA 血管造影侧位图像显示成功治疗假性动脉瘤及后交通动脉远端闭塞

起的颅底血管损伤，包括创伤或经鼻手术。肿瘤患者因放射治疗引起的 ICA 损伤或者假性动脉瘤可能表现为迟发性损伤，这些损伤需要血管内介入治疗。

17.4　颅底肿瘤手术的术前评估、血管内支架置入或血管的闭塞

颅底肿瘤因毗邻或包裹颈内动脉，导致切除难度显著增加，在手术技术上给神经外科医生带来极大挑战。手术除了切除肿瘤这个最主要目标外，最困难的是对 ICA 的保护。随着颅底外科技术的不断发展，外科医生能够尝试切除以前被认为无法手术的肿瘤。尽管如此，试图切除包围 ICA 的颅底肿瘤而导致动脉破裂、夹层甚至诱发卒中的风险明显增加。虽然颈动脉重建技术已经在类似的案例中使用过，但这种方法在技术上有难度且并发症的发生率也很高。因此，次全切除肿瘤也是一种选择；但对于侵袭性肿瘤患者则很容易复发。随着颅底手术的壁垒不断被突破，血管内技术也在不断发展，有助于治疗这些具有挑战性的颅底病变。

血管内操作技术包括术前永久性闭塞 ICA、颈外动脉至 ICA 高流量血管搭桥后闭塞血管，以及用颈动脉支架加固 ICA。但这些技术都有相应的风险和适应证，使用时必须谨慎并严把适应证。应用任何一种技术都需全面进行术前评估，并须根据患者的具体特点来选择手术方式，要考虑到 ICA 受损程度、患者总体预后和临床表现、侧支循环的代偿和 Willis 环开放情况等。BOT 可辅助判断患者是否可耐受血管闭塞而不增加脑缺血性损伤的风险。为了方便 ICA 损伤的补救，建议所有颈动脉损伤风险高的肿瘤患者（如血管周围受肿瘤侵犯、放射后）和术前就有 ICA 血管内操作计划的患者（包括颈内动脉永久性闭塞或支架置入）或者考虑 ICA 切除的患者都行 BOT。

在清醒状态下将患者带至造影室行 BOT。在完成股动脉穿刺建立血管通路后，全身肝素化将凝血激活时间控制在 250~300 s。然后在同侧 VA 或岩骨段 ICA 内将球囊扩张。首选双腔顺应性良好的微导管球囊，这可以让肝素水到达闭塞球囊的远端，有助于控制血流和随后的血栓形成。同侧血管造影可以证实颈内动脉完全闭塞。球囊充气后，每 2~5 min 进行一次神经系统检查。任何

神经功能缺损或意识水平下降都表明患者不能耐受 ICA 闭塞，应立即放气。其他评估包括通过造影显示对侧颈内动脉和椎动脉或使用体感诱发电位（SSEP）和脑电图（EEG）记录脑功能变化。ICA 必须完全闭塞至少 30 min 且没有出现神经功能障碍才可认为 BOT 是成功的。建议在做 BOT 时可以将患者的收缩压降低 25%~30%，再进行 10~20 min 的神经功能检查。这样可通过减少血液储备代偿来增加球囊闭塞试验的敏感度。另一种技术是通过 SPECT 来推断脑血流。在做 BOT 之前先给患者行头颅 SPECT 检查作为参考。做 BOT 时在静脉内注射放射性同位素。BOT 后再行头颅的 SPECT 检查以比较脑血流变化。如果 BOT 前后颅脑 SPECT 成像的变化超过 10%，则认为评估不成功或者说血管闭塞不耐受。

前面提到的对侧 ICA 和椎动脉侧支循环的评估也很重要。在同侧 ICA 中打起球囊时，如果在对侧 ICA 或椎动脉注入造影剂，同侧 ICA 远端分支动脉和大脑半球血管充分充盈，则认为该患者能够耐受血管闭塞。如果同侧 ICA 分支和大脑半球血管没有充分充盈，患者可能无法耐受血管闭塞。如果 BOT 和其他辅助测试都成功，则认为可以承受继发于 ICA 闭塞的缺血性事件并发症，同时可以考虑永久性地牺牲 ICA。如果患者在 BOT 的任何环节出错，则应考虑其永久性闭塞 ICA 风险较高，应考虑替代技术（如支架置入术、高流量血管搭桥术或肿瘤次全切除）。如上所述，在医源性 ICA 损伤后的紧急情况下，确定 BOT 是否成功且是否耐受 ICA 闭塞必须依赖于放射影像学和电生理。

典型病例

患者，男性，47 岁，既往有侵袭性视网膜母细胞瘤病史并行双侧眼球摘除术和放射治疗，后来病变进展为累及鼻中隔和前颅底的平滑肌肉瘤。病灶切除后又复发（图 17.3 a）。鉴于病变侵犯包裹右侧 ICA，尝试再次切除之前可以考虑牺牲颈动脉（图 17.3 b）。血管造影显示后交通动脉和前交通动脉开放并有良好的侧支循环代偿（图 17.3 c、d）。根据临床症状和核素放射学评估，该患者能够耐受右侧 ICA 的 BOT。鉴于这些结果，我们用弹簧圈和液体栓塞剂组合方法对右侧 ICA 进行血管内封堵闭塞（图 17.3 e）。该过程导致右侧 ICA

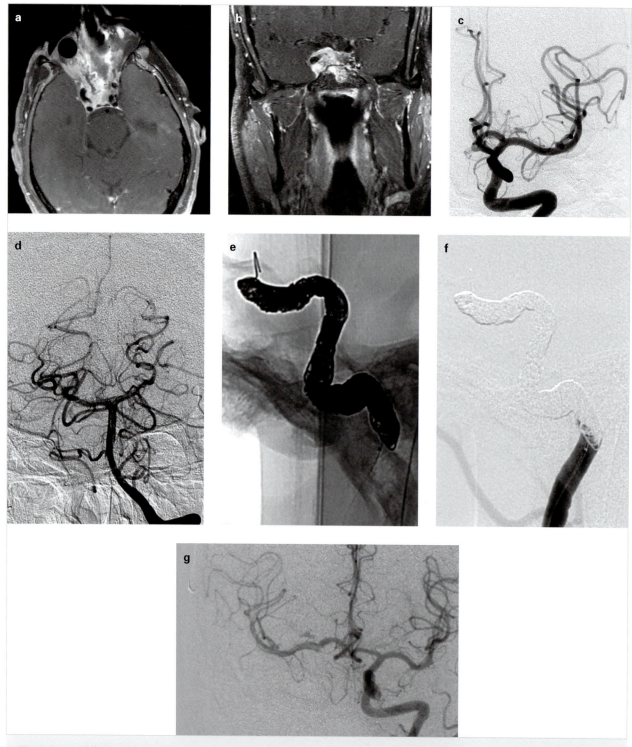

图17.3 a.轴位增强磁共振成像（MRI）显示放射诱导复发平滑肌肉瘤累及鼻中隔和前颅底。b.冠状位 MRI 显示病变包绕右侧 ICA。c.左侧 ICA 造影时显示通过开放的前交通动脉向右侧前循环代偿。d.左侧椎动脉造影显示双侧大脑后动脉充盈良好。e.血管造影侧位像显示弹簧圈封堵在右侧 ICA，导致血管完全闭塞（f）。g.左侧 ICA 和椎动脉造影显示通过开放的前交通动脉向右侧大脑中动脉和大脑前动脉血管代偿

完全闭塞（图 17.3 f）。左侧 ICA 和椎动脉造影显示右侧大脑中动脉和大脑前动脉血管充盈代偿良好（图 17.3 g）。随后成功地全切肿瘤，患者没有出现任何血管相关并发症。

许多血管内技术可用于闭塞 ICA，包括使用或不用液体栓塞剂辅助弹簧圈、可拆解球囊或微导管栓塞。尽管一些外科医生可能会选择在 BOT 后患者清醒状态下立即行血管闭塞，但我们建议在造影室患者全身麻醉下进行所有这些操作。动脉通路建立后，需将患者全身肝素化，当使用含或不含液体栓塞剂的弹簧圈（如本病例）时，在 ICA 近端向所需闭塞部位充起一个球囊。如果使用单腔球囊导管，则在球囊充气之前，必须将弹簧圈输送导管放置在球囊导管的远端。使用双腔球囊导管可以避免使用额外的导管。球囊充气后，再进行弹簧圈的封堵，然后把球囊放气并取出。血管封堵装置的出现和升级为血管外科医生永久性闭塞 ICA 提供了额外选择。ICA 闭塞的位置应充分考虑 ICA 分支和肿瘤的相对位置。一般来说，我们倾向于闭塞岩骨段 ICA 的远端。

Sanna 等报道了一系列鼓室颈静脉球副神经节瘤病例，这些肿瘤都是通过术前 ICA 的血管内增强显影辅助切除的。复杂的鼓室颈静脉球副神经节瘤可侵袭 ICA；一旦侵袭 ICA 提示手术风险显著增加，且肿瘤无法获得全切。鼓室颈静脉球副神经节瘤大多侵袭颈静脉球附近垂直段 ICA 后外侧面。虽然对这个位置颈动脉的操作可安全地完成，但肿瘤已经包裹 ICA 使得对 ICA 无法进行操作，可能导致无法完全切除肿瘤或 ICA 损伤。为了解决这个问题，将血管内技术用于保护 ICA 并有助于肿瘤全切，同时最大限度地减少潜在手术并发症。

Sanna 及其团队报道，拟对 20 例鼓室颈静脉球副神经节瘤行全切除的患者进行干预 ICA 的术前评估。其中 10 例患者 BOT 结果表明可以耐受血管闭塞，术前用永久性球囊闭塞牺牲颈动脉。其中 2 例患者在球囊闭塞前进行了 ECA-ICA 高流量血管搭桥。在这 10 例患者中，8 例患者接受了手术切除，其中 7 例全切除，1 例次全切除。这 8 例患者均未发生血管相关并发症或术中意外。2 例患者在术前因颅内高压而死亡，这与血管内治疗可能直接相关也可能不直接相关。

其他 10 例患者 BOT 评估不能耐受血管闭塞，因此使用了下列 3 种膨胀式镍钛合金支架中的一种置入 ICA：Xpert 支架（Abbott Laboratories Vascular Enterprises，Dublin，Ireland），Neuroform 3（Boston Scientific，Fremont，CA）和 LEO（Balt Extrusion，Montmorency，France）。这些患者在支架置入前 1 周开始抗血小板治疗，包括噻氯匹定（250 mg，2 次 /d）和阿司匹林（100 mg/d）或氯吡格雷片（75 mg/d）和阿司匹林（100 mg/d）。在支架置入后继续双重抗血小板治疗至少 30 天，然后改为单独使用阿司匹林治疗。支架置入后和手术之间间隔 1~3 个月。在这组病例中，术前 1 周暂停抗血小板治疗，术后 1 周恢复。在此期间，患者予以肝素治疗。

对于这 10 例患者，选择支架覆盖 ICA 岩部和颈部。其中 8 例顺利完成手术。1 例患者出现血管痉挛，经血管内使用血管扩张剂后缓解，没有造成临床后果，另外 1 例患者在支架置入后发生 ICA 永久性闭塞。在血管内治疗或手术期间没有发生血栓栓塞及其他手术并发症。在支架置入后接受手术的 9 例患者中，有 8 例患者制定了精细的手术切除计划，其中 6 例获得全切除，2 例获得近全切除。其中 1 例肿瘤复发患者在切除前置入支架，因无法在肿瘤和 ICA 之间评估切除的位置和平面，因此仅做了次全切除。基于这些结果可以看出术前置入支架有助于切除复杂的鼓室颈静脉球副神经节瘤。

Markiewicz 等报道了 5 例头颈部鳞状细胞癌病例，同样地，在手术切除前置入 ICA 支架。在该项研究中，术者选择置入肝素附着的 Viabahn 覆膜支架（W.L.Gore and Associates，Inc.，FlagStaff，AZ），该支架覆盖于肿瘤包裹的 ICA 部分，并在近端和远端多覆盖 1 cm。所有患者开始时均接受双重抗血小板治疗：氯吡格雷（75 mg/d）和阿司匹林（325 mg/d），持续至少 6 个月。支架置入后，所有患者均接受了手术切除。支架置入到手术时间间隔 1~22 天。间歇时间短是由于肿瘤的侵袭特性，一旦出现症状就需要立即手术。5 例患者均获得肿瘤全切，包括从支架上切除颈动脉外膜。无术中并发症报告。1 例患者发生支架相关并发症，因支架内血栓形成，导致视力下降。所有患者在颈内动脉外膜切除部位均未发现自发性出血或假性动脉瘤形成。基于这些结果，作者认为术前置入覆膜支架有助于安全有效地切除包绕 ICA 的肿瘤，且相关并发症发生率也可降至最低。

颈动脉体瘤由于血供丰富且与颈动脉粘连严

重，是另一个具有技术挑战性的疾病。McDougall 等报道了 2 例颈动脉体瘤，在切除肿瘤前，术前置入覆膜支架。选择这 2 例颈动脉体瘤术前置入覆膜支架，第一个因为是双侧肿瘤，第二个是因为 BOT 评估不能耐受血管闭塞。所使用的支架为 Wallgraft 覆膜支架（Boston Scientific，Marlborough，MA），或者是 Fluency 覆膜支架（Bard Peripheral Vascular Inc，Tempe，AZ）。2 例患者均在支架置入后接受氯吡格雷和阿司匹林双重抗血小板治疗 6 周，然后在术前 1 周仅予以阿司匹林治疗。患者在术前 3 天入院，予以静脉滴注肝素，并保持到术前 6 h。术后重新服用阿司匹林。2 例患者均能在保持 ICA 通畅的情况下实现肿瘤全切除。

总的来说，对于毗邻或累及颈动脉的肿瘤，术前置入支架可能在治疗这些困难病变方面提供非常有益的帮助。置入支架的首要目标是保留颈动脉，同时具有阻断肿瘤血供的潜在益处，并有助于实现肿瘤全切。支架可以提供物理和血流动力学屏障，保护动脉，促进血液流动，阻断肿瘤血管，有助于在血管外膜下分离并完全切除肿瘤。这种技术可以让术者对动脉进行更大胆的分离，同时降低手术整体风险。在不能耐受牺牲 ICA 的情况下，该技术可能特别有用。然而，值得注意的是，颈动脉支架置入尤其是覆膜支架有其自身的风险和潜在并发症。必须考虑血栓栓塞、血管破裂或夹层、支架内狭窄等风险，以及需要终身服用抗血小板药物。因此，在确定治疗决策时，应仔细考虑个体情况并灵活应用这些技术非常重要。

17.5 合并 ICA 动脉瘤和颅底肿瘤的治疗考虑

颅内段 ICA 动脉瘤与前颅底肿瘤的并存虽然罕见，但临床治疗却存在重大挑战，并影响治疗的先后顺序、策略及结果。以前的研究表明，垂体瘤患者 ICA 动脉瘤发生率为 0.5%~7.4%。侵及海绵窦并伴有生长激素分泌的肿瘤患者 ICA 动脉瘤和前颅底肿瘤并存的发生率可能更高。由于 ICA 靠近前颅底中线，这些动脉瘤可能会形成突出鞍区或鞍上区占位。同样重要的是，ICA 动脉瘤也可以向鞍内延伸，即使不伴随颅底病变，患者也可能出现类似于垂体瘤的占位效应和内分泌功能障碍症状。要成功处理这些复杂情况，需要对病变进行解剖分析，并根据患者的解剖和临床表现制订个性化的治疗策略。

在肿瘤的占位效应或动脉瘤性蛛网膜下腔出血引起患者神智进行性下降时，这种并存情况的处理尤其具有挑战性。在处理任何一种病灶前，应考虑以下事项：

• 动脉瘤的自然病史和潜在破裂风险。

• 手术切除颅底病变需要根据肿瘤生长及内分泌和神经功能症状的进展情况决定。

• ICA 和动脉瘤与颅底肿瘤的毗邻和受累情况。

许多作者建议在肿瘤切除前对动脉瘤进行血管内治疗。Raper 等报道了他们治疗 13 例前颅底肿瘤合并 ICA 动脉瘤的结果。作者根据不同情况采用不同的治疗策略。5 例患者在颅底肿瘤手术前行动脉瘤血管内治疗；1 例先颅底肿瘤后再处理动脉瘤；2 例在动脉瘤血管内治疗后通过保守 / 内科治疗颅底病变；4 例患者手术切除颅底病变而对动脉瘤采取保守治疗；1 例患者对肿瘤和动脉瘤均进行保守随访。根据他们的经验来看，患者在接受颅底手术之前，术前评估 ICA 并警惕动脉瘤的存在是非常重要的。最佳治疗方案还是要根据具体病例决定，但作者也指出术前单纯弹簧圈栓塞值得提倡，并不因为置入支架后双重抗血小板治疗而导致手术切除的明显延迟。对于需要使用支架治疗动脉瘤的病例，至少需要双重抗血小板治疗 3 个月，且不能因择期颅底手术而中断。与上文提及的颅底肿瘤切除时医源性 ICA 损伤一样，切除颅底肿瘤时动脉瘤破裂可以通过直接夹闭、弹簧圈栓塞、血流导向或闭塞 ICA 来处理。然而，详尽的术前规划和临床治疗决策通常会成功地避免遇到这些具有潜在破坏性的情况。

即使计划颅底病变采用药物或保守治疗，对合并的动脉瘤仍应进行治疗。Khalsa 等报道了一例药物治疗巨大泌乳素型垂体腺瘤后因海绵窦段动脉瘤破裂导致蛛网膜下腔出血的病例。患者最终需要永久性闭塞 ICA 来控制动脉瘤破裂出血。一旦发现动脉瘤就及时进行治疗，这样才有可能防止药物治疗泌乳素型垂体腺瘤而引起动脉瘤破裂。这并不是第一例类似病例的报告，其风险值得在治疗中予以考虑。事实上，Soni 等已报道了通过血管内闭塞动脉瘤，同时对泌乳素腺瘤进行药物治疗，成功地治疗了包裹在巨大泌乳素型垂体腺瘤中的梭形 ICA 动脉瘤。

17.6　结论

在颅底肿瘤手术中，肿瘤包裹 ICA、合并动脉瘤和医源性 ICA 损伤对手术和临床管理都构成了巨大的挑战。医源性 ICA 损伤尽管非常罕见，但却是颅底手术潜在的致命性并发症。血管内技术包括单纯弹簧圈栓塞、支架辅助弹簧圈栓塞、血流导向或覆膜支架及闭塞血管等均可用于治疗 ICA 损伤并发症并控制不良预后。此外，术前应用血管内技术，包括 BOT、支架置入、血管闭塞和治疗并发的动脉瘤，均有助于预防颅底肿瘤手术中 ICA 的损伤，有助于安全有效地切除肿瘤。在所有颅底手术之前，合理地应用血管内技术，评估 ICA 的解剖、肿瘤侵犯程度及是否存在伴发动脉瘤是必不可少的。

参考文献

[1] Raymond J, Hardy J, Czepko R, Roy D. Arterial injuries in transsphenoidal surgery for pituitary adenoma; the role of angiography and endovascular treatment. AJNR Am J Neuroradiol. 1997; 18(4):655–665.

[2] Sylvester PT, Moran CJ, Derdeyn CP, et al. Endovascular management of internal carotid artery injuries secondary to endonasal surgery: case series and review of the literature. J Neurosurg. 2016; 125(5):1256–1276.

[3] Gardner PA, Tormenti MJ, Pant H, Fernandez-Miranda JC, Snyderman CH, Horowitz MB. Carotid artery injury during endoscopic endonasal skull base surgery: incidence and outcomes. Neurosurgery. 2013; 73(2) Suppl Operative:ons261–ons269, discussion ons269–ons270.

[4] Rangel-Castilla L, McDougall CG, Spetzler RF, Nakaji P. Urgent cerebral revascularization bypass surgery for iatrogenic skull base internal carotid artery injury. Neurosurgery. 2014; 10 Suppl 4:640–647, discussion 647–648.

[5] Wang L, Shi X, Liu F, Qian H. Bypass surgery to treat symptomatic fusiform dilation of the internal carotid artery following craniopharyngioma resection: report of 2 cases. Neurosurg Focus. 2016; 41(6):E17.

[6] Lawton MT, Spetzler RF. Internal carotid artery sacrifice for radical resection of skull base tumors. Skull Base Surg. 1996; 6(2):119–123.

[7] Elliott RE, Wisoff JH. Fusiform dilation of the carotid artery following radical resection of pediatric craniopharyngiomas: natural history and management. Neurosurg Focus. 2010; 28(4):E14.

[8] Lee JH, Sade B, Park BJ. A surgical technique for the removal of clinoidal meningiomas. Neurosurgery. 2006; 59(1) Suppl 1:ONS108–ONS114, discussion ONS108–ONS114.

[9] Liu SS, Zabramski JM, Spetzler RF. Fusiform aneurysm after surgery for craniopharyngioma. J Neurosurg. 1991; 75(4):670–672.

[10] Shen J, Hur K, Zhang Z, et al. Objective validation of perfusion-based human cadaveric simulation training model for management of internal carotid artery injury in endoscopic endonasal sinus and skull base surgery. Oper Neurosurg (Hagerstown). 2018; 15(2):231–238.

[11] Pacca P, Jhawar SS, Seclen DV, et al. "Live cadaver" model for internal carotid artery injury simulation in endoscopic endonasal skull base surgery. Oper Neurosurg (Hagerstown). 2017; 13(6):732–738.

[12] Pham M, Kale A, Marquez Y, et al. A perfusion-based human cadaveric model for management of carotid artery injury during endoscopic endonasal skull base surgery. J Neurol Surg B Skull Base. 2014; 75(5):309–313.

[13] Rowan NR, Turner MT, Valappil B, et al. Injury of the carotid artery during endoscopic endonasal surgery: surveys of skull base surgeons. J Neurol Surg B Skull Base. 2018; 79(3):302–308.

[14] Ghorbani M, Shojaei H, Bavand K, Azar M. Surpass streamline flow-

[15] Karadag A, Kinali B, Ugur O, Oran I, Middlebrooks EH, Senoglu M. A case of pseudoaneurysm of the internal carotid artery following endoscopic endonasal pituitary surgery: endovascular treatment with flow-diverting stent implantation. Acta Med (Hradec Kralove). 2017; 60(2):89–92.

[16] Iancu D, Lum C, Ahmed ME, et al. Flow diversion in the treatment of carotid injury and carotid-cavernous fistula after transsphenoidal surgery. Interv Neuroradiol. 2015; 21(3):346–350.

[17] Cinar C, Bozkaya H, Parildar M, Oran I. Endovascular management of vascular injury during transsphenoidal surgery. Interv Neuroradiol. 2013; 19(1):102–109.

[18] Park YS, Jung JY, Ahn JY, Kim DJ, Kim SH. Emergency endovascular stent graft and coil placement for internal carotid artery injury during transsphenoidal surgery. Surg Neurol. 2009; 72(6):741–746.

[19] Leung GK, Auyeung KM, Lui WM, Fan YW. Emergency placement of a selfexpandable covered stent for carotid artery injury during transsphenoidal surgery. Br J Neurosurg. 2006; 20(1):55–57.

[20] Kocer N, Kizilkilic O, Albayram S, Adaletli I, Kantarci F, Islak C. Treatment of iatrogenic internal carotid artery laceration and carotid cavernous fistula with endovascular stent-graft placement. AJNR Am J Neuroradiol. 2002; 23(3):442–446.

[21] Reynolds MR, Heiferman DM, Boucher AB, Serrone JC, Barrow DL, Dion JE. Fusiform dilatation of the internal carotid artery following childhood craniopharyngioma resection treated by endovascular flow diversion—a case report and literature review. J Clin Neurosci. 2018; 54:143–145.

[22] Bougaci N, Paquis P. Cerebral vasospasm after transsphenoidal surgery for pituitary adenoma: case report and review of the literature. Neurochirurgie. 2017; 63(1):25–27.

[23] Eneling J, Karlsson PM, Rossitti S. Sphenopalatine arteriovenous fistula complicating transsphenoidal pituitary surgery: a rare cause of delayed epistaxis treatable by endovascular embolization. Surg Neurol Int. 2016; 7 Suppl 41:S1053–S1056.

[24] Li Q, Wang C, Xu J, You C. Endovascular treatment for fusiform dilation of internal carotid artery following craniopharyngioma resection: a case illustration. J Child Neurol. 2015; 30(10):1354–1356.

[25] Fu M, Patel T, Baehring JM, Bulsara KR. Cavernous carotid pseudoaneurysm following transsphenoidal surgery. J Neuroimaging. 2013; 23(3):319–325.

[26] Endo H, Fujimura M, Inoue T, et al. Simultaneous occurrence of subarachnoid hemorrhage and epistaxis due to ruptured petrous internal carotid artery aneurysm: association with transsphenoidal surgery and radiation therapy: case report. Neurol Med Chir (Tokyo). 2011; 51(3):226–229.

[27] Tirakotai W, Sure U, Benes L, et al. Successful management of a symptomatic fusiform dilatation of the internal carotid artery following surgery of childhood craniopharyngioma. Childs Nerv Syst. 2002; 18(12):717–721.

[28] Ito H, Onodera H, Sase T, et al. Percutaneous transluminal angioplasty in a patient with internal carotid artery stenosis following gamma knife radiosurgery for recurrent pituitary adenoma. Surg Neurol Int. 2015; 6 Suppl 7:S279–S283.

[29] Khalsa SS, Hollon TC, Shastri R, Trobe JD, Gemmete JJ, Pandey AS. Spontaneous subarachnoid hemorrhage due to ruptured cavernous internal carotid artery aneurysm after medical prolactinoma treatment. J Neurointerv Surg. 2017; 9(3):e9.

[30] Nerva JD, Mantovani A, Barber J, et al. Treatment outcomes of unruptured arteriovenous malformations with a subgroup analysis of ARUBA (A Randomized Trial of Unruptured Brain Arteriovenous Malformations)-eligible patients. Neurosurgery. 2015; 76(5):563–570, n570, quiz 570.

[31] Levitt MR, Moon K, Albuquerque FC, Mulholland CB, Kalani MY, McDougall CG. Intraprocedural abciximab bolus versus pretreatment oral dual antiplatelet medication for endovascular stenting of unruptured intracranial aneurysms. J Neurointerv Surg. 2016; 8(9):909–912.

[32] Briganti F, Tortora F, Marseglia M, Napoli M, Cirillo L. Covered stent implantation for the treatment of direct carotid-cavernous fistula and its mid-term follow-up. Interv Neuroradiol. 2009; 15(2):185–190.

[33] Kalia JS, Niu T, Zaidat OO. The use of a covered stent graft for obliteration of high-flow carotid cavernous fistula presenting with life-threatening epistaxis. J Neurointerv Surg. 2009; 1(2):142–145.

[34] Kim BM, Jeon P, Kim DJ, Kim DI, Suh SH, Park KY. Jostent covered stent placement for emergency reconstruction of a ruptured internal carotid artery during or after transsphenoidal surgery. J Neurosurg. 2015; 122(5): 1223–1228.

[35] Cobb MI, Nimjee S, Gonzalez LF, Jang DW, Zomorodi A. Direct repair of iatrogenic internal carotid artery injury during endoscopic endonasal approach surgery with temporary endovascular balloon-assisted occlusion: technical case report. Neurosurgery. 2015; 11 Suppl 3:E483–E486, discussion E486–E487.

[36] Lee CH, Chen SM, Lui TN. Posterior cerebral artery pseudoaneurysm, a rare complication of pituitary tumor transsphenoidal surgery: case report and literature review.World Neurosurg. 2015; 84(5):1493.e1–1493.e3.

[37] Chalil A, Staudt MD, Lownie SP. Iatrogenic pseudoaneurysms associated with cerebrospinal fluid diversion procedures. Surg Neurol Int. 2019; 10:31.

[38] Ciceri EF, Klucznik RP, Grossman RG, Rose JE, Mawad ME. Aneurysms of the posterior cerebral artery: classification and endovascular treatment. AJNR Am J Neuroradiol. 2001; 22(1):27–34.

[39] Mak CH, Cheng KM, Cheung YL, Chan CM. Endovascular treatment of ruptured internal carotid artery pseudoaneurysms after irradiation for nasopharyngeal carcinoma patients. Hong Kong Med J/Xianggang yi xue za zhi. 2013; 19(3):229–236.

[40] Markiewicz MR, Pirgousis P, Bryant C, et al. Preoperative protective endovascular covered stent placement followed by surgery for management of the cervical common and internal carotid arteries with tumor encasement. J Neurol Surg B Skull Base. 2017; 78(1):52–58.

[41] Sanna M, Piazza P, De Donato G, Menozzi R, Falcioni M. Combined endovascular-surgical management of the internal carotid artery in complex tympanojugular paragangliomas. Skull Base. 2009; 19(1):26–42.

[42] McDougall CM, Liu R, Chow M. Covered carotid stents as an adjunct in the surgical treatment of carotid body tumors: a report of 2 cases and a review of the literature. Neurosurgery. 2012; 71(1) Suppl Operative:182–184, discussion 185.

[43] Raper DM, Ding D, Evans E, et al. Clinical features, management considerations and outcomes in case series of patients with parasellar intracranial aneurysms undergoing anterior skull base surgery.World Neurosurg. 2017; 99:424–432.

[44] Xia X, Ramanathan M, Orr BA, et al. Expanded endonasal endoscopic approach for resection of a growth hormone-secreting pituitary macroadenoma coexistent with a cavernous carotid artery aneurysm. J Clin Neurosci. 2012; 19 (10):1437–1441.

[45] Hanak BW, Zada G, Nayar VV, et al. Cerebral aneurysms with intrasellar extension: a systematic review of clinical, anatomical, and treatment characteristics. J Neurosurg. 2012; 116(1):164–178.

[46] Wang CS, Yeh TC, Wu TC, Yeh CH. Pituitary macroadenoma co-existent with supraclinoid internal carotid artery cerebral aneurysm: a case report and review of the literature. Cases J. 2009; 2:6459.

[47] Yamada S, Yamada SM, Hirohata T, et al. Endoscopic extracapsular removal of pituitary adenoma: the importance of pretreatment of an adjacent unruptured internal carotid artery aneurysm. Case Rep Neurol Med. 2012; 2012:891847.

[48] Akutsu N, Hosoda K, Ohta K, Tanaka H, Taniguchi M, Kohmura E. Subarachnoid hemorrhage due to rupture of an intracavernous carotid artery aneurysm coexisting with a prolactinoma under cabergoline treatment. J Neurol Surg Rep. 2014; 75(1):e73–e76.

[49] Soni A, De Silva SR, Allen K, Byrne JV, Cudlip S, Wass JA. A case of macroprolactinoma encasing an internal carotid artery aneurysm, presenting as pituitary apoplexy. Pituitary. 2008; 11(3):307–311.

第 18 章　前颅底富血供颅外肿瘤的手术治疗

Carl H. Snyderman

徐涛 / 译

摘要

　　头颈部富血供肿瘤包括良性和恶性肿瘤。副神经节瘤是头颈部最常见的富血供肿瘤，主要累及侧颅底，这些将在第 19 章详细讨论。在鼻腔 / 鼻窦区最常见的富血供肿瘤是血管纤维瘤。副神经节瘤主要累及颞骨和侧颅底，而血管纤维瘤则更常累及鼻窦区和腹侧颅底。血管纤维瘤是本章的重点，它为讨论所有富血供肿瘤的处理原则提供了一个很好的模型。这些原则包括：术前评估肿瘤的供血血管、基于血管的肿瘤分期、术前血供阻断、手术策略（包括内镜的作用）、术中止血技术和并发症的预防。其他富血供的良性和恶性肿瘤也在本章一并讨论。

　　关键词： 经鼻内镜手术，青少年鼻咽血管纤维瘤，栓塞，筛动脉，蝶腭动脉，鼻窦恶性肿瘤

18.1　学习要点

　　• 对于血管纤维瘤等富血供肿瘤，术中出血是出现并发症和肿瘤切除不满意的主要危险因素。

　　• 匹兹堡大学医学中心提出的血管纤维瘤分期系统将肿瘤血供作为一个重要的预后因素。

　　• 血管造影和栓塞有助于了解肿瘤的供血情况，并阻断来自颅外部分的血供。

　　• 大型肿瘤可根据供血血管进行分区，便于术中逐步切除。

　　• 术中在分离肿瘤前首先离断筛动脉，能进一步减少肿瘤的血供。

　　• 耐心地定位、使用专用止血器械和温生理盐水冲洗是处理术中出血的有用辅助手段。

　　• 对于血供特别丰富的肿瘤，必要时可行分期手术。

　　• 双镜联合能起到互补的作用，有助于更好地处理病变并使并发症发生率降至最低。

　　• 包括手术团队在内的团队协作有助于更有效地处理富血供肿瘤。

18.2　引言

　　鼻腔 / 鼻窦组织天然拥有来自颈外动脉（ECA）和颈内动脉（ICA）及其吻合支的双重滋养，因此该区域血供十分丰富。生长在此区域的部分类型肿瘤血供尤其丰富，对术者提出了更多的挑战。鼻窦区的富血供肿瘤可通过直接组织侵犯或侵蚀延伸到腹侧颅底，并邻近重要血管和神经。传统手术治疗需要范围很广的开颅显露，以达到对主要供血血管的控制。随着血管介入技术的进步和外科术式的创新，大多数这类肿瘤可以使用创伤性更小的内镜手术进行治疗。

18.3　血管挑战

　　鼻腔 / 鼻窦内肿瘤，尤其是血管纤维瘤这样富血供的肿瘤，其手术过程中最大的挑战就是出血。出血会导致术野模糊，无法清晰辨认标记物，增加了眼眶内容物、视神经、硬脑膜 / 脑组织或大血管 / 颅神经受伤的概率。术野模糊也会影响到肿瘤切除，增加了切缘阳性和肿瘤残留的风险。术中失血过多可能需要输血，并导致围手术期并发症，如感染和心肺问题。由于凝血因子补充不充分，术后出血并发症的风险也会增加。在某些情况下，由于失血过多，可能需要分期手术。

　　因此，切除富血供肿瘤的挑战就是：在肿瘤分离过程中保持术野清晰、尽量减少术中失血。内镜技术的广泛应用在处理肿瘤血供方面引入了新的思路。各种止血工具和技术也大大提高了控制术中出血的能力。

18.4　避免损伤

　　避免出血并发症首先从详细的术前评估开始。通过询问病史和体格检查，可找到肿瘤血供的线索。轻度间歇性鼻出血是鼻腔富血供肿瘤（如血

管纤维瘤或鼻腔恶性肿瘤）的常见表现。若合并其他恶性肿瘤如有肾细胞癌、前列腺癌或乳腺癌的病史，则有可能是原发病灶的颅底转移。相关的非特异性症状包括鼻塞、头痛、流涕、嗅觉丧失、溢泪和咽鼓管功能障碍等。如肿瘤由鼻腔向外扩展，则可能导致眼部症状（复视、突眼和视力丧失）、面部感觉减退（V2）和牙关紧闭。鼻内镜检查有时能发现富血供的肿瘤及血块，但肿瘤也可能隐藏在鼻窦内或黏膜下。

正确的术前诊断对于避免不良预后至关重要。如果肿瘤可能无法触及且存在出血的风险，不建议在门诊进行术前活检。在这种情况下，影像学检查有助于鉴别诊断，有时甚至可以给出近乎明确的诊断。计算机断层扫描（CT）和磁共振成像（MRI）可以互为补充，通常一起进行检查。增强CT上的血管强化和MRI上的大血管流空影都是血供丰富的表现。如果肿块非常邻近大血管，有可能是动脉瘤或假性动脉瘤，在这种情况下应避免行诊断性活检。通常应在手术前行CTA检查（影像导航序列），以便术中准确识别ICA与肿瘤的相对位置。

血管造影具有双重作用：明确诊断和评估血管结构，以便进行术前计划。如下所述，血管造影是对血管纤维瘤进行分期的重要参考依据。血管造影下介入栓塞能进一步切断来自颅外血管的肿瘤血供。

任何可能发生血管损伤的情况，都应进行神经电生理监测。体感诱发电位能监测皮层功能，是大脑半球缺血的早期预警系统，并可在ICA损伤时指导术中决策。基于CT血管造影的术中导航有助于识别ICA相对于肿瘤的走行路径。术中多普勒超声和吲哚菁绿荧光造影能在肿瘤切除过程中进一步确认ICA的走行。

18.5　相关病变类型

良性血管病变包括动静脉畸形、动脉瘤和假性动脉瘤。前颅底区的真性富血供颅外肿瘤很少见，包括良性和恶性病变（表18.1）。

18.5.1　纤维骨肿瘤

纤维骨肿瘤包括骨瘤、骨化纤维瘤和骨纤维发育不良。其中，骨化纤维瘤和纤维发育不良可

能血供丰富。青少年骨化性纤维瘤（JOF）见于年轻患者，是一种局部侵袭性肿瘤，可广泛累及颅底并压迫视神经（图18.1）。如果手术没能完全切除，很容易复发。

骨纤维发育不良，是指正常骨髓和皮质骨被与编织骨混合的未成熟纤维骨组织所取代（图18.2）。骨纤维发育不良可以单骨或多骨形式存在。患者可能表现为无痛性肿胀和面部不对称，常常是因为其他原因做影像学检查时偶然发现这一疾病，很少因为病变压迫神经而导致视力丧失。在青春期可观察到病变快速生长，并可能出现囊变，

表 18.1　前颅底的富血供病变

良性	恶性
动脉瘤 / 假性动脉瘤	腺癌
动脉瘤样骨囊肿	转移性肾细胞癌
血管纤维瘤	黏膜黑色素瘤
动静脉畸形	神经内分泌癌
骨纤维发育不良	嗅神经母细胞瘤
骨巨细胞瘤	浆细胞瘤
球血管外皮细胞瘤	肉瘤
青少年骨化性纤维瘤	鼻窦 / 鼻腔未分化癌
骨母细胞瘤	鳞状细胞癌
孤立性纤维瘤	

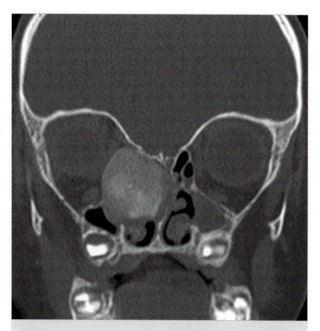

图18.1　冠状位CT提示，一名幼儿患者右侧鼻腔内的青少年骨化纤维瘤

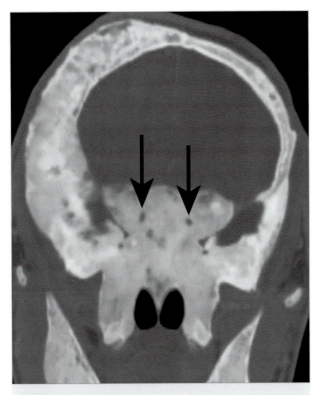

图 18.2　冠状位 CT 提示，广泛的骨纤维增生不良，压迫视神经管（箭头）

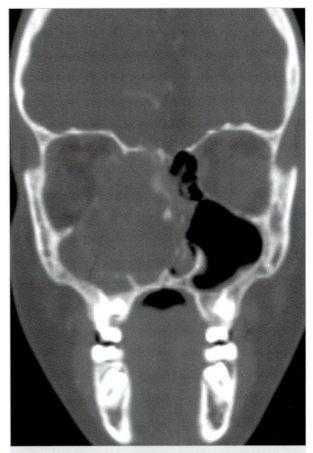

图 18.3　冠状位 CT 提示，青少年骨化性纤维瘤伴发的动脉瘤样骨囊肿

偶然情况下可能发生恶变。手术的主要目的是减轻压迫症状或美容。

动脉瘤性骨囊肿是非肿瘤性的膨胀性骨病变，其特征表现为充满血液的囊变腔（图 18.3）。它们主要见于儿童，可能与 JOF、纤维发育不良和巨细胞瘤有关。这类病变必须进行手术完全切除，以防止进一步的囊性扩张和骨破坏。

在所有这些纤维骨病变中，解剖结构的扭曲、手术标志的丢失以及出血增加都使手术风险进一步提高。

18.5.2　血管纤维瘤

血管纤维瘤是起源于蝶腭孔附近蝶骨基底区的良性富血供肿瘤，几乎只发生在青春期男性中，鼻塞和鼻衄是最常见的症状。由于其位置深在，症状缺乏特异性，因此通常直到晚期才被发现。肿瘤沿颅底的骨孔和裂隙生长，可延伸到鼻咽和鼻旁窦、翼腭间隙和颞下窝、眼眶和颅中窝。

这些肿瘤的血供来源于颈外动脉和颈内动脉的分支。主要的血供通常来自颌内动脉。体积较大的肿瘤有来自 ICA 的血供，通常是来自翼管中的翼管动脉和颈内动脉海绵窦段的其他小分支。

血管纤维瘤的首选治疗方法是完全手术切除。切除这些肿瘤最大的挑战就是由于栓塞后残留血供引起的出血。术中大量出血和病变靠近 ICA 都会增加血管损伤的风险。

18.5.3　血管球外皮细胞瘤

血管球外皮细胞瘤是一种可发生在鼻腔的交界性或低度恶性的富血供肿瘤。这类惰性肿瘤不应与孤立性纤维肿瘤（以前称为血管外皮细胞瘤）混淆，后者恶性程度更高。手术切除是首选的治疗方法。

18.5.4 孤立性纤维瘤

与血管球外皮细胞瘤相似，孤立性纤维瘤是一种罕见的纤维母细胞瘤，血供可能十分丰富。完全切除通常能达到治愈的效果。

18.5.5 鼻腔 / 鼻窦恶性肿瘤

鼻腔 / 鼻窦区的恶性肿瘤包括多种病理类型，如鳞状细胞癌、腺癌、嗅神经母细胞瘤、神经内分泌癌、鼻窦 / 鼻腔未分化癌、腺样囊性癌、黑色素瘤、淋巴瘤、浆细胞瘤和肉瘤。虽然它们不属于血管性肿瘤，但由于其具有侵袭性强、易碎和邻近主要血管等特点，出血风险也有增加。肿瘤分期越晚，术中出血量越大也是可以理解的。

18.5.6 转移癌

鼻腔 / 鼻窦的转移性肿瘤包含如前列腺癌、甲状腺癌、乳腺癌和肾癌等常发生骨转移的肿瘤。特别是转移性肾细胞癌，以其血供丰富而臭名昭著。转移到鼻腔可能是疾病的首发表现。当考虑手术时，术前栓塞可能有助于减少出血量。

18.6 典型病例

18.6.1 血管纤维瘤

患者，男，14 岁，主诉左侧鼻塞和左侧听力损失。视力为 20/40 OS，20/20 OD。病程中没有复视、面部感觉减退或牙关紧闭。包括鼻内镜检查在内的体格检查显示：阻塞性左鼻肿块，鼻中隔向对侧移位（图 18.4）。CT 和 MRI 显示阻塞性肿瘤填充左侧鼻腔 / 鼻咽和蝶窦，并延伸至咀嚼肌间隙和颅中窝（图 18.5）。根据症状、内镜检查和影像学表现，初步诊断为血管纤维瘤。

血管造影显示右侧 ECA 和 ICA（海绵窦段）和左侧 ECA 和 ICA（海绵窦段和岩骨段）参与供血。用 Onyx 栓塞 ECA 分支后，肿瘤染色减少约 50%（图 18.6）。根据残余血管、肿瘤范围和扩散途径，将肿瘤分期为 UPMC V–L 期（表 18.2）。

在术前计划中，肿瘤可根据血管供应区域分为几个部分：鼻腔、蝶窦、咀嚼肌间隙、颅中窝（图 18.7）。首先处理没有邻近 ICA 的颅外部分肿

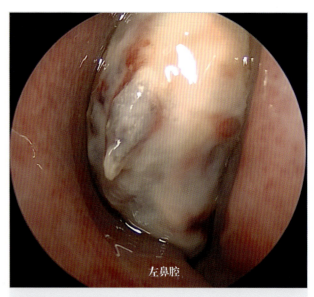

图 18.4 阻塞左鼻腔的血管纤维瘤，内镜视角

左鼻腔

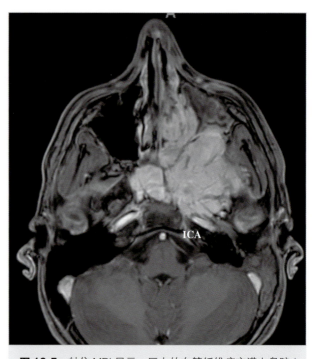

图 18.5 轴位 MRI 显示，巨大的血管纤维瘤充满左鼻腔 / 鼻咽部、蝶窦并延伸至咀嚼肌间隙和颅中窝。注意肿瘤邻近岩骨段颈内动脉

瘤，然后是由 ICA 供血的部分。如果出血不多，则切除肿瘤的颅内（颅中窝）部分；否则，手术将分期进行。

首先在内镜下打开右侧蝶窦、筛窦，并切除

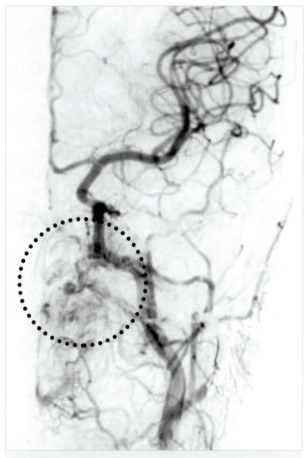

图 18.6　栓塞阻断来自颈外动脉（ECA）的供血后，仍可见来自左颈内动脉（ICA）残余血供（虚线圆圈）

表18.2	匹兹堡大学医学中心血管纤维瘤疾病分期系统
Ⅰ期	累及鼻腔；翼腭窝内侧
Ⅱ期	累及 ≥ 1 个鼻旁窦；翼腭窝外侧；没有残留血供*
Ⅲ期	侵蚀颅底，累及眶、颞下窝；没有残留血供*
Ⅳ期	侵蚀颅底，累及眶、颞下窝；有残留血供*
Ⅴ期	侵犯颅内，有残留血供，M：向内侧延伸*；L：向外侧延伸

注意：* 表示栓塞来自颈外动脉的供血血管后，仍有来自颈内动脉的供血

骨膜和软组织，暴露肿瘤表面。如有可能，保留上颌神经（三叉神经第二分支）的腭降支；它通常被拉伸走行在肿瘤表面。咀嚼肌间隙的肿瘤颅外部分被小心地从翼肌中移出。硬腭后面的肿瘤小叶可以使用双臂技术递送到手术区域中，该双臂技术在内镜下拉动肿瘤的同时在口内推动上颌结节后面的腭黏膜。然后使用超声刀或双极电凝将肿瘤的这一部分与其余部分分离。追踪肿瘤至翼骨底部，电凝来自 ICA 的翼管动脉和其他供血动脉。磨除翼骨底部的骨质，清除所有侵入骨间隙的肿瘤残余。按照血管单元切除每个部分的肿瘤后，采用双极电凝、可吸收的微粒明胶海绵［Floseal（Baxter，Deerfield，IL）、Surgiflo®（Johnson & Johnson，new Brunswick，NJ）、Surgifoam（Johnson & Johnson，New Brunswick，NJ）］和温生理盐水冲洗的组合，进行有效止血。

由于失血量较多，决定行分期手术，残余肿瘤主要位于斜坡旁 ICA 周围和颅中窝。5 天后进行二期手术，联合内镜下经鼻经上颌窦入路和左侧经眶外侧壁入路，显露颅中窝硬膜外肿瘤。这为硬膜外分离并磨除眶尖外侧肿瘤侵犯的颅中窝骨质提供了一个更好的操作空间。用脂肪移植物覆盖暴露的硬脑膜进行重建。

术后患者视力良好，眼球活动能力良好。左侧上颌神经感觉减退，同术前预估。下颌神经运动功能完整，术后第 2 天出院。术后 MRI 证实肿瘤完全切除（图 18.9）。

18.6.2　软骨肉瘤

患者，女性，65 岁，主诉持续性完全性鼻塞 7 个月，近期出现眼眶周围肿胀。包括鼻内镜在内的检查显示一个大的阻塞性肿块，鼻中隔前

鼻中隔后部，从肿瘤外侧建立手术通路，并松解肿瘤的蝶骨部分。用双极电凝控制来自右侧 ICA（翼管动脉）的血供（图 18.8）。在这个阶段，最好避免切开肿瘤，直到肿瘤基底的周围完全松解。随后切除左侧鼻内肿瘤上方的筛骨，切除内侧上颌骨完全显露左侧上颌窦区域的肿瘤，尽可能游离肿瘤。

接下来行左侧 Caldwell-Luc 入路（上颌窦前方切开术），以提供切除肿瘤外侧部（包括颅中窝和颞下窝）的通道。切开上颌窦内壁后，进一步从颅底和蝶窦松解肿瘤的中央部分（主要位于鼻腔和蝶窦），并用超声刀（Ethicon，Raritan，New Jersey，USA）离断。用电刀切开鼻咽黏膜，松解肿瘤的下极附着点。可通过口腔取出大块肿瘤。

确定眶下神经，并从肿瘤上表面游离。切除上颌窦后壁的变形骨质，从内向外分离翼腭窝的

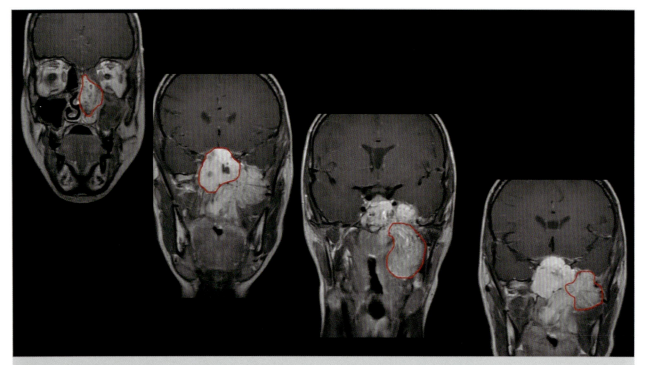

图 18.7 肿瘤可根据血管供应区域分为几部分：鼻腔、蝶窦、咀嚼肌间隙和颅中窝。根据这样的分区逐步切除肿瘤，能有效减少出血并更好地显露关键解剖区域

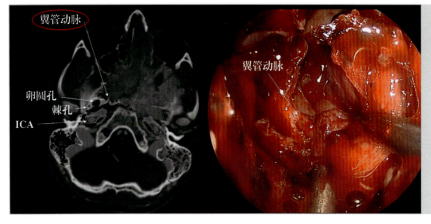

图 18.8 轴位 CT 血管造影和术中内镜图像显示，肿瘤由颈内动脉发出的翼管动脉供血。早期识别和电凝来自颈内动脉（ICA）的主要供血动脉（翼管动脉）有助于减少肿瘤血供

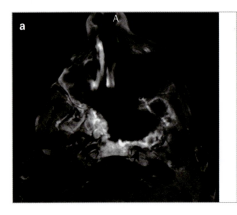

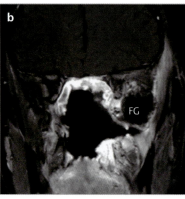

图 18.9 术后早期 MRI 显示肿瘤在轴位（a）和冠状位（b）上完全切除。箭头，颈内动脉（ICA）；FG，填塞的脂肪

部向左侧移位。双侧泪囊炎，伴有鼻背扩张（图 18.10）。活检显示：病变为软骨样组织，符合软骨肉瘤诊断。CT 和 MRI 提示：一个巨大膨胀性生长的肿块，双侧上颌窦和眶内侧壁受压移位，鼻旁窦阻塞（图 18.11）。

采用双侧内镜下经鼻入路，行上颌窦内侧壁切开术、Draf Ⅲ 额窦切开术和蝶窦切开术，分块切除整个肿瘤。术中患者置于反 Trendelenburg 位，应用 Aquamantys 双极射频止血系统（Medtronic，Dublin，Ireland）和其他内镜双极电凝装置（KARL STORZ Endoscopy–America，Inc.，El Segundo，CA；Sutter Medical technologies USA，Atlanta，GA）、

Surgiflo 以及温生理盐水冲洗，共同达到止血效果。针对泪囊感染，进行引流并放置支架。术中失血约 1500 mL，给予一个单位的血液输注。最后病理活检证实为低级别软骨肉瘤。

18.7　病变处理策略

针对血管纤维瘤，已经提出过多种分期系统。UPMC 分期系统是唯一一个将肿瘤血管纳入其中的系统（表 18.2），它与术中出血量和肿瘤残余 / 复发的风险具有最强的相关性。早期肿瘤（Ⅰ 期和 Ⅱ 期）使用内镜技术很容易处理（图 18.12）。如

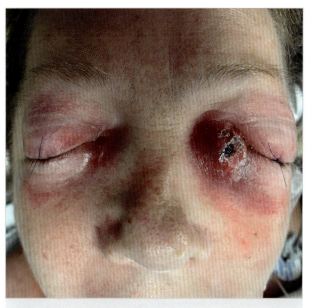

图 18.10　双侧泪囊炎，伴有鼻背扩张

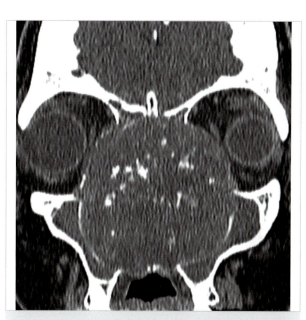

图 18.11　CT 提示：一个巨大膨胀性生长的肿块，双侧上颌窦和眶内侧壁均受压移位，鼻旁窦阻塞。活检提示：软骨肉瘤（鼻中隔来源），内镜经鼻入路（EEA）完全切除

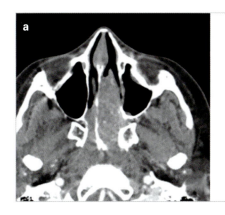
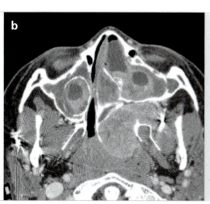

图 18.12　UPMC Ⅰ 期（a）和 Ⅱ 期（b）肿瘤，扩展范围较小

果有条件，可行术前栓塞，但非必须。Ⅲ期肿瘤可能范围很广，但没有明确来自ICA的血供，术前栓塞来自ECA的供血动脉可以有效地阻断肿瘤血供（图18.13）。这些肿瘤位于颅外，ICA的损伤风险微乎其微。Ⅳ期和Ⅴ期肿瘤范围广泛，在栓塞ECA的供血血管后，仍有明显的来自ICA的残余血供（图18.14）。尽管颅底受到侵蚀，但通常有一个良好的解剖平面。根据肿瘤在颅内的延伸途径，向ICA内侧（颅前窝，海绵窦内侧部）或ICA外侧（眶下裂、Meckel腔、海绵窦外侧部、颅中窝）延伸，可以进一步将Ⅴ期肿瘤进行细分。肿瘤的延伸路线决定了手术入路：中线入路用于肿瘤向内侧延伸的情况，中线入路联合旁正中或外侧入路用于肿瘤向外侧延伸的情况。

手术的目标是在一次手术中完全切除，并将患者的并发症发生率降到最低。手术最好由团队协作完成，其中一名外科医生持内镜进行显露，另一名外科医生进行双手分离操作。双手操作有助于在出血时维持术野清晰并分离肿瘤。理想情况下，手术团队由一名负责鼻窦显露和把持内镜的耳鼻喉科医生与一名负责分离神经和动脉并处理潜在并发症的神经外科医生组成。有了经验丰富的内镜颅底团队，即使是最晚期的肿瘤也可以使用损伤较小的内镜技术进行处理。向外侧延伸的大型肿瘤需要经上颌窦入路，才能伸入内镜器械。很少需要用到侧方的颞下颅底入路颧骨截骨术来显露和分离肿瘤的外侧缘。眶外侧开颅可作为内镜入路的补充，用于治疗累及眶尖外侧骨质的肿瘤（视频18.1）。

分期较高，栓塞后仍有残留血供的肿瘤，可能需要分期手术，最终以较少的出血实现完全切除。肿瘤可以根据其供血血管进行分区：侧方和颅外/颅内供血。通常，首先解决颅外部分。如果出血量可以接受（＜50%总血量），可以进行颅底和颅内部分的切除。否则，最好进行分期手术，避免出现与凝血病或输血反应有关的并发症。当

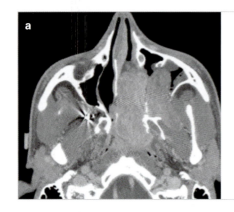
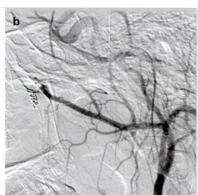

图18.13 UPMC Ⅲ期肿瘤范围更广（a），但在栓塞阻断来自颈外动脉（ECA）的血供后，没有来自颈内动脉（ICA）的残余血供（b）

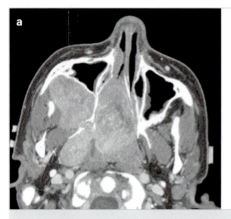
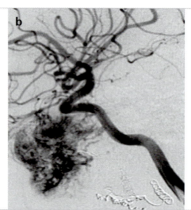
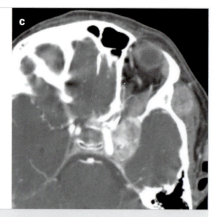

图18.14 UPMC Ⅳ期（a）和Ⅴ期（b）的肿瘤，扩展范围广，有明显来自颈内动脉（ICA）的供血（c）

患者血流动力学稳定（通常在 1~2 周内）后，可以进行第二阶段手术。

18.8　潜在的并发症

最大的手术风险就是与过度出血有关的风险。出血过多造成的风险包括术野显露不佳，有可能损伤眶内容物、视神经、ICA、三叉神经分支或硬脑膜。在分离来自 ICA 的供血血管时如果术野显露不清，会增加 ICA 损伤的风险。如果没有充分补充凝血因子，因术中大量出血后连续输血可能导致凝血病，在处理肿瘤最关键的部分时无法有效止血。大量输血也增加了输血反应和相关肺部并发症的风险。

在血管纤维瘤中，由于肿瘤伸入上颌窦的部分会牵拉神经，切除时对三叉神经上颌部的腭降支的损伤通常难以避免。这导致同侧腭部麻木。为切除翼骨基底所有残留的肿瘤，必须牺牲翼管神经，这会导致同侧情绪性流泪丧失，对易感个体，可能出现干眼症，但在年轻患者中通常耐受性良好。

18.9　处理流程

富血供颅外肿瘤的术中处理首先建立在术前栓塞阻断来自 ECA 的血供基础之上。在手术中，在分离肿瘤之前首先离断其他供血血管，进一步减少血供。筛前动脉和筛后动脉是眼动脉的分支，不能进行术前栓塞，否则有视力丧失的风险。可以使用鼻背和内眦之间的小切口从外部进行血管的结扎，也可以利用内镜，在眶顶和筛窦的交界处电凝离断。对于累及前颅底的鼻腔 / 鼻窦恶性肿瘤，这样能在早期离断血供，并显著减少术中出血。富血供的肿瘤也可以在术中直接注射 Onyx 等栓塞材料（见第 3 章），但要非常谨慎，因为栓塞剂有可能通过侧支吻合造成颅内血管栓塞，应在透视下进行。

富血供肿瘤表面的出血需要使用双极电凝止血，内镜专用双极电凝是内镜手术的必备工具。经鼻入路联合经上颌窦入路能为标准的枪状双极提供额外的操作空间，实现更有效的止血。对于像血管纤维瘤一样体积大、质地坚硬的肿瘤，超声

刀（Ethicon，Johnson & Johnson，New Brunswick，NJ）和等离子刀（Smith & Nephew，London，UK）都是在临床成功应用的有效工具。对于鼻腔 / 鼻窦内恶性肿瘤这类质地较软的肿瘤，固定距离的冲洗双极，如 Aquamantys（Medtronic），能在开始切除肿瘤边界之前先进行瘤内减压或大范围的电凝肿瘤。静脉出血可通过直接应用止血材料如 Floseal（Baxter）和 Surgiflo®（Ethicon）来控制，并用堵住侧孔的弗雷泽吸引器头（KLS Martin，Jacksonvile，FL）轻轻压迫止血。必须将动脉出血与静脉出血鉴别开，以避免止血材料造成意外的动脉栓塞。减少静脉出血的其他措施包括抬高床头（15°~20°）和温生理盐水冲洗（40℃）。全身药物如氨甲环酸（TXA），一种抗纤溶剂，可在手术开始前给予，以减少失血率和输血率。

在鼻腔 / 鼻窦手术中，"时间就是失血"。切除肿瘤的时间越长，出血量越大。团队手术显著提高了手术效率。两名外科医生同时工作，其中一名外科医生把持内镜，另一名外科医生双手操作进行肿瘤切除。这样在分离肿瘤时也能持续吸引，维持良好的术野清晰度。此外，在分离肿瘤之前广泛显露其各向边界能最大限度地控制肿瘤并自由操作。

18.10　根本原因分析

根本原因分析（Root Cause Analysis，RCA）提供了可能导致结果的无数潜在因素信息（图 18.15）。RCA 的标准内容包括患者、外科医生、技术、材料和流程。RCA 可用于并发症或不良结果的事后分析，作为质量改进计划的一部分。通用 RCA 也可前瞻性地用作检查表，以确定潜在的风险因素并制订预防策略。

18.11　结论

在正确诊断和精心准备下，利用内镜手术技术，颅底富血供的颅外肿瘤通常可以得到有效治疗。根据肿瘤的组织学类型和分期，可以预测出血的风险。术前栓塞、术中离断血供结合止血工具、材料以及团队合作都有助于减少出血，改善预后。

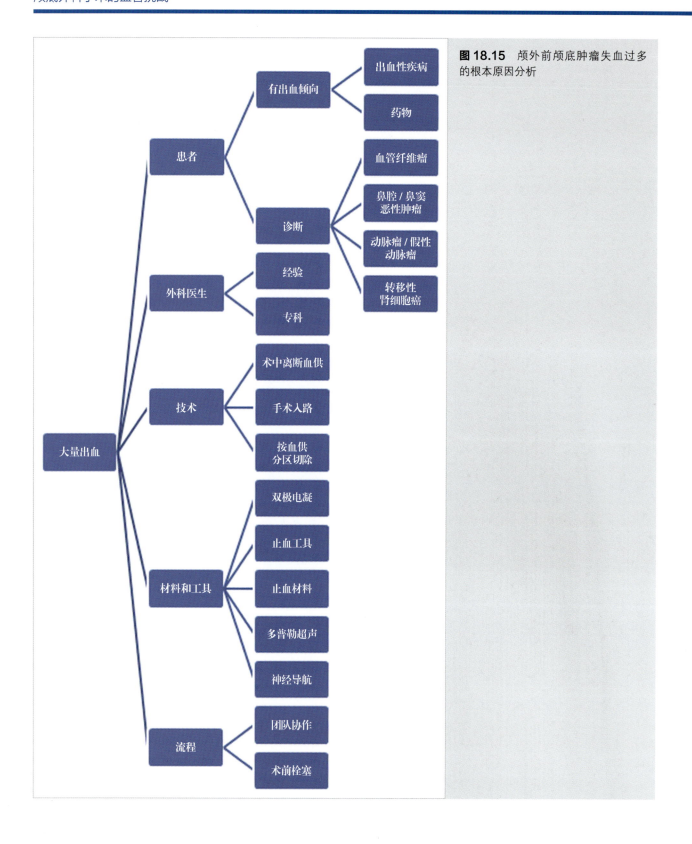

图 18.15 颅外前颅底肿瘤失血过多的根本原因分析

参考文献

[1] Snyderman CH, Pant H. Endoscopic management of vascular sinonasal tumors, including angiofibroma. Otolaryngol Clin North Am. 2016; 49(3):791–807.

[2] Snyderman CH, Pant H, Carrau RL, Gardner P. A new endoscopic staging system for angiofibromas. Arch Otolaryngol Head Neck Surg. 2010; 136(6):588–594.

[3] Geltzeiler M, Igami Nakassa AC, Setty P, et al. Evaluation of intranasal flap perfusion by intraoperative ICG fluorescence angiography. J Neurol Surg B Skull Base. 2017; 78 S1:S62.

[4] Wilson M, Snyderman C. Fibro-osseous lesions of the skull base in the pediatric population. J Neurol Surg B Skull Base. 2018; 79(1):31–36.

[5] López F, Triantafyllou A, Snyderman CH, et al. Nasal juvenile angiofibroma: current perspectives with emphasis on management. Head Neck. 2017; 39 (5):1033–1045.

[6] Wang EW, Zanation AM, Gardner PA, et al. ICAR: endoscopic skull-base surgery. Int Forum Allergy Rhinol. 2019; 9 S3:S145–S365.

[7] Thompson LDR, Flucke U, Wenig BM. Sinonasal glomangiopericytoma. In: El-Naggar AK, Chan JKC, Grandis JR, Takata T, Slootweg PJ, eds. WHO Classification of Head and Neck Tumours. 4th ed. Lyon, France: International Agency for Research on Cancer; 2017:44–45.

[8] López F, Devaney KO, Hanna EY, Rinaldo A, F, erlito A. Metastases to nasal cavity and paranasal sinuses. Head Neck. 2016; 38(12):1847–1854.

[9] Gan EC, Alsaleh S, Manji J, Habib AR, Amanian A, Javer AR. Hemostatic effect of hot saline irrigation during functional endoscopic sinus surgery: a randomized controlled trial. Int Forum Allergy Rhinol. 2014; 4(11): 877–884.

[10] Rowan NR, Zwagerman NT, Heft-Neal ME, Gardner PA, Snyderman CH. Juvenile nasal angiofibromas: a comparison of modern staging systems in an endoscopic era. J Neurol Surg B Skull Base. 2017; 78(1):63–67.

[11] Mebel D, Akagami R, Flexman AM. Use of tranexamic acid is associated with reduced blood product transfusion in complex skull base neurosurgical procedures: a retrospective cohort study. Anesth Analg. 2016; 122(2):503–508.

第 19 章　侧颅底颅外富血管肿瘤的手术治疗

Sampath Chandra Prasad Rao, Ananth Chintapalli

周川 / 译

摘要

　　本章讨论侧颅底颅外富血管病变的病理生理、解剖、诊断和术中管理。着重讨论这些肿瘤的术前评估，尤其是涉及岩骨段颈内动脉的病变，我们尽力在这些方面为读者提供一些有价值的信息。

　　关键词：头颈部富血管病变，侧颅底颅外富血管肿瘤，侧颅底副神经节肿瘤

19.1　学习要点

　　• 颅底富血管病变，无论良性还是恶性，均需进行充分的术前评估和细致的检查。

　　• 副神经节瘤是常见的侧颅底颅外富血管肿瘤。

　　• 术前和术中处理岩骨段颈内动脉是手术切除这些肿瘤的关键。

　　• 根据肿瘤的累及范围及其毗邻的解剖结构关系进行系统分类，对于这些肿瘤的手术治疗至关重要。

19.2　引言

　　侧颅底富血管肿瘤分为良性肿瘤和恶性肿瘤。良性肿瘤包括常见的副神经节肿瘤和少见的发生在颞骨内及其周围的血管瘤。这些区域的恶性肿瘤根据恶性程度进一步分组：Kaposi 肉瘤和血管内皮瘤为中等恶性，血管肉瘤和血管外皮瘤具有更高的恶性程度。副神经节瘤（头颈部）是最常见的累及侧颅底区域的富血管肿瘤，相对上述其他病变，我们将对其进行更详细的讨论。对于其他病变我们将进行简要描述。

19.3　头颈部副神经节瘤

　　头颈部副神经节瘤为非分泌性肿瘤，起源于神经嵴分化而来的副神经节组织。这些组织最大集簇为颈动脉分叉内侧的颈动脉体，其次分布于颞骨内，其中约一半以上分布于颈静脉球外膜、Jacobson 神经周围、鼓室小管下部内和鼓岬表面。其余副神经节组织可沿着 Arnold 神经分布，有时也会分布于面神经乳突部周围。

　　在临床上，头颈部副神经节瘤多分为颞骨副神经节瘤和颈部颈动脉副神经节瘤。前者包括鼓室乳突副神经节瘤和鼓室颈静脉球副神经节瘤，其分别是中耳和颞骨最常见的副神经节瘤，颈部颈动脉副神经节瘤包括颈动脉体瘤和迷走神经副神经节瘤。头颈部副神经节瘤占全身副神经节瘤的 3%，其中 60% 为颈动脉体瘤，而迷走神经副神经节瘤占比不足 5%。既往报道中，副神经节瘤可为散发性也可为家族性病变，琥珀酸脱氢酶复合物的种系缺陷可能与部分副神经节瘤有关。据报道，多发副神经节瘤在散发病例中占 5%~20%，而在家族性病例中这一比例高达 80%，最常见为双侧颈动脉体瘤，其次是颈动脉体瘤和迷走神经副神经节瘤并发。

　　颅底副神经节瘤虽然生长缓慢，但有侵袭性倾向，可侵蚀瘤周重要的神经血管结构。因其生长缓慢，在病程早期往往难以被发现，但鼓室乳突副神经节瘤可在早期出现听力障碍伴或不伴搏动性耳鸣，而鼓室颈静脉副神经节瘤往往增大到一定体积后才被发现，它通常沿阻力最小的路径进入中耳腔隙和颞骨内的其他腔隙，再通过乳突气房累及乳突和岩骨，少数情况下还可累及岩骨段颈内动脉（ICA）、颈内静脉（IJV），最后可通过颈静脉球内侧壁沿岩下窦侵袭至颅内。颈静脉球内侧壁为肿瘤与后组颅神经之间的屏障，往往在较晚期阶段颈静脉球内侧壁被肿瘤侵袭以后后组颅神经才被受累，所以广泛侵袭却不伴有后组颅神经麻痹的病例并不罕见。本病特有的广泛骨侵蚀通常由缺血性坏死所致，且常被忽视，颞骨的松质骨部分多被广泛侵蚀，但迷路的骨皮质往往是完整的。

　　本章从外科角度更加详细地介绍颞骨副神经节瘤（鼓室乳突和鼓室颈静脉副神经节瘤），并简

要介绍颈动脉体瘤和迷走神经副神经节瘤。

分类：鼓室颈静脉副神经节瘤，可分为真正意义上的鼓室颈静脉球副神经节瘤和鼓室乳突副神经节瘤两种类型。为了更好地描述这些肿瘤，已有学者对其进行了分型，然而这些分型大多缺乏从手术治疗的角度来进行全面认识。如 Glasscock 和 Jackson 分类只是基于肿瘤的范围；De La Cruz 分类系统在手术入路方面进行了广泛的尝试，但对肿瘤的累及范围缺乏详细的描述；Ugo Fisch 分型是依据 CT 中肿瘤的位置和累及范围进行归类的。Sanna 等对 Fisch 分型的改良在颞骨副神经节瘤方面提供了进一步的见解，并据此制订精确的手术计划。本章中作者均采用改良 Fisch 分型。

A 型肿瘤起源于鼓岬表面的鼓室神经丛，完全局限于鼓室内，未侵及下鼓室。根据肿瘤在鼓室腔内的累及范围，改良 Fisch 分型进一步将 A 型肿瘤分为 A1 型和 A2 型。A1 型为局限于中鼓室内界限清楚的小肿瘤，耳镜下可见肿瘤所有的边界。A2 型受限于颞骨鼓乳部，累及中鼓室和听小骨，可沿鼓环有一定的扩展，耳镜下无法窥及肿瘤所有的边界。A2 型肿瘤可向前扩展至咽鼓管或进入后鼓室，因耳镜下难以清晰地查及肿瘤的所有边缘，所以术前应进行充分的影像学检查并与鼓室颈静脉球副神经节瘤鉴别。

B 型鼓室颈静脉副神经节瘤局限于颞骨鼓室乳突部，未累及颈静脉球骨穹隆。改良 Fisch 分型将其进一步分为 3 型：B1 型为侵及下鼓室；B2 型累及下鼓室和颞骨乳突部；B3 型累及鼓室乳突部并侵袭颈动脉管。范围广泛的 B2 和 B3 型肿瘤可严重侵犯外耳道，并呈中耳息肉样表现，不建议对其进行活检。

C 型鼓室颈静脉球副神经节瘤为肿瘤扩展累及岩骨段颈内动脉，起源于颈静脉球表面或鼓室小管、乳突小管下部内的副神经节组织。因肿瘤解剖位置特殊，此类肿瘤的临床管理有独特的挑战性。C1 型破坏颈静脉球解剖完整性，颈动脉管垂直部局限受累，很少浸润颈内动脉。C2 型表现为更大程度的破坏，侵犯颈动脉管垂直部。C3 型侵犯颈动脉岩骨段水平部。C4 型则侵犯至破裂孔前。所有的 C 型肿瘤，尤其是 C2~C4 型都有包裹颈内动脉的倾向，这对手术计划至关重要，C 型肿瘤也可以向颅内不同程度地延伸。鼓室颈静脉球副神经节瘤可累及周围不同的腔室：向内可至硬膜内；向前可至颞骨岩部及颞下窝区域；向下可沿后组

颅神经至上颈部；向后下可沿乙状窦至枕髁及椎动脉周围。C 型肿瘤可向颅内不同程度地延伸，将其归类为 D 型进行描述（表 19.1）。

19.4　鼓室乳突副神经节瘤

鼓室乳突副神经节瘤为 Fisch 分型中的 A 型和 B 型肿瘤，起源于鼓室和乳突部，较鼓室颈静脉球副神经节瘤少见。由于中耳传导性的破坏，这些肿瘤表现为典型的传导性耳聋伴搏动性耳鸣。耳镜检查可在鼓膜后方见一红色肿物，同时充气耳镜检查可见肿物变白（Brown 征）并有搏动感。鼓室乳突副神经节瘤比起源于颈静脉内的副神经节瘤侵袭性要小，少数情况下，肿瘤表现为外耳道肿物，易误诊为来自中耳的息肉。它们常延伸进入咽鼓管，当肿瘤延伸至颈静脉球下方时，少数情况下可直接累及颈内动脉。

鼓室颈静脉球瘤归类为 C 型肿瘤，表现为晚期阶段的肿瘤并在侵蚀下鼓室底后延伸入中耳。这种临床上病程晚期阶段肿瘤的表现归因于其起源的解剖位置。常见的表现为肿瘤侵犯听小骨导

表 19.1　颞骨副神经节瘤改良 Fisch 分型

分型		描述
A		肿瘤局限于中耳腔，未累及下鼓室
	A1	耳镜下肿瘤完全可见
	A2	耳镜下无法窥及肿瘤所有边缘
B		肿瘤局限于下鼓室、中鼓室和乳突内，未累及颈静脉球
	B1	局限于中耳并侵入下鼓室
	B2	累及中耳并侵及下鼓室和乳突
	B3	局限于颞骨鼓室乳突部并侵及颈内动脉管
C		根据颈内动脉受累程度进一步分型
	C1	侵及颈静脉孔及颈静脉球合并颈动脉管垂直部局限受累
	C2	侵犯颈动脉管垂直部
	C3	侵犯颈动脉管水平部
	C4	侵犯至破裂孔前
D		作为 C 型的补充，特指侵及颅内的肿瘤 De：硬膜外；Di：硬膜内
	De1	脑膜移位 < 2 cm 的肿瘤
	De2	脑膜移位 > 2 cm 的肿瘤
	Di1	硬膜内肿瘤 < 2 cm
	Di2	硬膜内肿瘤 > 2 cm
	Di3	侵入硬膜内无法手术的肿瘤

致的传导性耳聋和搏动性耳鸣。虽然感音性耳聋和前庭症状并不多见，但其取决于肿瘤向内耳、内耳道和桥小脑角的延伸程度。由于在肿瘤缓慢生长过程中神经功能可逐渐代偿，因此在病程很晚期才出现后组颅神经症状；当出现后组颅神经症状时，提示颈静脉孔内侧壁作为肿瘤与神经之间的屏障已被肿瘤侵犯。舌咽神经和迷走神经麻痹最常见，其次为副神经和舌下神经麻痹，当出现后组颅神经症状时需考虑到颈静脉孔病变。在病变范围广泛的鼓室颈静脉副神经节瘤中，面神经是最常被累及的颅神经。

19.4.1　术前评估

全面的术前影像学评估加上精心设计的手术计划在治疗这些肿瘤中起着至关重要的作用。这包括高分辨率 CT（HRCT）的轴位和冠状位重建；在疑似延伸至下鼓室的病例和再次手术的病例中，需要冠状位、矢状位、轴位 T1 和 T2 加权磁共振成像（MRI）以及 T1 加权增强序列；另外，需要磁共振血管成像（MRA）和磁共振静脉成像（MRV）评估受累的血管。术前完备的放射学评估不仅能了解肿瘤大小和累及范围，而且还能了解肿瘤对颞骨侵犯的复杂性。

如前所述，A 型肿瘤起源于鼓岬表面的鼓室神经丛，完全局限于鼓室内，未侵及下鼓室。根据肿瘤在鼓室腔内的累及范围，改良 Fisch 分型进一步将 A 型肿瘤分为 A1 型和 A2 型。A1 型为局限于中鼓室内界限清楚的小肿瘤，耳镜下可见肿瘤所有的边界。A2 型局限于颞骨鼓室乳突部，累及中鼓室和听小骨，可沿鼓环有一定的扩展，因此耳镜下无法窥及肿瘤所有的边界。A2 型肿瘤可向前扩展至咽鼓管或进入后鼓室，因耳镜下难以清晰地查及肿瘤的边缘，所以术前应进行充分的影像学检查，以与鼓室颈静脉球神经节瘤鉴别。A 型肿瘤在 HRCT 上典型表现为鼓岬表面的小肿块，未明显向下鼓室延伸。

B 型鼓室颈静脉副神经节瘤局限于颞骨鼓室乳突部，未累及颈静脉球骨穹隆。改良 Fisch 分型将其进一步分为 3 型：B1 型为侵及下鼓室；B2 型累及下鼓室和颞骨乳突部；B3 型累及鼓室乳突部并侵袭颈动脉管。范围广泛的 B2 型和 B3 型肿瘤可严重侵犯外耳道，临床上表现为中耳息肉，不建议对其进行活检。HRCT 可以明确肿瘤的累及范

围，一旦确认颈静脉球表面的骨质是完整的，就可无须其他影像学检查。然而，评估肿瘤在颞骨的累及范围是至关重要的。MRI 可以鉴别肿瘤和中耳积液。

对骨质受累程度的评估也至关重要，尤其是面神经、卵圆窗、圆窗等重要结构周围的骨质。当颞骨气化不良时，颅底岩尖区域通常充满骨髓质，这导致很难在 HRCT 上评估肿瘤是否累及了这些区域。在这些病例中，MRI 可以明确骨髓质区域并有利于肿瘤与中耳和乳突积液间的鉴别。二次手术以及累及范围广泛的 B 型肿瘤，尤其是 B3 型肿瘤需要行血管造影。MRV 可为疑似乙状窦受累的病例提供信息。

19.4.2　手术入路

尽管已在放射学和外科治疗方面取得了一些进展，但颞骨副神经节瘤的治疗仍然是一个挑战。副神经节瘤在组织学上虽然是良性的，但它们具有局部侵袭性，可以广泛侵犯骨质和软组织。由于肿瘤在初期没有症状，所以往往会错过早期诊断。目前，研究颅底副神经节瘤分类和手术入路规范的文献很少，因此颅底副神经节瘤的治疗尚未标准化，对于究竟是选择手术、放疗还是单纯观察才是最佳的治疗方案，这些问题仍不明确。

相对于放疗，手术切除肿瘤是一种更好的治疗方式，至少放疗不推荐用于鼓室乳突副神经节瘤（A 型和 B 型）的治疗，只推荐用于复发的病例，并作为患者的第二选择，这一方案目前被大家所普遍接受。最佳手术入路的选择主要取决于肿瘤的位置、范围以及肿瘤所涉及的神经血管结构。A 型和 B 型肿瘤手术的主要目标是彻底切除肿瘤和保留听力。在过去，实现这两个目标相当不切实际，要么是根治性手术彻底切除肿瘤，要么是放射治疗保留听力。但随着影像学和手术设备的发展，现在几乎可以在彻底切除肿瘤的同时保留有效的听力。目前大量临床证据表明，如果外科技术选择恰当，A1~B2 型的所有肿瘤术后在气导、气骨导差和骨传导方面均表现出良好的听力改善，这是放射治疗无法比拟的。对于 B3 型肿瘤，考虑到其范围的广泛性，需要采取更激进的方式。本章将从外科手术的角度阐述我们如何治疗这些肿瘤。

19.4.3　A 型肿瘤

A1 型肿瘤

对于边界清晰、局限于鼓岬的 A1 型肿瘤，经耳道后径路是理想的手术入路，其类似于镫骨手术。将合适尺寸的耳镜置入外耳道，如同镫骨手术一样掀起鼓膜外耳道皮瓣，如有必要可行外耳道成形术。肿瘤切除基本上是先双极电凝烧灼凝固肿瘤表面，然后垫以止血纱布（Surgicel，强生）钝性分离肿瘤。理想情况下，从肿瘤的前缘开始分离，远离砧镫关节及圆窗区域等这些重要结构，手术中建议用冰盐水间歇冲洗鼓岬上方手术野，避免对耳蜗造成热损伤。电凝肿瘤的主要供血动脉，即鼓室小管内的鼓室下动脉后便可将肿瘤完全切除。中耳腔用吸收性明胶海绵或适当大小的硅胶片填充，防止中耳表面和鼓膜之间粘连。

A2 型肿瘤

对于边界延伸至鼓环以外的 A2 型肿瘤，术前必须从影像上评估肿瘤在鼓室内向下延伸的范围，并确定颈静脉球穹隆顶骨质的完整性，从而排除鼓室颈静脉球副神经节瘤的可能。当然，评估其他中耳重要结构的完整性也很重要，如面神经管、岩骨颈动脉管、听骨链和圆窗区等。A2 型肿瘤选择经耳道入路（图 19.1）。为获得最佳的视野需沿鼓环行扩大的耳道成形术。沿鼓膜周边分离后，将外耳道皮瓣和鼓膜一并分离下来形成手指套样外耳道鼓皮瓣。A2 型肿瘤可累及听骨链，如果听骨链没有被破坏，术中需要优先保护中耳的听传导，因此，在分离听小骨周围的肿瘤时需要格外小心。在处理肿瘤上部时，需注意面神经管是否有裂口。A2 型肿瘤出血较多，因此，如前面 A1 型肿瘤所述，在理想情况下，从肿瘤的前边缘开始分离，先电凝肿瘤的主要供血动脉，即鼓室下动脉，可以减少肿瘤的出血，从而将关键区域的解剖分离简单化。侵入上鼓室肿瘤的上极可以通过经耳道上鼓室切开进入。术中要努力保证听骨链的完整性，但如果肿瘤本身已破坏听骨链，可术中同期行听骨链重建，也可分期行重建手术。

19.4.4　B 型肿瘤

B 型副神经节瘤范围广泛但仍局限于颞骨内。B1 型和 B2 型肿瘤的入路相似，都需要耳后经皮

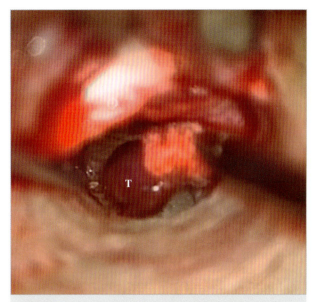

图 19.1　经耳道手术 A2 型肿瘤（T）术中图片

质入路，根据肿瘤累及范围不同，每个病例都需要制订个体化手术方案。

B1 型肿瘤

B1 型肿瘤是指累及下鼓室、面神经隐窝和鼓室窦的肿瘤。初始的手术步骤与其他耳后入路相似，建议在乳突表面做一个后下基底大、前方基底小的软组织瓣，如果肿瘤在鼓室内向前方扩展有限，可采用手指套样外耳道鼓皮瓣，也可像常规中耳手术一样去做；但如果肿瘤从外耳道内向外生长，累及外耳道的皮肤，则需要采用相应的外耳道鼓皮瓣。外耳道成形术则可以提供最开阔的耳道手术视野。随后便可行完壁式乳突切除，沿后鼓室切开可到达面神经隐窝和下鼓室，由于肿瘤的富血管化及肿瘤阻塞乳突气房，术中出血量可能会较多。这种联合经耳道和经皮质入路可以最佳地显露肿瘤以利于全切。根据需要可经皮质切开上鼓室以清除上鼓室内的肿瘤。B1 型肿瘤中，中耳的声传导往往已经被损坏，需要术中同期行听骨链重建，或分期手术。

B2 型肿瘤

B2 型肿瘤是指局限于鼓室乳突内且未突破岩骨颈动脉管的所有副神经节瘤。B2 型肿瘤的手术策略在初始阶段与 B1 型是一样的，对于明显累及乳突的肿瘤，最好在肿瘤切除前将所有的边界

都显露出来。后续手术进程的决定因素包括：鼓室盖裂口及肿瘤向颅内扩展、乙状窦受侵蚀以及术中发现肿瘤累及颈静脉球。扩大后鼓室切开和经耳道入路可以很好地控制乳突和下鼓室的肿瘤。可通过磨除面神经下方鼓室窦处理累及下鼓室下方及鼓室窦深处的肿瘤。磨除颅后窝硬膜表面乙状窦前和乙状窦后的骨质可以为磨除乳突段面神经内侧及颈静脉球上方的骨质提供更大的操作空间。磨除此区域骨质需格外小心，一般会选择在乳突段面神经周围尤其是内侧面保留薄薄一层骨质以避免损伤面神经。术中探查颈静脉球受累情况是一项富有挑战性的操作，切除这个区域的肿瘤需要非常谨慎，其关键是找到肿瘤和颈静脉球之间的界面，如果界面不清，明智的选择是终止手术，改行颞下窝入路。

B3 型肿瘤

B3 型肿瘤与其他鼓室乳突副神经节瘤的区别在于它们累及颈动脉管伴或不伴有累及颈内动脉。这些肿瘤广泛累及外耳道（图 19.2 a）、乳突、面隐窝、鼓室窦、咽鼓管和下鼓室。因肿瘤有大量供血动脉为其广泛供血，所以术中肿瘤可大出血，也可因颈内动脉和颈静脉损伤导致大出血。术前骨传导完好的病例中，术后有效听力的保留率很高，因此术中应尽一切努力保护骨传导。较为理想的做法是岩锥次全切（图 19.2 b），以此达到肿瘤近全切及盲袋状封闭中耳的目的。无须特殊提及的是，此类大型肿瘤通常累及面神经，在这种情况下需切断神经获得肿瘤切除，然后再进行神经移植吻合。如果肿瘤的大小允许保留面神经，则行面神经向前移位术。

耳后软组织分离、皮瓣形成、开放式乳突切除等这些初始的手术步骤与 B2 型肿瘤类似，我们通常在手术开始时便行外耳道盲袋样封闭。为了在切除肿瘤时便于显露和控制颈内动脉，需完全

切除鼓骨，磨除鼓骨下部可以显露岩骨段颈内动脉垂直部，磨除鼓骨前壁可以直视水平段。肿瘤完全切除后，余下的步骤包括用骨膜和骨蜡封堵咽鼓管，以腹部脂肪填塞瘤腔，逐层缝合创口。

19.5 鼓室颈静脉球副神经节瘤

起源于颈静脉孔的副神经节瘤通常在病程后期才被诊断出来，所以其表现得更具有侵袭性。由于肿瘤生长缓慢，后组颅神经功能通常可以逐渐被对侧代偿，所以肿瘤早期也易被忽视。如前所述，由于肿瘤侵袭周围相邻结构，其手术方案和入路设计取决于肿瘤的侵袭范围、累及的神经血管结构等。

19.5.1 术前评估

鼓室颈静脉球副神经节瘤（C3 型和 C4 型）都会累及 ICA，这些肿瘤的处理首先要进行全面的影像学评估，包括肿瘤大小，与 ICA 关系、肿瘤与周围其他血管关系及受累程度。

术前干预处理 ICA 的指征基于肿瘤的范围、造影相关发现及患者个体特征等因素，内容包括：

• 术中因操作或牺牲受累血管影响供血时，侧支循环代偿灌注的能力。评估手段包括：4 根颅内血管造影并行交叉压迫试验评估 Willis 环功能、氙气增强 CT 评估脑血流、单光子发射计算机断层扫描（SPECT）和颈动脉残端压力管理。

• 肿瘤侵犯 ICA 的程度和范围。评估手段包括：CT、MRI、MRA 和 DSA。

• 在轴位 CT 或 MRI 中评估颈段远端 ICA 和岩骨段 ICA（水平部和垂直部）被肿瘤包绕超过 180°。

• 血管造影评估颈段远端 ICA 和岩骨段 ICA 管腔有狭窄和不规则表现。

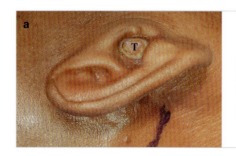
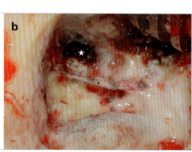

图 19.2 a.B3 型肿瘤（T）向外耳道生长。b. 岩锥次全切及 B3 型副神经节瘤全切。可见裸露的岩骨段颈内动脉（白色★）和保留完好的面神经（黑色＊）

· 血管造影证实有大量自颈内动脉发出的供血血管。

· 鉴别 C3 和 C4 型鼓室颈静脉球副神经节瘤、迷走神经副神经节瘤、颈动脉体瘤。

· 颈动脉相关的放疗或手术史。

在上述这些情况下，可用于术前处理 ICA 的方式包括永久性球囊闭塞试验（PBO）、颈 – 岩段 ICA 大隐静脉移植搭桥术和血管内支架加固。

术中处理 ICA 方法包括：①动脉减压伴 / 不伴部分移位；②骨膜下剥离；③血管外膜下剥离；④血管外膜下剥离加支架覆盖；⑤动脉切除（术前 PBO 后）。

19.5.2　永久性球囊闭塞（PBO）

对于要牺牲 ICA 的患者，治疗前了解颈动脉供血情况至关重要，对于不能耐受牺牲 ICA 的患者，需要血管搭桥或替代性血管介入治疗。PBO 包含术前球囊闭塞试验（BOT），BOT 是一项评估永久性闭塞 ICA 后缺血耐受性的造影试验，可评估是否有来自至少一根或两根其他脑血管交通提供充足的交叉供血，并可以评估 Willis 环。

血管造影分为两个阶段：

· 明确前交通系统的通畅，行对侧 ICA 造影时手动压迫病变侧颈动脉（Mata 试验），如病变侧大脑前动脉和大脑中动脉快速和完全充盈表明前交通系统是通畅的。

· 后交通系统的评估为压迫同侧颈动脉后，行优势侧椎动脉造影（Allcock 试验），压迫侧大脑中动脉快速完全充盈表明后交通系统通畅。

BOT 和 PBO 在局部麻醉加轻度镇静下进行，术中需全身肝素化及麻醉监护。通常放置 3 个球囊，第一个放置在眼动脉发出点近端的海绵窦段，第二个放置在岩骨段颈内动脉，第三个放置在颈总动脉分叉远端颈段颈内动脉起始处。根据 Mata 和 Allcock 试验中受试侧大脑前动脉和大脑中动脉显影情况进行评估，通过查看沟通两侧 ICA 之间的前交通动脉和沟通 ICA 与基底动脉系统间的后交通动脉是否显影以评估 Willis 环解剖结构。术中需行神经功能评估和神经电生理监测来检测有无缺血事件发生，球囊闭塞后立即表现出的任何不耐受迹象，都应回抽球囊气体，放弃闭塞手术，然后计划替代手术。若 PBO 成功，一般在 3~4 周后行肿瘤切除。

19.5.3　颈内动脉支架置入

当肿瘤累及范围广泛且预计术中会对颈内动脉进行操作时，可行颈 – 岩段颈内动脉（图 19.3）血管内支架加固。支架数量取决于需加固段血管的长度和支架的技术特征，偶尔需要 2 个甚至 3 个支架。为了能够全切肿瘤及避免血管与肿瘤界面处 ICA 的意外损伤，将支架覆盖至远离肿瘤两侧 10 mm 处的血管远端和近端是比较理想的。根据支架的直径（最好是 4 mm 或 5 mm）、长度、柔韧性（尤其是在 ICA 后曲释放安置时）和弹性选择支架的种类。当 ICA 曲度过大时，支架置入有时会非常困难，此时可改用自膨式镍钛合金支架，如 Xpert 支架系统（Abbott Laboratories Vascular Enterprises，Dublin，Ireland）和 Astron（Biotronik SE，Berlin，Germany）。

19.5.4　面神经功能和听力康复

面神经功能和听力康复是鼓室颈静脉球副神经节瘤治疗的重要组成部分。对于术前面瘫持续时间少于一年的患者，术中应努力保留面神经，但如果面神经被肿瘤浸润，则应当切除神经，并于原位行腓神经移植吻合。面瘫持续时间超过一年的患者最好行修复手术促进康复，包括患侧眼睑提拉术和面 – 舌下神经吻合或面 – 三叉神经吻

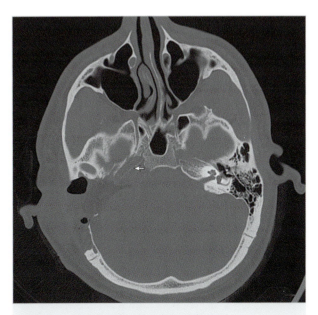

图 19.3　岩骨段颈内动脉支架置入术后 CT

合术。听力康复最佳的方法是使用骨锚式助听设备（BAHI），我们通常将同侧的 BAHI 手术和面神经吻合手术作为手术的一部分同期完成。

19.5.5　手术入路

如前所述，C 型鼓室颈静脉副神经节瘤主要起源于颈静脉孔区域，因此被认为是鼓室颈静脉球副神经节瘤。这些肿瘤多在生长到较大时才表现出症状，并明显地侵犯周围颅底的解剖腔隙：向内可侵入颅内或硬膜下；向前可进入颞下窝和岩骨气房腔隙；向后可侵犯乙状窦；后下可侵犯枕髁和椎动脉，并可进入上颈椎间隙。C 型肿瘤多不同程度地侵及颅内，伴或不伴硬膜内受累。C 型肿瘤治疗的基本手术原则是通过合适的手术路径到达颈静脉孔。尽管术前成像和手术设备都取得了很大的进展，但此类肿瘤手术仍然会伴随有并发症，对并发症的预判和术后管理是疾病治疗的重要组成部分。

在尽量减少并发症的前提下，充分显露颈静脉孔及主要血管的近端和远端是该区域手术的基本原则。实现这一目标的主要障碍是对面神经的处理及中耳结构的保护。C 型肿瘤几乎都有不同程度的岩骨段 ICA 侵犯，通过面神经移位可以无阻挡地到达岩骨段 ICA。

考虑到肿瘤的富血管性、病程后期才出现临床症状且具有侵犯起源周围复杂解剖结构的倾向，因此手术需要对肿瘤进行广泛无遮挡的显露。这可以通过颞下窝入路 A 型（ITFA-A）实现，从而可以安全彻底地切除肿瘤。尽管 ITFA-A 存在一定并发症发生率，如传导性耳聋、面神经功能障碍及短期的咀嚼困难，但仍然不失为到达迷路下间隙、颈静脉孔和颈静脉球、岩骨段 ICA、ICA 颈段上部、茎突后咽旁间隙等区域的理想入路，ITFA-A 主要用于这些区域较大的硬膜外病变，也可以联合其他颅底手术入路。

确实存在一些反对 ITFA-A 入路治疗这些肿瘤的观点，对于局限的 C1 型肿瘤可通过部分切除岩骨和迷路下区域，而不需移位面神经的鼓室下径路来完成，但代价是有限地显露颈内动脉和离断颈静脉－乙状窦近端及远端回流。

颞下窝入路 A 型

自 1979 年 Fisch 和 Pillsbury 描述 ITFA-A 以来，它一直是处理鼓室颈静脉球副神经节瘤的主要入路。这是一种经耳囊下的迷路外侧入路，其关键点是面神经向前移位，主要适用于颈静脉孔区、迷路下及岩尖区域的硬膜外病变。ITFA-A 采用颅－颞－颈部入路，主要目的是进入颞下窝手术，该入路可广泛显露颈静脉球、颈静脉孔、岩尖、下颌窝区域。

采用耳后颅－颞－颈部宽大切口并延伸至颈部，先将皮瓣翻向前方基底，再将胸锁乳突肌、头夹肌一并作为肌肉骨膜瓣翻向下方基底。自外耳道后部横断外耳道皮肤，将外耳道皮肤袖套与周围组织分离，以组织钩将袖套分离出外耳道并用可吸收线缝合袖套口，耳软骨（耳郭内）和耳屏软骨亦从周围组织中分离出来缝合在一起作为盲袋的支架，避免发生医源性瘘管。自二腹肌起始处分离二腹肌后腹，并在二腹肌下结扎枕动脉。可见舌咽神经跨过 ICA 向前方走行、迷走神经在 IJV 和 ICA 之间走行以及舌下神经跨过 ICA 后向前走向舌体，副神经脊髓根位于 IJV 外侧（多数情况下）并经过 C1 椎体横突的前外侧，靠近 CN XI 的髁导静脉，必要时可以电凝离断。大血管可将血管袢作为解剖标识。到目前为止显露范围为前至颧弓根、后至枕乳结合部的颞骨外侧面以及颞骨鳞部和鼓部。

切除乳突皮质后，做开放式乳突切除，切除乳突尖时需仔细保留茎乳孔区面神经周围的软组织袖口。将鼓骨全部磨除。在颧骨根部形成一个新的骨槽，将膝状神经节至茎乳孔段的面神经自骨管内游离，在腮腺内剥离面神经（在鼓室外段内）可为面神经保留一层软组织管，以减少移位后的牵拉损伤，之后将面神经置入新的骨槽内并用组织胶固定。至此，鼓骨已被切除、面神经已向前移位，岩骨次全切后可自由地进入颈静脉孔。将乙状窦表面骨质蛋壳化减压，在骨质下填入止血纱布，从腔外压迫乙状窦，然后进一步在乙状窦腔内填塞止血纱布，以完全阻断横窦和乙状窦方向的静脉回流。

在颈部用多枚钛夹（强生）结扎 IJV 并将其向上翻折，通过保留颈静脉球内侧壁和 IJV 上部以保护后组颅神经。处理延伸至硬膜内的肿瘤需要充足的术前评估，且只有在识别和分离小脑前下部和小脑前下动脉及后下动脉后才能处理肿瘤。肿瘤的硬膜内部分可以沿硬膜外肿瘤一并切除或分阶段处理。

典型病例 1

　　图示（图 19.4~ 图 19.10）为一名 56 岁男性患者，因 C1 型鼓室颈静脉球副神经节瘤行 ITFA-A 全切肿瘤的术中图片。

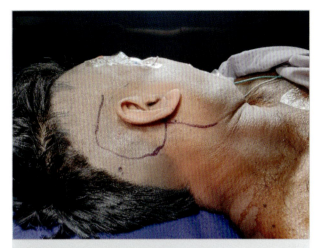

图 19.4　宽大的颅 – 颞 – 颈部切口标记

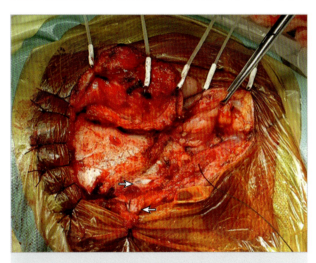

图 19.5　皮瓣翻折显露颞骨鳞部和乳突部。右箭头：头夹肌；左箭头：与胸锁乳头肌延续的后置肌肉骨膜瓣

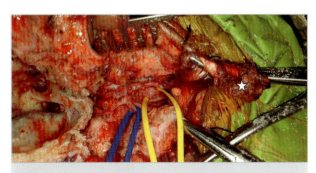

图 19.6　完成乳突切除及颈部的显露以控制大血管。二腹肌后腹向下翻折（白色★）

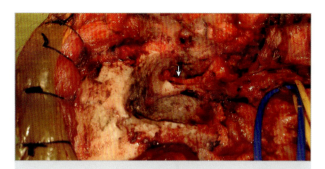

图 19.7　自膝状神经节至颞骨外段全程减压面神经（白色箭头），并仔细将其从骨管内移出

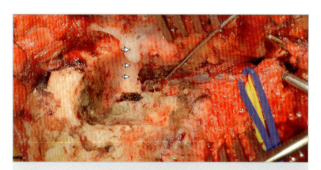

图 19.8　将移出的面神经向前移至新的骨管中，并用纤维蛋白胶（白色箭头）固定

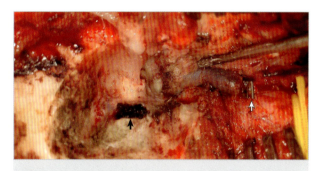

图 19.9　在管腔外填塞止血纱布（黑色箭头）闭塞乙状窦，上颈段颈内静脉用多枚钉夹（白色箭头）夹闭

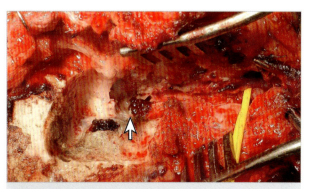

图 19.10　肿瘤全切后术野，完全显露颈静脉球区（白色箭头）

典型病例 2

图示（图 19.11~ 图 19.16）为一名 62 岁男性患者，肿瘤侵犯乳突及颞骨外段面神经，术前面瘫 House-Brackman 分级 V 级，手术采用 ITFA-A，术中将肿瘤及面神经一并切除，并行面 – 三叉神经吻合及骨锚式助听器（BAHA）置入。

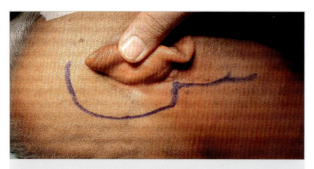

图 19.11 经典颅 – 颞 – 颈部切口标记

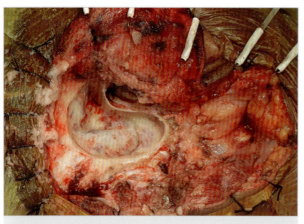

图 19.12 探查乳突及初步显露颈部

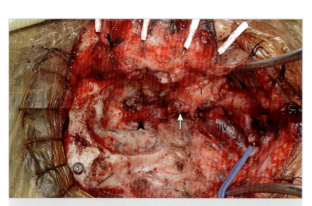

图 19.13 开放式乳突切开后的乳突腔及颈部显露。注意肿瘤（T）延伸至腮腺侵犯茎乳孔区域（白色箭头）和面神经（黑色箭头）。IJV，颈内静脉

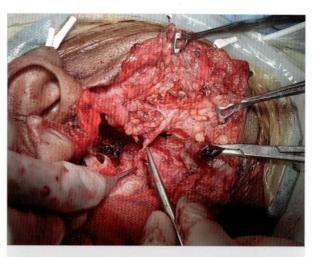

图 19.14 将肿瘤及面神经一并切除，显露远端和近端正常的面神经残端。黑色箭头所指远端面神经残端

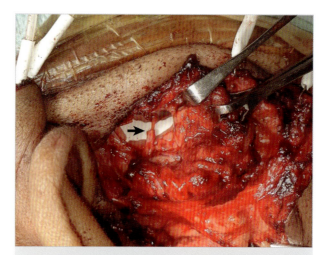

图 19.15 面 – 三叉神经吻合后（黑色箭头），用纤维蛋白胶将吻合处固定

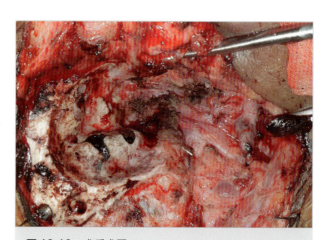

图 19.16 术后术野

19.6　颈动脉体瘤

颈动脉体瘤是头颈部最常见的副神经节瘤，占头颈部副神经节瘤的 60%，起源于颈总动脉分叉处密集聚集的副神经节组织。胚胎学上，颈动脉体起源于中胚层的第三鳃弓和外胚层的神经嵴，在维持氧平衡方面发挥至关重要的作用，在缺氧环境下通过心血管系统的交感刺激维持血氧稳定。颈动脉体为富血管化腺体，大小约 6 mm×6 mm×2 mm，血供来源于滋养血管、椎动脉分支和颈外动脉分支，由舌咽神经支配。如前所述，颈动脉体瘤可为散发性或家族性。持续性或间断性慢性低氧血症可刺激颈动脉体增生和肥大。

颈动脉体瘤表现为无痛、搏动性颈部外侧肿块，以头尾方向的活动受限为特征（Fontaine 征）。肿瘤增大可导致颅神经 X 和 XII 麻痹症状，表现为吞咽困难、吞咽疼痛和声音嘶哑。肿瘤偶尔会分泌内分泌物质释放到体循环中，导致血压波动和其他交感症状。鉴别诊断包括颈部淋巴结病、颈动脉动脉瘤和鳃裂囊肿。

颈动脉体瘤虽然相对其他颈部外侧肿块来说非常罕见，但排除该诊断时应保持高度警惕。颈动脉体瘤针刺细胞学检查具有危险性，在可疑病例中应当避免。增强 CT 可显示肿瘤与周围结构的关系，并可在颅底受累的病例中评估骨质侵犯程度。增强 MRI 通常表现为特征性椒盐征，为肿瘤内大量血管流空的表现，据此可证实诊断。MRI 还可显示肿瘤与周围颈部软组织间的关系、血管鞘的细节；肿瘤 - 动脉界面不清提示肿瘤浸润 ICA 以及正常情况下增强可见的颈动脉前静脉丛不被强化等信息。DSA 可以在评估肿瘤周围血管结构、肿瘤供血动脉及 Willis 环侧支循环代偿等方面提供重要信息。Shamblin 分类作为一种基于肿瘤与血管壁关系的影像学分级系统而被广泛应用于颈动脉体瘤分类中。Shamblin I 型肿瘤大小通常 < 4 cm，颈动脉分叉很少增宽，颈动脉未被包绕。Shamblin II 型肿瘤部分黏附和包绕颈动脉。Shamblin III 型肿瘤多 > 5 cm，颈动脉分叉通常增宽并被肿瘤包绕。肿瘤侵犯颅神经的可能性取决于肿瘤对血管的包绕程度，这可以通过术前 MRI 进行评估。在 Shamblin II 型和 III 型肿瘤中，术前通过 BOT 和颈动脉压迫试验明确侧支循环代偿情况，以评估术中夹闭 ICA 或必要时牺牲 ICA 后大脑的耐受性。

颈动脉体瘤以手术切除为主，对于局限于颈部、向上延伸位置不高、远端可以完全在控制范围内的肿瘤可以采用颈部入路；对于侵犯颅底的肿瘤，需要采用耳后经乳突经颈入路（改良 Fisch 颞下窝入路），术中切除乳突尖以获得对岩骨段颈内动脉的控制。术前一般不行肿瘤栓塞，因为栓塞后使肿瘤与动脉间的界面分离更加困难，增加了颈动脉损伤或牺牲的风险。

19.7　迷走神经副神经节瘤

迷走神经副神经节瘤是少见的神经内分泌肿瘤，约占头颈部副神经节瘤的 5%。虽然文献描述其含有肾上腺素和去甲肾上腺素前体细胞，但肿瘤很少分泌这类激素。文献中常用迷走神经球瘤和迷走神经内球瘤来描述，但以迷走神经副神经节瘤作为命名更为恰当。

迷走神经副神经节瘤起源于迷走神经走行过程中的两个神经节之一。下神经节又称结状神经节，位于上颈部，紧邻于 ICA 后方，是最常见的起源部位。起源于结状神经节的副神经节瘤表现为颈部无症状肿块，口咽部有时可伴有扁桃体向内移位，以及搏动性耳鸣、听力丧失等。起源于颈静脉孔内上迷走神经节的副神经节瘤表现为颈静脉孔综合征和 Horner 综合征，肿瘤呈颅内外沟通的哑铃状。

Netterville 和 Browne 等提出了 3 个阶段的分期系统：

- I 期肿瘤局限于颈部。
- II 期肿瘤延伸至颈静脉孔及颅底，伴有颈内动脉向前移位和（或）包裹动脉。
- III 期肿瘤延伸至颈静脉孔内，常伴向颅内扩展。

增强和非增强的 HRCT 和 MRI 对于评估这些肿瘤的范围、与邻近结构的关系以及肿瘤的分期至关重要。起源于颈动脉分叉的颈动脉体瘤可扩张颈内动脉和颈外动脉间的距离，并可压迫迷走神经，血管造影可辅助鉴别及明确诊断，并可评估 ICA 的受累程度、Willis 环侧支循环代偿和脑静脉回流情况。

经颈部入路适用于局限在颈部咽旁间隙内、未侵犯颅底且未明显累及 ICA 的迷走神经副神经节瘤。对于轻度颅底累及的 II 期肿瘤，在不牺牲外耳道的情况下，可在经颈入路的基础上加经乳突入路，这样可以处理乙状窦和颈静脉球区域。对于向颅内扩展的Ⅲ期肿瘤，需要 ITFA-A，因为该入路可以整体显露颈部、颈静脉窝和乙状窦。

19.8 颞骨血管瘤

颞骨血管瘤是非常罕见的富血管性肿瘤，需要临床高度怀疑才能在其病程早期诊断。它起源于血管吻合密集区域，组织病理学上可分为毛细血管型、静脉型、动静脉型和海绵状型。起源于膝状神经节周围区域的颞骨血管瘤多为毛细血管型，而来自内耳道 Scarpa 神经节（前庭神经节）的多为海绵状血管瘤型。文献记录其他的起源部位包括面神经乳突段、颞骨岩部以及颈静脉球。

颞骨血管瘤的临床症状通常取决于其起源的部位。起源于膝状神经节区域的血管瘤早期表现出与肿瘤大小不成比例的进行性显著面瘫，这种现象被认为是血管盗血的结果，该区域的肿瘤也倾向于沿岩浅大神经向颅中窝扩散或进入中耳腔，造成听骨链损伤和听力下降。内耳道内血管瘤表现为蜗后型听力受损伴或不伴面瘫。眩晕和耳鸣在这些肿瘤中相对不常见。

对于疑似颞骨血管瘤，术前放射学评估至关重要，如有可能，还需要与该区域其他常见的肿瘤进行鉴别，包括面神经瘤、前庭神经鞘瘤、脑膜瘤和转移性肿瘤等。颞骨血管瘤与面神经瘤鉴别相当困难，除非血管瘤在 HRCT 上表现出典型的"骨化"或"椒盐征"。

这些肿瘤的治疗在很大程度上取决于起源位置和累及范围，目标是肿瘤全切并努力保留或挽救面神经功能和听力。在早期，对于术前面神经功能良好且与面神经粘连严重的病例多进行肿瘤次全切，但长期的研究证实，治疗效果很大程度取决于早期干预、肿瘤全切及一期面神经重建。

19.9 恶性富血管肿瘤

颞骨内血管性起源的恶性肿瘤非常罕见，包括中等恶性肿瘤，如 Kaposi 肉瘤、血管内皮细胞瘤；高度恶性肿瘤，如血管肉瘤、血管外皮瘤。

19.9.1 Kaposi 肉瘤

Kaposi 肉瘤常发生于老年人，表现为双侧多发下肢皮肤病变，但累及头颈部的病例非常少，少有文献报道累及颞骨的病例。Kaposi 肉瘤是一种起源于血管和淋巴内皮细胞的血管性肿瘤，以多灶性血管生成过程为特征，其与病毒感染，特别是 HIV 相关，这种肿瘤的治疗缺乏一个标准的指南，取决于肿瘤的亚型、分期和患者的免疫状态。

19.9.2 血管内皮瘤

血管内皮瘤为血管内皮细胞瘤样增生，形成薄壁血管和片状肿瘤细胞。根据不同异型程度，表现为不同的恶性行为，可分为Ⅰ～Ⅲ级，Ⅰ级异型性最小，Ⅲ级间变性特征最高。血管内皮瘤首选手术切除，不能手术的病例可选择放疗。

19.9.3 血管肉瘤

骨血管肉瘤常见于四肢，少见于骨盆、肋骨和椎体，发生在颞骨的非常少见，仅见少量病例报道。颞骨血管肉瘤为单中心病变，通常发生在人生的第三个 10 年，表现为颞骨区域的肿块，伴有听力丧失、耳鸣和耳痛。其恶性程度取决于血管化程度，CT 上通常表现为边界清晰的溶骨性、高度血管化的出血性肿块。尽管肿瘤全切是治疗颞骨血管肉瘤最有效的方法，但由于肿瘤累及脑膜和脑组织，往往很难切至肿瘤边缘。

19.9.4 血管外皮瘤

血管外皮瘤来自周细胞的增殖，周细胞为圆形或梭形的可收缩细胞。这是一种极罕见的肿瘤，多数发生在头颈部，可见于鼻咽、鼻腔、鼻窦、下颌骨、上颌骨和眼眶。手术是一种治疗选择，放疗对于残留肿瘤可能是有益的。

参考文献

[1] Lee JH, Barich F, Karnell LH, et al. American College of Surgeons Commission on Cancer, American Cancer Society. National Cancer Data Base report on malignant paragangliomas of the head and neck. Cancer. 2002; 94(3):730–737.

[2] Badenhop RF, Jansen JC, Fagan PA, et al. The prevalence of SDHB, SDHC, and SDHD mutations in patients with head and neck paraganglioma and association of mutations with clinical features. J Med Genet. 2004; 41(7):e99.

[3] Baysal BE. Hereditary paraganglioma targets diverse paraganglia. J Med

Genet. 2002; 39(9):617–622.

[4]　Sniezek JC, Netterville JL, Sabri AN. Vagal paragangliomas. Otolaryngol Clin North Am. 2001; 34(5):925–939, vi.

[5]　Zanoletti E, Mazzoni A. Vagal paraganglioma. Skull base. 2006; 16(3):161–167.

[6]　Pellitteri PK, Rinaldo A, Myssiorek D, et al. Paragangliomas of the head and neck. Oral Oncol. 2004; 40(6):563–575.

[7]　van der Mey AG, Jansen JC, van Baalen JM. Management of carotid body tumors. Otolaryngol Clin North Am. 2001; 34(5):907–924, vi.

[8]　Boedeker CC, Ridder GJ, Schipper J. Paragangliomas of the head and neck: diagnosis and treatment. Fam Cancer. 2005; 4(1):55–59.

[9]　Pawlu C, Bausch B, Neumann HP. Mutations of the SDHB and SDHD genes. Fam Cancer. 2005; 4(1):49–54.

[10]　Velasco A, Palomar-Asenjo V, Gañan L, et al. Mutation analysis of the SDHD gene in four kindreds with familial paraganglioma: description of one novel germline mutation. Diagn Mol Pathol. 2005; 14(2):109–114.

[11]　Schwaber MK, Glasscock ME, Nissen AJ, Jackson CG, Smith PG. Diagnosis and management of catecholamine secreting glomus tumors. Laryngoscope. 1984; 94(8):1008–1015.

[12]　Bradshaw JW, Jansen JC. Management of vagal paraganglioma: is operative resection really the best option? Surgery. 2005; 137(2):225–228.

[13]　Jansen JC, van den Berg R, Kuiper A, van der Mey AG, Zwinderman AH, Cornelisse CJ. Estimation of growth rate in patients with head and neck paragangliomas influences the treatment proposal. Cancer. 2000; 88(12):2811–2816.

[14]　Al-Mefty O, Teixeira A. Complex tumors of the glomus jugulare: criteria, treatment, and outcome. J Neurosurg. 2002; 97(6):1356–1366.

[15]　Jackson CG, Glasscock ME, III, Harris PF. Glomus tumors. Diagnosis, classification, and management of large lesions. Arch Otolaryngol. 1982; 108 (7):401–410.

[16]　Brackmann DE, Arriaga MA. Surgery for glomus tumors. In: Brackmann DE, Shelton C, Arriaga MA, eds. Otologic Surgery. Philadelphia, PA: W.B. Saunders; 1994.

[17]　Fisch U, Mattox D. Paragangliomas of the temporal bone. Microsurgery of the skull base. Stuttgart, New York: Georg Thieme Verlag; 1988:148–281.

[18]　Sanna M, Fois P, Pasanisi E, Russo A, Bacciu A. Middle ear and mastoid glomus tumors (glomus tympanicum): an algorithm for the surgical management. Auris Nasus Larynx. 2010; 37(6):661–668.

[19]　Moe KS, Li D, Linder TE, Schmid S, Fisch U. An update on the surgical treatment of temporal bone paraganglioma. Skull Base Surg. 1999; 9(3):185–194.

[20]　Sanna M, Shin SH, Piazza P, et al. Infratemporal fossa approach type a with transcondylar-transtubercular extension for Fisch type C2 to C4 tympanojugular paragangliomas. Head Neck. 2014; 36(11):1581–1588.

[21]　Sanna M, Flanagan S. The combined transmastoid retro- and infralabyrinthine transjugular transcondylar transtubercular high cervical approach for resection of glomus jugulare tumors. Neurosurgery. 2007; 61(6):E1340.

[22]　Jackson CG. Glomus tympanicum and glomus jugulare tumors. Otolaryngol Clin North Am. 2001; 34(5):941–970, vii.

[23]　Sanna M, Jain Y, De Donato G, Rohit, Lauda L, Taibah A. Management of jugular paragangliomas: the Gruppo Otologico experience. Otol Neurotol. 2004; 25(5):797–804.

[24]　Miman MC, Aktas D, Oncel S, Ozturan O, Kalcioglu MT. Glomus jugulare. Otolaryngol Head Neck Surg. 2002; 127(6):585–586.

[25]　Foote RL, Pollock BE, Gorman DA, et al. Glomus jugulare tumor: tumor control and complications after stereotactic radiosurgery. Head Neck. 2002; 24(4):332–338, discussion 338–339.

[26]　Robertson JH, Gardner G, Cocke EW, Jr. Glomus jugulare tumors. Clin Neurosurg. 1994; 41:39–61.

[27]　Brown JS. Glomus jugulare tumors revisited: a ten-year statistical follow-up of 231 cases. Laryngoscope. 1985; 95(3):284–288.

[28]　Jackson CG, Kaylie DM, Coppit G, Gardner EK. Glomus jugulare tumors with intracranial extension. Neurosurg Focus. 2004; 17(2):E7.

[29]　Michael LM, II, Robertson JH. Glomus jugulare tumors: historical overview of the management of this disease. Neurosurg Focus. 2004; 17(2):E1.

[30]　Watkins LD, Mendoza N, Cheesman AD, Symon L. Glomus jugulare tumours: a review of 61 cases. Acta Neurochir (Wien). 1994; 130(1–4):66–70.

[31]　Somasundar P, Krouse R, Hostetter R, Vaughan R, Covey T. Paragangliomas:a decade of clinical experience. J Surg Oncol. 2000; 74(4):286–290.

[32]　Prasad SC, Mimoune HA, Khardaly M, Piazza P, Russo A, Sanna M. Strategies and long-term outcomes in the surgical management of tympanojugular paragangliomas. Head Neck. 2016; 38(6):871–885.

[33]　Pareschi R, Righini S, Destito D, Raucci AF, Colombo S. Surgery of glomus jugulare tumors. Skull Base. 2003; 13(3):149–157.

[34]　Leonetti JP, Anderson DE, Marzo SJ, Origitano TC, Vandevender D, Quinonez R. Facial paralysis associated with glomus jugulare tumors. Otol Neurotol. 2007; 28(1):104–106.

[35]　Lustig LR, Jackler RK. The variable relationship between the lower cranial nerves and jugular foramen tumors: implications for neural preservation. Am J Otol. 1996; 17(4):658–668.

[36]　Jackson CG, McGrew BM, Forest JA, Netterville JL, Hampf CF, Glasscock ME, III. Lateral skull base surgery for glomus tumors: long-term control. Otol Neurotol. 2001; 22(3):377–382.

[37]　van den Berg R, Verbist BM, Mertens BJ, van der Mey AG, van Buchem MA. Head and neck paragangliomas: improved tumor detection using contrastenhanced 3D time-of-flight MR angiography as compared with fat-suppressed MR imaging techniques. AJNR Am J Neuroradiol. 2004; 25(5):863–870.

[38]　Rohit, Jain Y, Caruso A, Russo A, Sanna M. Glomus tympanicum tumour: an alternative surgical technique. J Laryngol Otol. 2003; 117(6):462–466.

[39]　Krych AJ, Foote RL, Brown PD, Garces YI, Link MJ. Long-term results of irradiation for paraganglioma. Int J Radiat Oncol Biol Phys. 2006; 65(4):1063–1066.

[40]　Patnaik U, Prasad SC, Medina M, et al. Long-term surgical and hearing outcomes in the management of tympanomastoid paragangliomas. Am J Otolaryngol. 2015; 36(3):382–389.

[41]　Medina M, Prasad SC, Patnaik U, et al. The effects of tympanomastoid paragangliomas on hearing and the audiological outcomes after surgery over a long-term follow-up. Audiol Neurotol. 2014; 19(5):342–350.

[42]　Sanna M, Piazza P, Ditrapani G, Agarwal M. Management of the internal carotid artery in tumors of the lateral skull base: preoperative permanent balloon occlusion without reconstruction. Otol Neurotol. 2004; 25(6):998–1005.

[43]　Sanna M, Flanagan S. Surgical management of lesions of the internal carotid artery using a modified Fisch Type A infratemporal approach. Otol Neurotol. 2007; 28(7):994.

[44]　Sanna M, Khrais T, Menozi R, Piaza P. Surgical removal of jugular paragangliomas after stenting of the intratemporal internal carotid artery: a preliminary report. Laryngoscope. 2006; 116(5):742–746.

[45]　Sanna M, Piazza P, De Donato G, Menozzi R, Falcioni M. Combined endovascular-surgical management of the internal carotid artery in complex tympanojugular paragangliomas. Skull Base. 2009; 19(1):26–42.

[46]　Sanna M, Shin SH, De Donato G, et al. Management of complex tympanojugular paragangliomas including endovascular intervention. Laryngoscope. 2011; 121 (7):1372–1382.

[47]　Bacciu A, Prasad SC, Sist N, Rossi G, Piazza P, Sanna M. Management of the cervico-petrous internal carotid artery in class C tympanojugular paragangliomas. Head Neck. 2016; 38(6):899–905.

[48]　Prasad SC, Piazza P, Russo A, Taibah A, Galletti F, Sanna M. Management of internal carotid artery in skull base paraganglioma surgery. In: Wanna GB, Carlson ML, Netterville JL, eds. Contemporary Management of Jugular Paraganglioma. Cham: Springer; 2018:157–174.

[49]　Patel SJ, Sekhar LN, Cass SP, Hirsch BE. Combined approaches for resection of extensive glomus jugulare tumors. A review of 12 cases. J Neurosurg. 1994; 80(6):1026–1038.

[50]　Witiak DG, Pensak ML. Limitations to mobilizing the intrapetrous carotid artery. Ann Otol Rhinol Laryngol. 2002; 111(4):343–348.

[51]　Prasad SC, Paties CT, Schiavi F, et al. Tympanojugular paragangliomas: surgical management and clinicopathological features. In: Mariani-Costantini R, ed. Paraganglioma: A Multidisciplinary Approach [Internet]. Codon Publications; July 2, 2019.

[52]　Fisch U, Pillsbury HC. Infratemporal fossa approach to lesions in the temporal bone and base of the skull. Arch Otolaryngol. 1979; 105(2):99–107.

[53]　Williams MD, Phillips MJ, Nelson WR, Rainer WG. Carotid body tumor. Arch Surg. 1992; 127(8):963–967, discussion 967–968.

[54]　Baysal BE, Myers EN. Etiopathogenesis and clinical presentation of carotid body tumors. Microsc Res Tech. 2002; 59(3):256–261.

[55]　Shamblin WR, ReMine WH, Sheps SG, Harrison EG, Jr. Carotid body tumor (chemodectoma). Clinicopathologic analysis of ninety cases. Am J Surg. 1971; 122(6):732–739.

[56]　Lawson W. Glomus bodies and tumors. N Y State J Med. 1980;

80(10):1567–1575.

[57] Netterville JL, Jackson CG, Miller FR, Wanamaker JR, Glasscock ME. Vagal paraganglioma: a review of 46 patients treated during a 20-year period. Arch Otolaryngol Head Neck Surg. 1998; 124(10):1133–1140.

[58] Persky MS, Hu KS, Berenstein A. Paragangliomas of the head and neck. In: Harrison LB, Sessions RB, Hong WK, eds. Head and Neck Cancer: A Multidisciplinary Approach. Philadelphia: Lippincott Williams & Wilkins; 2004:678–713.

[59] Eriksen C, Girdhar-Gopal H, Lowry LD. Vagal paragangliomas: a report of nine cases. Am J Otolaryngol. 1991; 12(5):278–287.

[60] Browne JD, Fisch U, Valavanis A. Surgical therapy of glomus vagale tumors. Skull Base Surg. 1993; 3(4):182–192.

[61] Noujaim SE, Pattekar MA, Cacciarelli A, Sanders WP, Wang AM. Paraganglioma of the temporal bone: role of magnetic resonance imaging versus computed tomography. Top Magn Reson Imaging. 2000; 11(2):108–122.

[62] Borba LA, Al-Mefty O. Intravagal paragangliomas: report of four cases. Neurosurgery. 1996; 38(3):569–575, discussion 575.

[63] Heckl S, Aschoff A, Kunze S. Cavernomas of the skull: review of the literature 1975–2000. Neurosurg Rev. 2002; 25(1–2):56–62, discussion 66–67.

[64] Gottfried ON, Gluf WM, Schmidt MH. Cavernous hemangioma of the skull presenting with subdural hematoma. Case report. Neurosurg Focus. 2004; 17 (4):ECP1.

[65] Reis BL, Carvalho GT, Sousa AA, Freitas WB, Brandão RA. Primary hemangioma of the skull. Arq Neuropsiquiatr. 2008; 66 3A:569–571.

[66] Fierek O, Laskawi R, Kunze E. Large intraosseous hemangioma of the temporal bone in a child. Ann Otol Rhinol Laryngol. 2004; 113(5):394–398.

[67] Liu JK, Burger PC, Harnsberger HR, Couldwell WT. Primary intraosseous skull base cavernous hemangioma: case report. Skull Base. 2003; 13(4):219–228.

[68] Michaels L, Soucek S, Liang J. The ear in the acquired immunodeficiency syndrome: I. Temporal bone histopathologic study. Am J Otol. 1994; 15(4): 515–522.

[69] Ibarra RA, Kesava P, Hallet KK, Bogaev C. Hemangioendothelioma of the temporal bone with radiologic findings resembling hemangioma. AJNR Am J Neuroradiol. 2001; 22(4):755–758.

[70] Scholsem M, Raket D, Flandroy P, Sciot R, Deprez M. Primary temporal bone angiosarcoma: a case report. J Neurooncol. 2005; 75(2):121–125.

[71] Magliulo G, Terranova G, Cordeschi S. Hemangiopericytoma and temporal bone. An Otorrinolaringol Ibero Am. 1999; 26(1):67–74.

第 20 章　颅底手术中的静脉问题

Chandranath Sen, Carolina Benjamin

李兵 / 译

摘要

鉴于静脉系统在正常或病理状态下均有着不同的构形,因此在进行复杂颅底手术时,将静脉解剖纳入手术规划至关重要。术前依靠计算机断层扫描静脉造影(CTV)、磁共振静脉成像(MRV)或诊断性数字减影血管造影(DSA)能全面了解静脉引流情况。当前最好的策略依然是避免静脉损伤。相对于动脉而言,静脉在术中很容易受损,应特别注意避免类似情况发生。我们通过对术前相关影像学分析了解静脉走行和解剖位置来选择最佳安全手术入路。但是,当静脉窦损伤或被病灶侵蚀时,颅底外科医生也必须具备修复和重建静脉能力。最后,外科医生须具有鉴别和处理术后医源性静脉窦血栓形成的能力。

关键词:　静脉并发症,静脉窦血栓形成,静脉血栓,静脉窦损伤,静脉窦修复

20.1　学习要点

• 颅底手术入路常需跨过诸如颞叶引流静脉、岩静脉、窦汇、乙状窦、颈静脉球等重要静脉结构。

• 虽然 MRV 或 CTV 可以用来评估静脉系统,但唯一可以动态观察了解实际静脉流向的是 DSA。规划最佳的手术方式以减少静脉损伤为主要目的。

• 手术技巧在于最大限度地暴露肿瘤的同时保留引流静脉和静脉窦,包括:

- 充分松解蛛网膜从大脑表面和硬脑膜部松解静脉。

- 斜坡手术时,在乙状窦两侧操作是有风险的。

- 颞下牵开器的放置策略(如,经岩乙状窦前入路时将牵开器放置在分离开的小脑幕后叶下方,使其与颞叶一起抬起,可防止颞叶静脉闭塞或撕裂)。

• 静脉窦或静脉术中有时会被意外撕裂。需立即采取个体化方式重建修补,如等出现脑肿胀或迟发性血肿时再修补就为时已晚了。

• 如果需要切除一侧优势乙状窦或横窦,建议临时夹闭其预计结扎部位,测量两侧窦内压力,有助于预测结扎的安全性。

• 补片修复和静脉移植是处理窦损伤的常用方法。

• 颅底手术后窦内血栓很少有症状,常无须干预。但是,当患者出现颅内压增高时,可能需行分流或规范抗凝治疗。

20.2　引言

绝大多数静脉窦和引流静脉可能会被肿瘤累及或在多数颅底入路时遇到。静脉或窦的不慎损伤可导致严重的问题,如出血、空气栓塞、静脉性梗死和需干预的由脑出血引起的颅内高压。所有这些并发症都可能产生从无症状到严重的神经功能障碍(图 20.1 和图 20.2)。此外,过度牵拉静脉结构可导致血栓形成。为牵拉脑组织(如颞叶下方和侧裂)而牺牲一些皮层静脉会使情况进一步复杂化。因此,避免静脉损伤才是最好的策略。然而不管怎样,当这些问题出现时,外科医生需要知道识别和处理这些问题的方法。

20.3　静脉解剖

虽然颅底的静脉引流遵循一般模式,但也存在相当数量的变异模式。

20.3.1　颞叶引流静脉

颞叶下方皮质静脉汇入外侧天幕窦,再与横窦汇合。颞叶外侧皮质静脉可直接汇入横窦,也可在汇入横窦前先流入小脑幕静脉湖(图 20.3)。Labbe 静脉的吻合静脉通常直接汇入横窦,但偶尔也流入外侧小脑幕窦。

许多颅底手术需切开天幕,有可能导致大出

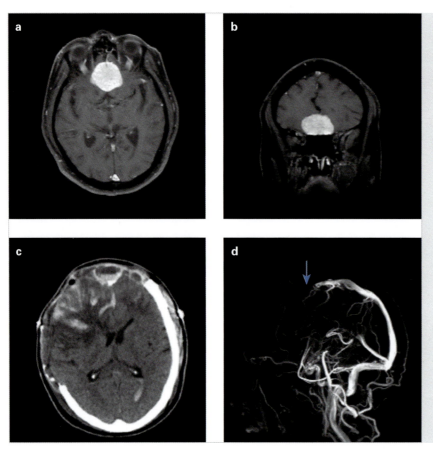

图 20.1 嗅沟脑膜瘤术前轴位（a）和冠状位（b）磁共振成像（MRI）。手术采用额下入路，术中结扎离断上矢状窦远端。c.术后CT显示症状性静脉梗死伴出血，需要去除一侧骨瓣减压。患者存在凝血因子 V Leiden 突变，因此血液处于高凝状态。(d) 术后磁共振静脉成像（MRV）显示窦结扎后血栓扩展（箭头）

血。过度电凝小脑幕可导致颞叶静脉引流受阻，从而导致颞叶静脉性梗死。

20.3.2 岩静脉

岩静脉由多根属支组成，它们汇集到一起，汇入岩上窦。岩静脉引流小脑和脑干外侧血液汇入岩上窦，与横窦相连形成乙状窦。虽然岩上静脉损伤导致的并发症很少见，但报道称其发生率为30%。这些并发症包括轻度小脑水肿、大脑脚幻觉症、听力丧失和颅神经麻痹。更严重的并发症，如小脑静脉性梗死（可出现梗死性出血），中脑或脑桥梗死、急性脑积水，甚至死亡。鉴于这些严重甚至致命性的并发症，术中应该尽量避免损伤该静脉。

20.3.3 窦汇

各静脉窦以多种构型汇入窦汇，常规血管造影或CTV可显示其形态。解剖学研究发现，上矢状窦（SSS）主要引流入右横窦（TS）是最常见的形式；第二种常见类型是SSS分成左右两个通路，但仍汇入一侧横窦；另一种构型是SSS在窦汇处汇入两侧横窦，然后进入两侧横窦。还有一种相对少见的类型，即SSS主要引流至左侧横窦。SSS的引流至窦汇的方式对于颅底手术入路的术前评估至关重要。

20.3.4 乙状窦和颈静脉球

枕下区椎动脉周围静脉丛形成一个高度复杂相互连接类似海绵窦的静脉丛，被称为"枕下海绵窦"。该静脉丛通过前、后、外侧髁导静脉与颈静脉球相连。乙状窦、颈静脉球与髁导静脉之间的关系，在乙状窦或颈静脉球发生闭塞时显得尤为重要。在这种病例中，髁导静脉作为静脉引流的替代途径，在颅底手术时必须注意保护。

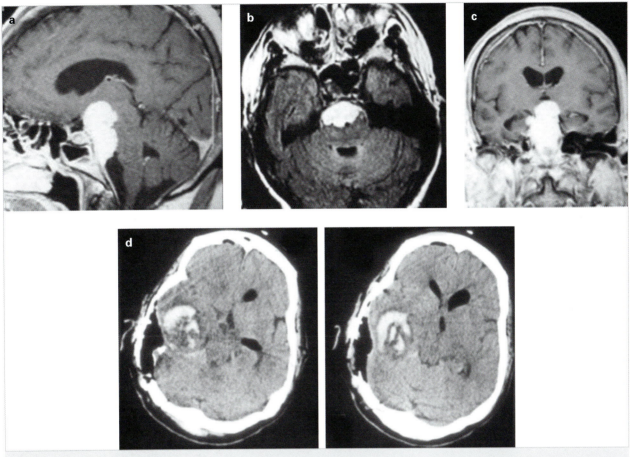

图 20.2　矢状位（a）、轴位（b）和冠状位（c）MRI 显示斜坡脑膜瘤向鞍上生长。采用颞下入路切除。d. 轴位 CT 显示术后颞叶静脉梗死性出血

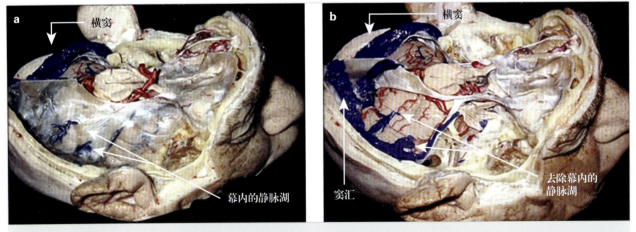

图 20.3　解剖显示颞叶静脉的回流有天幕（a）和去除天幕（b）。外侧和颞底引流静脉流入天幕内的静脉湖；图中可见在引流到横窦之前汇入静脉湖；颅底入路术中电凝这些静脉湖可导致静脉损伤

20.4 如何避免损害

20.4.1 理解相关解剖

外科医生必须充分了解肿瘤与静脉之间的关系。静脉系统的评价方法有多种，如MRV、CTV和数字减影血管造影（DSA）。了解静脉流向动态模式的唯一方法是真实的基于导管血管造影或静脉造影。介入医生对静脉解剖的研究越来越深入且方法越来越舒适，他们通常从同侧颈内静脉进入逆行造影。我们认为，随着评估静脉流量或压力的新技术与静脉支架置入结合成为主流，这将变得越来越普遍。

病例1：患者，女性，40岁，表现为由斜坡脑膜瘤引起的面部麻木。MRV（图20.4 a、b）显示右侧横窦部分变窄（蓝色箭头）。术前脑血管造影（图20.4 c、d）证实MRV显示的狭窄区域（蓝色箭头）。颞叶引流（通过两条主静脉，绿色箭头）进入横 – 乙交界区，最终流入颈静脉球。因此，在乙状窦前幕上下联合入路中，术者必须避免损伤乙状窦，因为它是颞叶引流的主要途径。

病例2：患者，女性，37岁，因右侧舌下神经麻痹伴右半舌萎缩入院。进一步脑动脉造影显示右颈静脉球和颈内静脉是优势引流静脉（图20.5）。若直接手术切除肿瘤可能损伤同侧大颈静脉球。此外，考虑到患者有完全性舌下神经麻痹，所以不考虑手术治疗，给予立体定向放射外科治疗。

20.4.2 替代方案

对静脉解剖的详细研究可揭示静脉变异，这种改变可能需要调整术前制定的手术规划。如当静脉窦闭塞时，术中保护静脉侧支血管显得尤为重要。

病例：患者，男性，63岁，左侧后组颅神经X起源于哑铃形神经鞘瘤（图20.6 a~c）。术前造影显示左侧横窦和乙状窦是优势引流静脉，但颈静脉球已被肿瘤闭塞，静脉回流主要通过髁导静脉（图20.6 d）。起初计划经岩一期切除颅内和颅外段肿瘤。然而，研究血管造影后发现，该方案导致髁导静脉损伤的风险很高，很可能造成严重

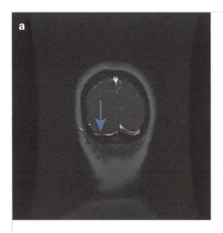
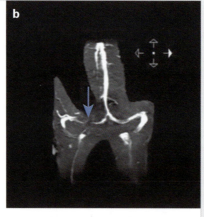
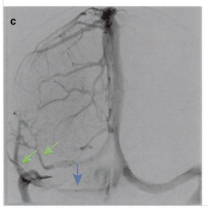
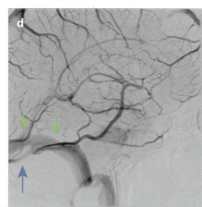

图20.4 斜坡脑膜瘤患者术前冠状位（a）和三维重建（b）磁共振静脉成像（MRV）。该患者采用幕上下联合入路切除肿瘤。图像显示右侧横窦狭窄（蓝色箭头），提示需要行血管造影进一步明确静脉回流。前后（AP）位（c）和侧位（d）图像显示横窦不只存在狭窄，还有闭塞和不连续（蓝色箭头），这在MRV上显示不清晰。此外，造影还显示两根颞叶主要的回流静脉（绿色箭头）在乙状窦汇合并汇入颈静脉球。因此，在手术中避免乙状窦受损至关重要

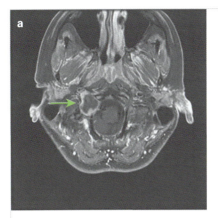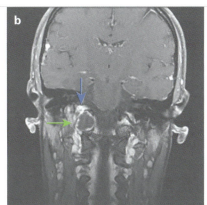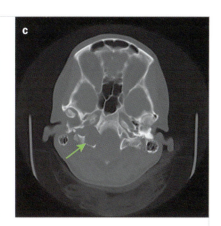

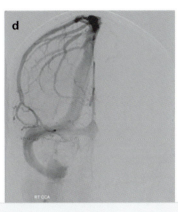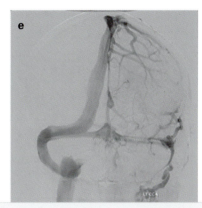

图 20.5　轴位（a）、冠状位（b）MRI 和轴位（c）CT 显示右侧舌下管膨胀性病变（绿色箭头），并延伸至上颈部。注意颈静脉球（蓝色箭头）紧靠肿瘤上方，术中存在风险。右颈动脉（d）和左颈动脉（e）AP 位脑血管造影图像显示右侧横窦、乙状窦及右侧颈内静脉为优势侧，左侧静脉系统细小。考虑到该患者已经有明确障碍（完全舌下神经麻痹），且不太可能改善，故没有推荐手术，而是行立体定向放射外科治疗

后果。因此，决定分两期手术切除肿瘤。第一期采用耳前颞下入路切除肿瘤的颅外和颈静脉孔部分。在第二阶段，乙状窦后入路切除剩余的后窝肿瘤（图 20.6 e）。这样，就可以安全地避开并保留静脉回流。

20.4.3　分离与保护静脉

汇入硬脑膜窦的皮层静脉，以斜行方式从皮层汇入窦。由于它们起自脑表面，走行于蛛网膜下腔。仔细松解周围的蛛网膜可松解静脉，为移位局部大脑创造空间，同时为解剖分离开辟了通道。同样，也可通过仔细地分离将静脉从硬脑膜上松解，直至其汇入静脉窦入口处。结合这两种手术技巧，可以让术者在保留静脉的同时，避开静脉。

在乙状窦前经岩入路中，切开小脑幕后轻柔

地放置牵开器也有助于防止颞叶静脉牵拉损伤。在此入路中，在显露和保护颅神经Ⅳ（滑车神经）后，将天幕分成前叶和后叶。牵开器叶片放置在后叶下方，颞叶回流静脉（在流入横窦之前汇入天幕静脉湖）和后叶以及颞叶被一起抬起。将颞叶回流静脉和颞叶一起抬起可防止静脉牵拉损伤或撕脱。

20.4.4　静脉窦两侧操作

斜坡夹在两侧颞骨岩部之间，位置较深，单独联合乙状窦前迷路后入路和颞下入路，可能会限制术者对斜坡腹侧面和肿瘤基底的观察，尤其是对同侧岩骨和斜坡交界处的显露。一种实用策略是先经乙状窦前入路显露和减少肿瘤体积，解剖分离脑干与肿瘤界面（图 20.7 a、b）。然后，再打开乙状窦后硬膜，从不同角度进入斜坡腹侧

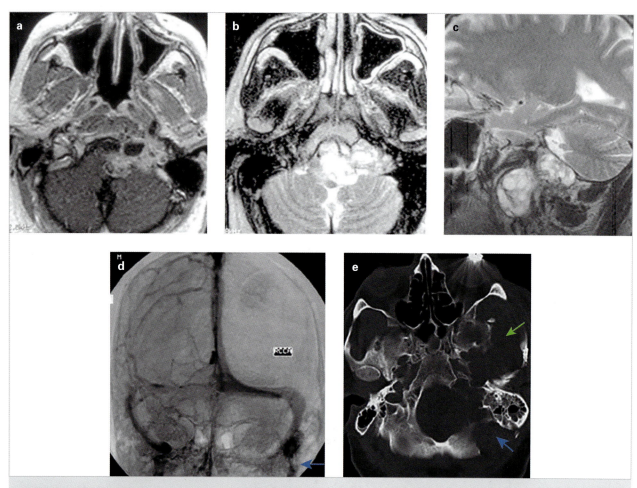

图 20.6 术前轴位增强（a）、T2 轴位（b）和 T2 矢状位（c）MRI 显示颅内外沟通哑铃形神经鞘瘤，肿瘤起源于颅神经 X。d. 术前血管造影显示左侧横窦、乙状窦是主要的回流通道，但是由于颈静脉球闭塞，导致血流经髁导静脉引流（箭头）。e.CT 平扫显示该肿瘤的手术入路。考虑到经颞入路损伤髁导静脉的风险，遂将手术改为二期完成，即先行耳前颞下（绿色箭头），二期行乙状窦后入路（蓝色箭头）

（图 20.7 c、d）。经乙状窦后分离有助于到达延伸至后组颅神经下方的肿瘤下极。

20.4.5 静脉窦的离断和重建

松果体区肿瘤的切除可通过幕下小脑上入路、枕下经天幕入路。不同入路的选择取决于肿瘤的位置、与静脉窦的关系，以及术者偏好。一般而言，经窦幕上下联合入路适用于较大的肿瘤，特别是起源于天幕切迹向幕上下生长的脑膜瘤。

病例：患者，男性，50 岁，神经纤维瘤病 Ⅱ 型，曾多次手术切除颅内多发脑膜瘤。随访发现松果体区脑膜瘤增大，计划行手术切除（图 20.8）。脑血管造影检查了解其动静脉解剖与肿瘤的关系。由于既往多次手术和多发性脑膜瘤，其静脉走行已明显异常。上矢状窦经皮质静脉引流。左侧横窦较右侧细小。考虑到肿瘤巨大和其扩展方式，我们决定通过离断左侧横窦联合幕上和幕下入路切除肿瘤。

为确定是否可以安全离断横窦，需测量临时夹闭前后窦内的压力。将一根 25 G 探针插入窦道，并连接到传感器，显示静息时的窦内压为 16 mmHg。然后使用临时夹阻断窦，并测量其近端和远端的压力。压力和波形以及呼吸变化一致。由于阻断之后窦内压力没有变化，因此在窦汇和横 - 乙交界的中间处离断（图 20.9 a）。在两端断口处插入 3 号 Fogarty 导管并将气球充气，控制静脉窦出血。间断性释放球囊使静脉窦回血非常重

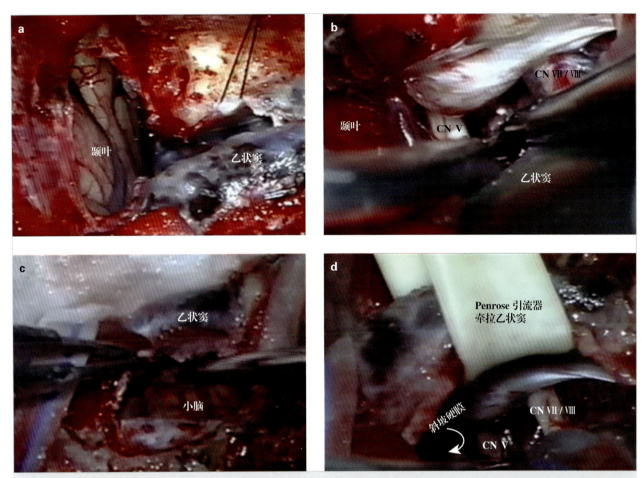

图 20.7　a. 联合经岩入路切除深部斜坡病变。b. 术者首先经乙状窦前通道减小肿瘤体积。便于将肿瘤与脑干界面分离。c. 打开乙状窦后硬膜。d. 用 Penrose 引流器向前牵拉乙状窦技术，使术者更容易到达脑干腹侧和斜坡深部

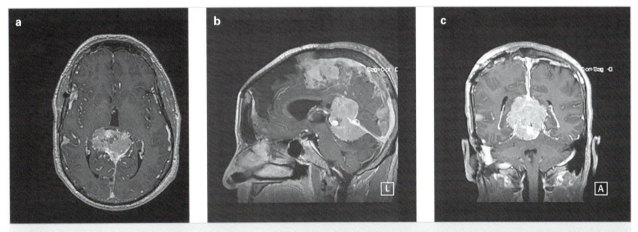

图 20.8　轴位（a）、矢状位（b）和冠状位（c）T1 加权增强 MRI 示起源于天幕切迹的宽基底大型脑膜瘤严重压迫脑干、小脑和枕叶。该例患者有神经纤维瘤病 II 型病史

要，以防止血栓形成（图 20.9 b）。术中残留少许肿瘤，后期可给予伽马刀放射治疗。肿瘤切除后重建静脉窦恢复其通畅性。

窦切除后残存两端回缩产生的间隙，移植大隐静脉搭桥修补。常从右小腿、右内踝前上处获取大隐静脉。静脉侧支用止血夹结扎，也可用丝线结扎或电凝离断其属支。选择一段没有瓣膜的静脉进行游离，取出后置于肝素化冲洗液中。用 4-0 神经元缝线（Neurolon Sutures）将移植大隐静脉切口端缝合结扎。用肝素化液冲洗移植静脉，清除管腔内残余血凝块。近端吻合用 7-0 Prolene 缝线行间断缝合。保留小开口便于窦内血液回流排出。远端吻合也用 7-0 Prolene 缝线行间断缝合。远端也保留一开口，便于窦内血排出。静脉和窦

可能存在管径大小不匹配，可以将静脉两端剪成鱼嘴状进行弥补。释放 Fogarty 球囊，并确认两侧血液回流良好后，关闭吻合口。在整个手术过程中采用肝素化液冲洗（图 20.9 c、d）。术后服用阿司匹林，但无须全身抗凝。术后 1 年复查脑血管造影显示左横窦在隐静脉修复后依然通畅，虽然没有右侧明显（图 20.10）。

20.4.6　牺牲横窦切除肿瘤的规划

患者，女性，60 岁，既往有右侧颞叶脑膜瘤切除史。由于肿瘤复发，她接受了第二次手术切除，并于术后进行了分次放射治疗。后来由于残存肿瘤逐渐增大，再行伽马刀治疗。尽管如此，

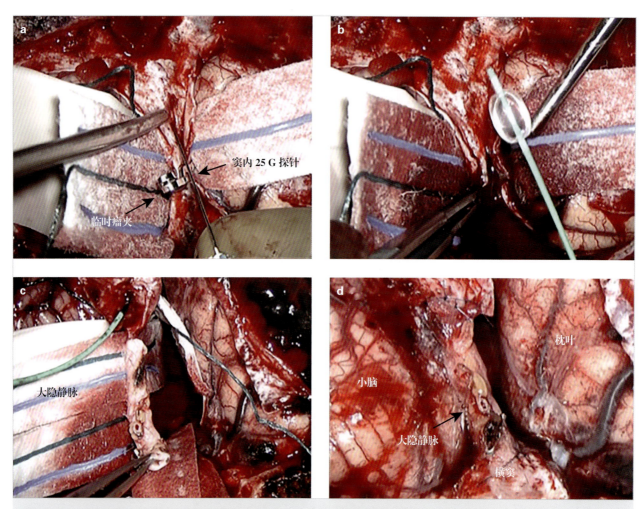

图 20.9　左侧经窦幕上下联合入路切除镰幕脑膜瘤的术中图像。横断横窦切除肿瘤后再重建横窦。a. 在临时夹闭横窦前后，用 25 G 传感器探针测量窦内压力变化。b. 切开横窦后，在两端插入 Fogarty 球囊。c、d. 示肿瘤切除后，用 7-0 Prolene 缝线将移植的大隐静脉与横窦两断端缝合，重建横窦

肿瘤仍然进展并伴有广泛性脑水肿和放疗后改变。肿瘤主体位于横－乙交界和邻近的天幕（图 20.11 a、b）。术前血管造影显示横窦已闭塞，在闭塞部分的后方有一条粗大的颞叶回流静脉汇入横窦（图 20.11 c）。术中纵向切开横窦并向后扩展，发现颞叶静脉汇入的部分明显被肿瘤累及。此时别无选择，只能计划 Simpson Ⅰ 级切除肿瘤。临时阻断回流静脉，然后在汇入口处将其分开。将侵犯的横窦连同相邻的天幕一并切除。肿瘤一旦被切除后，常规会遇到静脉窦出血，此时将一根 3 号 Fogarty 导管插入静脉窦残端将球囊充气控制静脉出血。肿瘤全切后，因为间隙太大，不能将颞叶回流静脉和横窦进行吻合。我们决定采用大隐静脉移植搭桥。

在小腿内踝前上方取 5 cm 长的隐静脉。将静脉的分支电凝和分离开。游离静脉的两端用 4-0 神经元缝线缝合，并将无瓣膜部分切除。用肝素化盐水浸泡，冲洗确保血管腔内没有血凝块。鉴于隐静脉和窦的口径可能不匹配，可将静脉剪成鱼嘴状，用 8-0 Ethilon 缝线以端－端吻合方式与横窦切缘端采用连续或间断缝合。在缝合最后两针前，移除 Fogarty 导管，让血液从缺口流出。再次使用肝素化盐水冲洗防止血栓的形成。然后将颞叶静脉缝合到隐静脉侧。在大隐静脉侧壁做一个椭圆形开口，用 9-0 Ethilon 缝线连续或间断缝合。最后将临时阻断夹从颞叶静脉上取下，静脉血流良好。隐静脉残端用血管夹封闭（图 20.12 a~d）。术后患者继续服用阿司匹林全身抗凝。术后 MRV 显示移植的隐静脉和颞叶血管血流通畅（图 20.13）。

20.4.7　医源性窦内血栓

如果窦完全暴露，并受到长时间牵拉或操作，

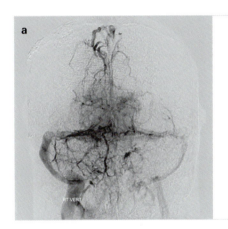
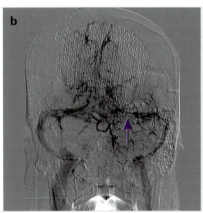

图 20.10　术前（a）和术后（b）1 年血管造影显示左侧横窦与移植的大隐静脉保持通畅（箭头）。注意在两幅图像上，上矢状窦闭塞。患者有神经纤维瘤病 Ⅱ 型病史，多发肿瘤，其中一个肿瘤侵及并导致上矢状窦闭塞。该闭塞与这种特殊类型肿瘤和手术无关

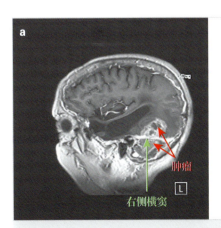
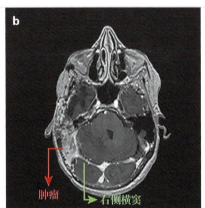
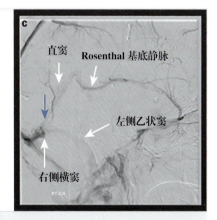

图 20.11　术前矢状位（a）和轴位（b）T1 增强 MRI 显示右侧颞叶复发脑膜瘤，位于横窦－乙状窦交界处并累及小脑幕。c. 术前血管造影显示横窦闭塞，粗大的颞叶静脉（箭头）汇入闭塞横窦的近心端

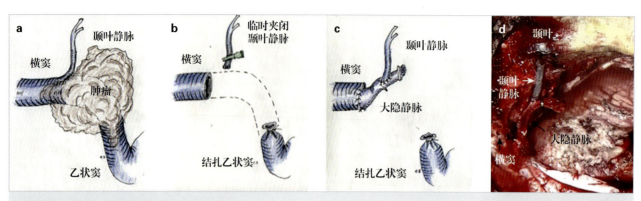

图 20.12 切除肿瘤及被侵犯的窦、重建静脉系统，保持颞叶引流静脉通畅，避免静脉损伤和可能发生梗死的手术示意图。a. 肿瘤浸润横窦 – 乙状窦交界处。b. 临时静脉夹夹闭颞叶引流静脉。然后将肿瘤连同侵犯的窦及小脑幕一并切除并结扎乙状窦。c. 由于颞叶静脉没有足够的长度，达不到横窦切缘，取大隐静脉一根与横窦行端 – 端吻合，与颞静脉行端 – 侧吻合。将大隐静脉另一端夹闭。d. 重建静脉形态

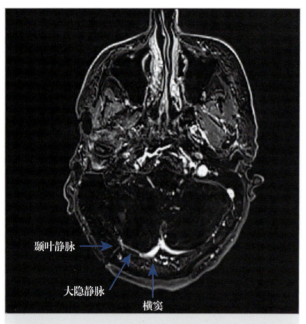

图 20.13 术后磁共振静脉成像（MRV）显示移植的隐静脉、颞叶引流静脉和横窦保持通畅

很可能导致窦内形成完全或部分性血栓。如果发生这种情况，不要尝试切开取栓。因为血栓黏在内皮细胞上，一旦静脉出现血凝块，就不可能打开。尝试用外科手术去除形成的血块会进一步损伤血管内皮，并可能引起血栓蔓延。

我们所做的一项前瞻性研究表明，颅底及矢状窦旁病变术后窦血栓发病率高达 30%，远高于之前文献的报道。本研究所有受试患者均无症状，未发现与患者相关［年龄、性别、身体质量指数

（BMI），肿瘤类型］或手术相关（手术时间、体液平衡、甘露醇使用、手术入路或切除范围）有统计学意义的危险因素。在某些情况，如优势侧乙状窦或上矢状窦出现血栓，患者可能会出现静脉性颅内高压，乳头水肿或脑积水等症状。高凝状态容易出现这种情况。在这种情况下，可能需要早期给予抗凝治疗防止血栓扩大，尽管存在出血的风险。假如出现这种情况，应该使用更容易逆转的药物，如肝素（无须大剂量和密切监测抗 Xa 与部分凝血活酶时间水平），而不是依诺肝素或抗 Xa 抑制剂。在出血状态下，这类药物不能完全被逆转。术后开始抗凝，在重症监护病房（ICU）密切监测神经功能非常重要。

病例 1：患者，女性，29 岁，小脑中脚处海绵状血管瘤出血。采用乙状窦前经迷路后入路手术切除。术中乙状窦受较长时间牵拉。出院后一周又因为严重的头痛再次入院。MRV 显示手术侧乙状窦和横窦内完全性血栓形成（图 20.14 a）。血液学检查显示 S 蛋白缺乏。鉴于患者高凝状态和严重头痛伴乳头水肿，给予华法林抗凝治疗 6 个月。随访影像学提示窦腔再通（图 20.14 b）。

病例 2：患者，男性，55 岁，临床表现为共济失调步态和复视。MRI 示颅后窝巨大表皮样囊肿伴脑干受压。手术采用乙状窦前迷路后幕上下联合入路。虽然肿瘤完全切除，但是术后出现症状性脑积水伴全脑室系统增大（图 20.15 a、b）。遂行脑室 – 腹腔分流手术。DSA 显示手术侧横窦和乙状窦闭塞（图 20.15 c）。考虑到患者症状（可能混杂进行性脑积水导致的因素）和血栓的程度，

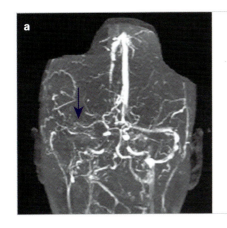
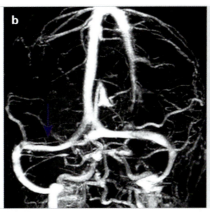

图 20.14　a. 经乙状窦前迷路后入路切除小脑中脚海绵状血管瘤患者的术后 MRV 示手术同侧横窦和乙状窦内完全性血栓形成（箭头）。b. 经过 6 个月的抗凝治疗后随访，MRV 示横窦再通（箭头）

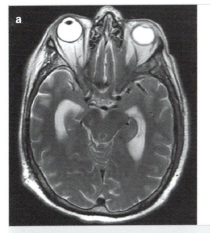
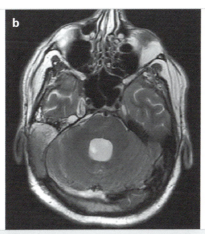
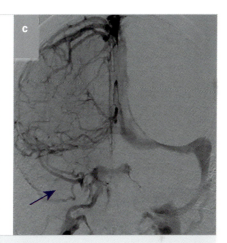

图 20.15　经乙状窦前迷路后幕上下入路切除右侧巨大颅后窝表皮样囊肿患者的术后轴位 T2 加权 MRI（a、b）显示，术后脑室肿大（可能继发于窦血栓形成），需要脑脊液分流。c. 术后血管造影示手术侧（右侧）横窦和乙状窦闭塞。注意静脉侧支循环引流不足（箭头）

患者术后先采用肝素，随后用华法林进行抗凝治疗。术后 6 个月 MRV 显示窦虽没有再通，但患者神经功能得到改善，遂停止抗凝治疗。

病例 3：患者，女性，63 岁，右侧颅后窝脑膜瘤压迫导致横窦 – 乙状窦交界处部分闭塞（图 20.16 a~c）。MRV 显示左侧乙状窦和横窦闭塞（图 20.16 d）。患者有临床症状并存在脑积水。手术采用乙状窦后入路切除肿瘤。患者术后即主诉头痛，行脑室外引流，显示颅内压正常。MRV 显示右侧乙状窦完全闭塞，术前该侧是主要的引流静脉（图 20.16 e）。患者安然无恙，静脉造影显示上矢状窦经双侧大脑皮层静脉引流至蝶岩窦（图 20.16 f）。无须对该患者闭塞的窦进行永久性干预。

20.5　静脉窦损伤

静脉窦是无瓣膜的薄壁结构。它们的壁是开放的，黏附于颅盖、天幕或大脑镰。在钻孔和掀开颅骨时，由于粘连紧密，容易撕破窦壁，尤其是老年患者。

因此，当预计术中可能出现窦损伤时，仔细研究静脉的解剖非常重要。外科医生应做好改变手术入路的计划，或者修复撕破窦的准备。

病例 1：患者，男性，53 岁，接受经右侧乙状窦前迷路后入路切除巨大的岩斜脑膜瘤手术。术前血管造影显示优势侧横窦和乙状窦引流上矢状窦血液。在颞骨乳突部钻孔时，由于粘连导致横窦 – 乙状窦交界处硬膜撕裂。用脑棉轻轻压迫撕破处，

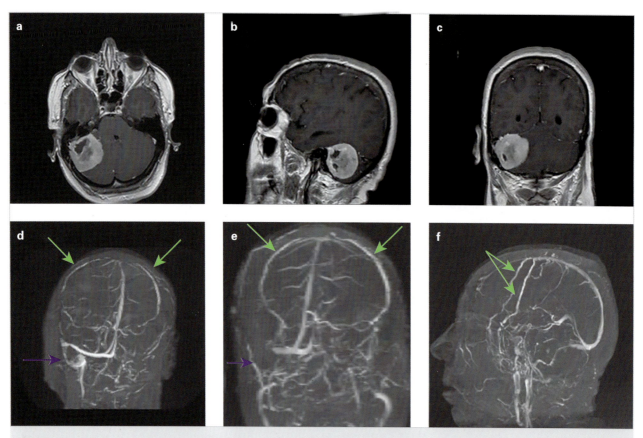

图 20.16 轴位（a）、矢状位（b）、冠状位（c）T1 加权增强 MRI 示：后窝脑膜瘤压迫并导致横窦 – 乙状窦交界处部分闭塞。d. 术前冠状位三维重建 MRV 显示右侧横窦 – 乙状窦交界处被肿瘤压迫和部分闭塞（蓝色箭头），左侧横窦和乙状窦不显影。该图还突显双侧皮层静脉（绿色箭头），辅助静脉引流。e. 术后冠状位三维重建 MRV 显示右侧乙状窦完全闭塞（蓝色箭头）。然而，值得注意的是，现在静脉引流由双侧皮层静脉承担（绿色箭头，与术前相比更加充盈）。f. 术后矢状位三维重建 MRV 显示双侧皮层静脉（绿色箭头），这些引流静脉从上矢状窦前端向下汇入蝶顶窦进入海绵窦，从而避开右侧形成血栓的乙状窦和左侧缺失的横窦与乙状窦

因为破口较大，使用吸收性明胶海绵容易脱落，故没有采用吸收性明胶海绵压迫。较小破口可以用凝血酶原浸润的吸收性明胶海绵压迫，较大的撕破则常需显微外科修复。在破口处所有的边缘显露并准备好，用 7-0 Prolene 缝线直接修复撕裂处（图 20.17 a~b）。然后按照常规方式切除肿瘤。术后 MRV 显示静脉窦通畅，但存在局部狭窄（图 20.17 c）。

病例 2：患者，女性，68 岁，因小脑梗死行颅后窝枕下开颅减压术。在开颅过程中，窦汇下表面被器械撕破。破口处大量出血，通过抬高头部和脑棉压迫得到控制。严密监测生命体征和潮气末二氧化碳分压，便于及早发现空气栓塞。因为部分静脉窦壁丧失，无法直接缝合窦壁。可将脱细胞真皮补片用 7-0 Prolene 缝线进行缝合修补

（图 20.18 a、b）。其他可用于修补的自体移植材料包括颅骨膜或阔筋膜。患者未接受系统性抗凝治疗，但术后给予阿司匹林口服。术后 CTV 证实窦汇通畅，充分引流上矢状窦进入双侧横窦（图 20.18 c、d）。

病例 3：患者，女性，34 岁，经迷路入路切除右侧巨大前庭神经鞘瘤。在颞骨钻孔的过程中，乙状窦重度撕裂，只能牺牲乙状窦，缝合结扎止血。在切除肿瘤的过程中，小脑出现明显肿胀，采用甘露醇和过度通气处理。终止手术，将患者送至 ICU。术后立即行头部 CT 检查，未见颅内出血。术后第 2 天，患者出现严重的视盘水肿，CT 显示脑室很小。脑血管造影提示显示右侧闭塞的乙状窦是优势侧。左侧乙状窦细小（图 20.19 a）。将患者再次推入手术室，从下肢取大隐静脉。然

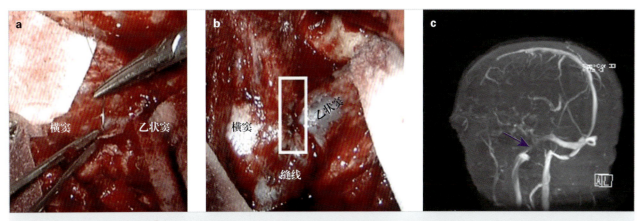

图 20.17　经乙状窦前迷路后入路切除巨大岩斜坡脑膜瘤术中优势侧横窦 – 乙状窦交界处撕裂。a. 术中截图示，用 7-0 Prolene 缝线直接缝合修复撕裂边缘。b. 撕裂伤修复后术中截图。c. 术后三维重建 MRV 显示乙状窦横突连接通畅，但有局灶性狭窄（箭头）

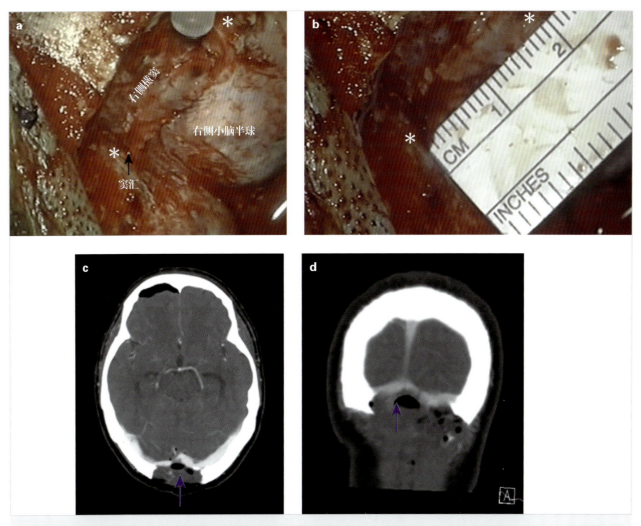

图 20.18　小脑梗死行枕下去骨瓣减压时出现右侧横窦下部和窦汇撕裂术中截图。a. 术中截图示用 7-0 Prolene 缝线缝合人工硬膜补片（两 * 之间）。b. 术中截图示硬膜补片的大小（2 cm）。术后轴位（c）和冠状位（d）CTV 证实窦汇和双侧横窦通畅（箭头）

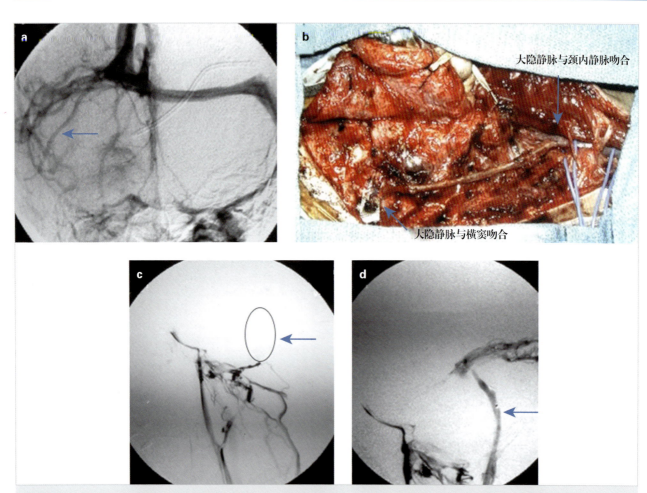

图 20.19 经迷路入路切除右侧前庭神经鞘瘤，术中磨开颞骨时，无意中造成乙状窦撕裂和牺牲。手术被迫终止。a. 术后血管造影显示右侧乙状窦闭塞（箭头）和左侧乙状窦细小，表明右侧乙状窦是优势侧。鉴于这些发现，遂将患者再次送入手术室，采用大隐静脉移植进行乙状窦搭桥。b. 术中取隐静脉，远侧端与横窦吻合，近侧端与颈内静脉吻合。c. 术后血管造影显示移植的大隐静脉无充盈（圆圈和箭头所指是移植静脉应该充盈但却没有显影的区域），提示血栓形成。d. 尿激酶溶栓后血管造影，局部放大显示移植大隐静脉充盈（箭头）

后将其一端与横窦吻合，另一端与上颈段颈内静脉吻合（图 20.19 b）。静脉方向要考虑到瓣膜方向与预期血流直行流动方向一致。术后血管造影显示移植静脉下端闭塞（图 20.19 c）。从颈内静脉逆行插管并成功用尿激酶进行溶栓（图 20.19 d）。但是 2 天后，静脉移植再次发生闭塞。我们认为颈部软组织受压是造成血管闭塞的主要原因。无法重新建立血流。患者经历了复杂的住院过程后最终恢复，但伴有一些神经功能障碍。

20.6　结论

由于正常静脉引流系统或替代引流通路受损

而产生的梗阻性病理状态，可导致严重的后果。术前影像学评估，通常包括常规脑部 DSA，该项检查非常必要，可以充分了解正常和病理条件下的静脉引流微妙变化。利用这些信息规划手术方案，必要时采用替代策略，并为处理术中医源性损伤或术后静脉结构血栓形成等并发症做好准备。

参考文献

[1]　Adachi K, Hasegawa M, Hirose Y. Evaluation of venous drainage patterns for skull base meningioma surgery. Neurol Med Chir (Tokyo). 2017; 57 (10):505–512.

[2]　Elhammady MS, Heros RC. Cerebral veins: to sacrifice or not to sacrifice,

that is the question.World Neurosurg. 2015; 83(3):320–324.

[3] Rhoton AL, Jr. The cerebral veins. Neurosurgery. 2002; 51(4) Suppl:S159–S205.

[4] Kaku S, Miyahara K, Fujitsu K, et al. Drainage pathway of the superior petrosal vein evaluated by CT venography in petroclival meningioma surgery. J Neurol Surg B Skull Base. 2012; 73(5):316–320.

[5] Matsushima K, Matsushima T, Kuga Y, et al. Classification of the superior petrosal veins and sinus based on drainage pattern. Neurosurgery. 2014; 10 Suppl 2:357–367, discussion 367.

[6] Matsushima T, Rhoton AL, Jr, de Oliveira E, Peace D. Microsurgical anatomy of the veins of the posterior fossa. J Neurosurg. 1983; 59(1):63–105.

[7] Sakata K, Al-Mefty O, Yamamoto I. Venous consideration in petrosal approach: microsurgical anatomy of the temporal bridging vein. Neurosurgery. 2000; 47 (1):153–160, discussion 160–161.

[8] Cheng L. Complications after obliteration of the superior petrosal vein: are they rare or just underreported? J Clin Neurosci. 2016; 31:1–3.

[9] Koerbel A, Wolf SA, Kiss A. Peduncular hallucinosis after sacrifice of veins of the petrosal venous complex for trigeminal neuralgia. Acta Neurochir (Wien). 2007; 149(8):831–832, discussion 832–833.

[10] Liebelt BD, Barber SM, Desai VR, et al. Superior petrosal vein sacrifice during microvascular decompression: perioperative complication rates and comparison with venous preservation.World Neurosurg. 2017; 104:788–794.

[11] Masuoka J, Matsushima T, Hikita T, Inoue E. Cerebellar swelling after sacrifice of the superior petrosal vein during microvascular decompression for trigeminal neuralgia. J Clin Neurosci. 2009; 16(10):1342–1344.

[12] Narayan V, Savardekar AR, Patra DP, et al. Safety profile of superior petrosal vein (the vein of Dandy) sacrifice in neurosurgical procedures: a systematic review. Neurosurg Focus. 2018; 45(1):E3.

[13] Pathmanaban ON, O'Brien F, Al-Tamimi YZ, Hammerbeck-Ward CL, Rutherford SA, King AT. Safety of superior petrosal vein sacrifice during microvascular decompression of the trigeminal nerve. World Neurosurg. 2017; 103:84–87.

[14] Perrini P, Di Russo P, Benedetto N. Fatal cerebellar infarction after sacrifice of the superior petrosal vein during surgery for petrosal apex meningioma. J Clin Neurosci. 2017; 35:144–145.

[15] Haq IB, Susilo RI, Goto T, Ohata K. Dural incision in the petrosal approach with preservation of the superior petrosal vein. J Neurosurg. 2016; 124(4): 1074–1078.

[16] Bayaroğulları H, Burakgazi G, Duman T. Evaluation of dural venous sinuses and confluence of sinuses via MRI venography: anatomy, anatomic variations, and the classification of variations. Childs Nerv Syst. 2018; 34 (6):1183–1188.

[17] Bisaria KK. Anatomic variations of venous sinuses in the region of the torcular Herophili. J Neurosurg. 1985; 62(1):90–95.

[18] Fukusumi A, Okudera T, Takahashi S, et al. Anatomical evaluation of the dural sinuses in the region of the torcular herophili using three dimensional CT venography. Acad Radiol. 2010; 17(9):1103–1111.

[19] Gökçe E, Pınarbaşılı T, Acu B, Fırat MM, Erkorkmaz Ü. Torcular Herophili classification and evaluation of dural venous sinus variations using digital subtraction angiography and magnetic resonance venographies. Surg Radiol Anat. 2014; 36(6):527–536.

[20] Benjamin CG, Sen RD, Golfinos JG, et al. Postoperative cerebral venous sinus thrombosis in the setting of surgery adjacent to the major dural venous sinuses. J Neurosurg. 2018:1–7. Online ahead of print.

第 21 章　神经电生理监测及其在脑血管损伤中的作用

Carla J.A. Ferreira, Katherine Anetakis, Donald J. Crammond, Jeffrey R. Balzer, Parthasarathy D. Thirumala
张玉海 / 译

摘要

血管损伤可严重致残，是颅底手术中最严重的并发症之一。脑灌注的及时反馈是优化治疗的关键。这种实时反馈可以通过多模态术中神经电生理监测（IONM）来实现。本章我们将回顾此领域有益的每个不同的 IONM 电生理模式的原理、技术、解读和局限性。

关键词： 神经电生理，术中神经电生理监测，颅底外科，血管损伤，脑血流，缺血

21.1　学习要点

- 体感诱发电位（SSEP）和脑电图（EEG）可在术中进行实时、连续的记录。
- SSEP 和 EEG 对术中脑灌注的变化敏感。
- SSEP 的显著变化，即皮层反应潜伏期的增加和波幅的降低，可作为警告手术团队即将发生神经损伤的标准。
- EEG 背景波幅的显著下降可作为向手术团队报警脑灌注的指标。
- SSEP 和 EEG 可作为脑灌注和术后神经功能缺损的神经生理生物标志物。
- 运动诱发电位（MEP）和脑干听觉诱发电位（BAEP）在与穿支损伤相关的皮层下低灌注中尤其有用。

21.2　引言

颅底外科手术面临的独特挑战包括肿瘤与血管结构关系密切。切除沿颈内动脉（ICA）行程生长的肿瘤有损伤血管的风险，需要密切关注。颅底肿瘤切除术中主要动脉损伤风险的另一种情况是基底动脉。累及斜坡和枕骨大孔的病变也可能危及基底动脉及其属支或分支。同样，累及前颅底的病变可能与包括大脑前动脉、额极动脉和额眶动脉在内的前交通动脉复合体密切相关。

血管损伤因其潜在的极高致残率，是可怕的并发症之一。体感诱发电位（SSEP）、脑电图（EEG）和运动诱发电位（MEP）等术中神经电生理监测（IONM）方法可检测到显著的皮层和皮层下大脑低灌注，并可能提示进行矫正。灌注导致的神经系统完整性的功能状态的实时信息，在血管并发症的处理中起着至关重要的作用，可在永久性神经功能缺损发生前指导立即进行矫正。

除了手术团队通常可以直观地识别出的直接血管损伤外，其他机制也可能导致血管并发症，如低血压或血液稀释相关的脑灌注不足，以及血管操作相关的栓塞现象。在这些情况下，除非持续进行功能评估，否则正在发生的损伤常常被忽略。

21.3　脑灌注原理和神经生理监测工具

清醒状态下成人的正常脑血流量（CBF）约为 50 mL/（100 g·min），与皮层下区域相比，皮层区域需要更高的血流量。动物研究表明，CBF 下降到 16~20 mL/（100 g·min）可导致可逆的细胞功能障碍（缺血），神经生理反应幅度显著降低。CBF 低于这个水平有细胞电活动失常（功能阈值）的风险，神经生理反应的丧失是离子泵失常和细胞死亡的直接前兆。发生离子泵失常或梗死的流量阈值为 10~12 mL/（100 g·min）（病变阈值）。这意味着，随着 CBF 的减少，在时间窗内血流恢复可避免永久性的损害。

个体对与全身血压下降、血栓事件、直接血管损伤或动脉夹闭相关的血流动力学变化的易感性有很大差异。这种易感性取决于自我调节机制，包括但不限于 Willis 环的状态、其他侧支循环、存在动脉粥样硬化和自身调节。因此，当发生血管并发症时，常常需要术中确定并发症期间的血流动力学情况是否与每个患者足够的脑灌注相适应。

已有许多手段用于术中 CBF 评估，如用超声进行测量的多普勒和血流探头、残端压、脑电图和 SSEP 等。神经电生理方法的独特优势是能够评

估血流动力学变化的后果，而多普勒、血流和压力只提供局部数据，而不能反映患者受影响的结果。此外，脑电图和 SSEP 的无创性，技术上易于在手术室（OR）实施和记录。

SSEP 可评估整个肢体躯体感觉神经轴，包括周围神经、脊髓背侧柱、脑干内侧丘系通路到对侧丘脑，并与初级躯体感觉皮层连接。这些结构由头皮记录的 SSEP 成分序列表示，该序列根据极性［正（P）或负（N）］和峰潜伏期命名。因此，对于上肢 SSEP，N9、N13 和 N20/P22 分别产生于臂丛、颈髓 - 延髓交界处和顶叶前部躯体感觉皮层，而对于下肢 SSEP，等效的 SSEP 成分分别是 N20、N30 和 N37/P45。

充足的 CBF 对于存活神经元产生 SSEP 反应是必要的。如前所述，CBF 低于 16~20 mL/（100 g·min）时，由于皮层神经元的去同步化和功能神经元数量的减少，导致皮层 SSEP 反应幅度可逆性降低。当 CBF 值为 12~15 mL/（100 g·min）时，由于"电故障"，皮层 SSEP 反应消失。考虑到离子泵故障或梗死的流量阈值为 10~12 mL/（100 g·min），SSEP 的这些变化可能是离子泵故障的前兆。

EEG 反映了全部大脑皮层内所有神经元电活动。EEG 的生理性可逆变化，如波幅和频率的降低也会随着脑血流的减少而发生。如当 CBF 减少到 22 mL/（100 g·min）时发生 α 波（8~13 Hz）/β 波（≥ 14 Hz）的降低和 θ 波（5~7 Hz）/δ 波（0.5~4 Hz）的增加，而当 CBF 显著减少 7~15 mL/（100 g·min）后可以观察到等电点（即平的）EEG（大脑没有超过 2 μV）。为了便于手术过程中不同时间点的脑电活动的解释和比较，也可以对原始脑电数据进行快速傅立叶变换，使用处理后的脑电活动谱。

在其他可能有血管损伤风险的血管操作中，应用的神经电生理方法包括脑干听觉诱发电位（BAEP）和经颅运动诱发电位（TcMEP）。BAEP 是由一系列的 Jewitt 波 I~V 组成的，分别源自远端耳蜗神经、耳蜗核、上橄榄复合体、外侧丘系（LL）和下丘系（IC）。因此，BAEP 可以评估耳蜗神经和脑干从脑桥髓交界处到中脑下部听觉结构的完整性。灵长类动物局灶性脑干缺血对 BAEP 影响的研究表明，缺血可增加 BAEP 波形的潜伏期，降低波幅。缺血的组织敏感度不同，当 CBF 为 12~15 mL/（100 g·min）时 LL 的 BAEP 反应潜伏期增加，而当 CBF 在 20 mL/（100 g·min）以上时下丘的 BAEP 反应潜伏期增加。

TcMEP 评估从额叶中央前回运动皮层经过放射冠、内囊后肢、延髓椎体、脊髓前束和侧束、α 运动神经元、神经肌肉接头，直至骨骼肌的整个下行皮层脊髓束（CST）的完整性。皮层下 CST 通路可能会受到穿通动脉损伤的选择性影响，而其他神经电生理模式如 SSEP 和 EEG 仍可能保持不变。如在夹闭大脑前动脉和大脑中动脉的动脉瘤时，无意中对穿支动脉（如脉膜前动脉）的闭塞可导致 TcMEP 的改变，而 SSEP 和 EMP 却没有明显改变。

肌电图（EMG）是用于颅底手术中监测某些颅神经运动支的另一种电生理监测技术。然而，在颅底手术中，肌电图监测在血管损伤时没有监测直接作用。因此，本章不讨论颅神经肌电图监测。

每种 IONM 技术都有其优点和不足。因此，多模态监测技术对于确认颅底外科手术中缺血是至关重要的。应根据每个患者的手术风险和病变位置，选择 IONM 模式（表 21.1）。

21.4　IONM 模式的技术问题

21.4.1　SSEP

SSEP 记录分别刺激手腕的正中神经或尺神经与踝关节的胫神经或腓骨头的腓神经时对应的反应。双侧放置表面或针电极进行刺激，皮下针状记录电极根据国际 10-20 系统被放置在头皮的多个位置，包括采用 P3 或 CP3，P4 或 CP4，Pz 和 Fz 进行记录。皮层 SSEP 波形采用 P3-CP3/Fz 和 P4-CP4/Fz 组合记录上肢刺激反应，Pz/Fz 或 P4-CP4/P3-CP3 组合记录下肢刺激的反应。将电极置于 C2~C7 棘突的皮肤表面，参照电极置于头皮 Fz，记录皮层下的反应。此外，将电极置于两侧 Erb 点并相互参照，记录臂丛产生的电位。上下肢交叉刺激以 2~4 Hz 的频率进行，脉冲持续时间 0.2~0.3 ms。刺激强度通常为 20~40 mA（上肢），30~60 mA（下肢）。

显示波形的灵敏度范围，根据得到的波形的波幅而变化，通常为 0.3~1 μV。上肢和下肢的时间基准设置为 10 ms/ 格。皮层记录的带通滤波设置为 10~300 Hz，皮层下和 Erb 点为 30~1000 Hz。SSEP 波形的采集、显示和分析时可能会遇到技术

表 21.1　在颅底手神经血管结构的评估中的各种模式概述及其优缺点

模式	神经血管结构评估	优点	缺点
体感诱发电位（SSEP）	• 外周神经、脊髓后柱、腹侧丘脑、对侧感觉皮层 • 前循环血管	• 持续数据采集，为多种神经血管结构的完整性提供广泛而具体的衡量标准	• 由于需要求平均值，因此反馈需要近 1 min 的延迟
经颅运动诱发电位（TcMEP）	• 皮层脊髓束 • 前循环穿支血管	• 对皮层脊髓束的灌注敏感	• 由于诱发运动，在术中不能持续进行 • 有致痫、咬伤和心律失常风险 • 易受麻醉影响，需要全凭静脉麻醉
脑干听觉诱发电位（BAEP）	• 听神经、脑干听觉通路 • 后循环血管	• 对听神经和脑干关注的分辨率高	• 听力损害患者无法记录到 • 术区液体流通可能降低刺激效果 • 由于需要解读，需要数十秒甚至数分钟才能提供反馈
脑电图（EEG）	• 皮层结构	• 易于实施，提供脑灌注的实时信息 • 对全脑皮层功能进行广泛全面的评估	• 易受麻醉、平均动脉压和体温影响 • 不能提供皮层下结构的信息

问题。刺激和数据采集的一个问题是，确保过程中所需的电极插入 IONM 设备的适当插槽中。当插槽数少时，标记电极可以在手术过程中帮助辨别。在采集数据和平均 SSEP 信号时可能会遇到明显的噪声，根据信号质量进行 128 次或 256 次刺激，可以缓解这个问题。

21.4.2　EEG

　　根据国际 10-20 系统，在头皮上放置 8~16 个皮下电极，并可组装纵向双极导联，充分覆盖每个半球的前、后侧。脑电的灵敏度部分与脑电通道数和各通道的电极间距有关。电极阻抗应低于 5 kΩ。带通滤波从 1 Hz 到至少 30 Hz，但最好是 70 Hz。通常需要 60 Hz 的陷波滤波。时间基准设置为 30 mm/s 或更慢的 5~10 mm/s，灵敏度为 2~3 μV/div 可以更好地辨认不对称性。EEG 采集中常见的技术挑战是头部电极的放置。由于手术野的存在，放置位置可能会受到影响，导致两个电极过于靠近。由于大多数脑电图采集是基于两个电极之间的电位差，识别一个远离主电极的参考电极将有助于解决这个问题。

21.4.3　BAEP

　　听觉刺激采用交替的咔嗒声，通过外耳道内防止膨胀泡沫耳塞进行，强度为 80~100 dBpeSPL，频率为 10~40 Hz，对侧耳朵的白噪音强度约为 65 dBpeSPL。根据信号质量和信噪比，每个 BAEP

波形需经过 512~1024 次信号平均后获得。按照国际 10-20 系统，头皮记录通道有 Cz-A1、Cz-A2、A1-A2 和 Cz-Cv2。各通道的放大器带通为 100~1000 Hz。在手术中术野的液体流动可能减弱声音刺激的效果。在手术过程中，在耳内放置一个软的耳塞并将其密封，有助于减少这些传导问题。

21.4.4　TcMEP

　　TcMEP 是由经颅高频成串电刺激诱发的：短刺激间隔（ISI）（2~4 ms）的多脉冲刺激（3~9 个刺激），持续时间为 0.05~0.5 ms，串间频率为 1~2 Hz。皮下刺激电极放置在 C3、C4、C1、C2、Cz 和 Cz 前 6 cm 处，形成如下多个组合：C1/C4、C2/C3、C3/C4、C3~C4/Cz 和 Cz、Cz/Cz+6 cm。刺激强度通常为 40~200 mA。记录四肢肌肉的复合肌肉动作电位。肌肉记录通常来自短拇外展肌和拇展肌，它们具有最大的皮层代表区。可以根据手术需要记录额外的肌肉群。记录参数包括：扫描长度为 100 ms，带通滤波器为 100~2000 Hz，根据获得图形的波幅设置灵敏度为 15~500 μV/div。SSEP、BAEP 和 EEG 通常在整个术程持续监测，而 TcMEP 由于会诱发过度肌肉收缩引起患者运动，只能在特定的时间段内获得，因此是间歇性监测。术中 TcMEP 的风险包括舌挫伤和癫痫。插管后在牙齿之间放置防咬垫，并筛查术前癫痫发作的患者，可降低风险。应与麻醉团队沟通，需要使用全凭静脉麻醉，仅在插管时使用神经肌肉阻滞剂。这将有助于神经电生理团队在主要操作前获得基线数据，并将其作为与手术中采集的数据进行比较的参考。

21.5 麻醉注意事项

麻醉对 IONM 的影响文献已有详细的描述。理论上，在任何麻醉方法下，任何药物都有可能妨碍 IONM。这取决于使用的剂量，输注的稳定性和所使用的神经生理方法。因此，麻醉和神经电生理团队间的恰当互动是至关重要的。

一般来说，皮层或多突触产生的反应比皮层下或外周反应更易受干扰。麻醉导致的变化通常导致对称性的波幅下降以及反应潜伏期延长。然而，先前受损的通路也可能会表现出更明显的矛盾的单侧变化，这在解释各种麻醉药物的全面作用时可能会引起误导。

挥发性麻醉剂对 MEP 的影响尤为明显，而 BAEP 最不敏感，SSEP 具有中等的脆弱性。使用肌松剂、吸入性麻醉剂、巴比妥类和苯二氮䓬类药物很容易使 TcMEP 反应消失。由于全凭静脉麻醉（TIVA）对 MEP 和 SSEP 的负面影响最小，因此建议在进行多模式监测时采用稳定速率输注的全凭静脉麻醉。相反，有些药物实际上可以增强诱发电位反应。这些药物包括氯胺酮、依托咪酯，甚至神经肌肉阻滞剂，它们可以通过减少肌肉活动优化 EEG、SSEP 和 BAEP 反应的信噪比。

就脑电图而言，在较低的麻醉水平下，使用诱导剂呈现快频率，随后频率和波幅呈剂量依赖性的降低。麻醉诱导的快频率在缺血期间首先消失，这可能有助于识别灌注的不对称。麻醉浓度的进一步增加可导致脑电图的暴发抑制模式，甚至 EEG 活动的完全静止，从而妨碍对脑灌注的准确分析。

当然，并不是所有的麻醉剂都遵循这些基本规律。但是，关于特定药物的效果细节超出了本章的范围。进一步的信息，推荐参考相关文献。

21.6 解读

SSEP 记录可用于分析参与反应产生的皮层和皮层下结构的脑灌注。最普遍接受的 SSEP 显著改变的报警标准是初级躯体感觉皮层波幅持续降低 50% 或潜伏期延长 10%。这种变化应该持续两次

以上，以排除技术问题，如噪声，从而避免不必要的警报。

在我们的一项研究中，976 例患者行内镜经鼻颅底手术（ESBS），SSEP 预测神经血管病变的阳性和阴性预测值分别为 80% 和 99.79%。升高血压后这些变化改善或未再加重，术后无患者出现神经功能缺失。

这项研究中另一个有趣的发现与假阳性组有关。从手术开始，识别显著变化的平均时间在这组为 95 min，而真阳性组为 196 min（$P < 0.05$）。因此，在手术早期，尤其在没有临床相关性的情况下，识别并告知手术团队 SSEP 改变时应谨慎。在通知手术团队之前应该考虑到麻醉和体位的影响。出现假阳性的另一个原因是术中形成的气颅，本研究的一例假阳性报告在术后 CT 上发现了气颅。

BAEP 记录对于在椎 - 基底动脉循环区域操作时检测脑干缺血特别有用，也适用于涉及岩骨或斜坡肿瘤的手术。在这些病例中，显著的 BAEP 变化可以通过测量 V 波的波幅和潜伏期得到最好的反映，因为颅底手术中的血管并发症通常影响脑干或近端上橄榄复合体水平。预警标准包括 V 波延长 0.5~1 ms，更重要的是，在超过两次连续的信号平均中，V 波的波幅降低基线的 50%。然而，建议神经电生理专家报告 V 波的动态变化，以使手术团队了解进行性变化。因此，一旦变化达到警报标准（或在此之前），就可以立即采取矫正措施。

EEG 的波幅或高频波下降超过 50%，或低频波增加超过 50%，表明灌注不足。所有频率脑电的消失表明严重低灌注。对于定量脑电图，当 95% 的频谱边缘频率（SEF）下降超过 50% 或总功率下降 40%~50% 时被视为预警标准；病例 2 中讨论了脑电图变化。这些改变通常发生在同侧受损的 ICA 或大脑中动脉（MCA），但也可以发生在双侧甚至对侧，因为侧支代偿功能受到抑制。

当颈内动脉或其皮层分支发生损伤时，EEG 尤其有用。这些是罕见的但可能具有破坏性的并发症。如果发生损伤，EEG 结合皮层 SSEP 提供的远端灌注的实时信息将作为紧急处理的指导。通常采用压迫进行止血，这可能会影响脑灌注。如果需要牺牲损伤血管，临时阻断时 EEG 和 SSEP 无明显改变可作为侧支灌注充分的指标。如果发生明显的变化，需要对血管进行初步修复，并在修复过程中采取措施进行脑保护，如暴发抑制。还应该认识到，如果没有发生改变，在永久性血

管牺牲之前，应在 SSEP 和脑电图指导下进行激发试验。这可以通过降低患者的血压来确定 IONM 是否能耐受脑灌注减少。这一点很重要，因为全身麻醉提供了一定程度的脑保护，因此该患者群体的脑代谢和随之而来的 CBF 已经降低。只有在激发试验期间患者的 IONM 数据完全不变时，血管牺牲才可能被认为是安全的。

EEG 与单纯的 SSEP 记录相比有一些优势。由于 SSEP 记录需要近 1 min 的平均，不是一个瞬时测量，因而 EEG 提供的反馈更快。与 SSEP 相比，EEG 还提供了更广泛、更全面的皮层功能评估，SSEP 可能主要只反映顶叶前部（躯体感觉）皮层功能。另一方面，EEG 不能提供皮层下结构的信息，而 SSEP 可以。目前，还没有专门比较这些方法在颈动脉损伤中诊断脑灌注不足准确性的研究。根据颈动脉内膜切除术数据，SSEP 的平均敏感性较高，而 EEG 和 SSEP 的平均特异性相似。在同样的情况下，我们已经证实了联合使用 EEG 和 SSEP 比单独使用这两种模式预测围手术期卒中的准确性更高。

对于 TcMEP 的警报标准缺乏共识是其使用中的一个重要限制因素。尽管一些组只在 TcMEP 消失时通知外科医生，但其他组更倾向于在波幅持续下降超过 50% 或 80% 时报告。然而，后面的报警标准与大量的假阳性报警有关。提高触发 TcMEP 所需的阈值刺激强度或降低其复杂性也被用作报警标准，但需要明确的是，没有前瞻性研究对任何 TcMEP 警报标准进行比较和评估。基于潜伏期变化的报警通常对 TcMEP 没有用处。

在 IONM 中使用 TcMEP 的益处已在广泛的颅内手术中得到证实，特别是动脉瘤夹闭，但在颅底手术中的价值却缺乏相关数据。考虑到上文提到的我们的研究，在内镜经鼻入路（EEA）手术中使用 SSEP 的假阴性率仅为 0.2%，尚不清楚在所有病例中加用 TcMEP 是否会提供额外的益处。然而，TcMEP 的一个潜在好处是可以监测由穿通动脉血管痉挛或闭塞引起的内囊缺血，而 SSEP、EEG 或 BAEP 监测无法检测到这一点。另一项研究评估了 305 例切除幕下病变的病例中采用多模态 IONM 的显著变化，发现 SSEP 和 MEP 对长束功能缺损监测的敏感性和特异性分别为 95% 和 85%，阳性预测值为 48%，阴性预测值为 99%。在本研究中，SSEP 和 MEP 的准确性是相结合的，没有分开进行分析。

考虑到可能导致血管并发症的不同机制，监测方案应包括评估从周围神经到皮层整个神经轴，并重点关注可能受影响的区域。一旦很好地理解了每种模式的优势和局限性，研究小组将能够恰当地解读结果。因此，颅底手术中 IONM 的变化可以提供脑灌注的实时信息和即将发生的但往往是可逆的围手术期神经功能缺损。同样，阴性预测值为我们提供了信心，并保证在没有观察到 IONM 变化的情况下可以继续切除肿瘤，增加了不发生新的神经功能缺损的同时全切除病变的可能性。

21.7 病例

21.7.1 病例 1：IONM 作为脑灌注充分的指标

患者，男性，7 岁，表现为头痛和左侧外展神经麻痹所致的复视。脑 MRI 显示巨大的斜坡病变，符合脊索瘤，病变延伸至岩骨和咽旁间隙，毗邻岩骨和咽旁段 ICA（图 21.1 a）。患者通过内镜经鼻、经蝶鞍和经岩下入路，并辅以颈部切开控制近端 ICA。四肢 SSEP 存在，基线对称。在肿瘤暴露过程中，左侧破裂孔段 ICA 无意中被咬骨钳损伤。对出血部位进行填塞并夹闭颈段 ICA 后 SSEP 无变化（图 21.1 b）。去除填塞物后，损伤的 ICA 远端残端出现凶猛的逆流出血，但基线 SSEP 仍无变化，甚至在降低血压后仍然如此。基于脑灌注充足的神经生理指标，采用双极电凝牺牲 ICA。

患者血流动力学和电生理保持稳定，继续切除剩余的肿瘤。术后，在持续 SSEP 监测下，对患者进行血管内评估，结果显示左侧颅内 ICA 完全闭塞（图 21.1 c）。幸运的是，检测到粗大的前交通动脉提供了左前房区（ACA）与 MCA 的良好交叉充盈，颈外动脉与颈内动脉异常连接也为 ICA 分支特别是左 MCA 提供了一定的充盈（图 21.1 d）。进一步近端弹簧圈栓塞以保护牺牲的 ICA。术后 MRI 无缺血性改变，通过 IONM 提供的实时术中功能和神经状态信息，达到肿瘤完全切除。

21.7.2 病例 2：IONM 作为脑灌注不足的指标

患者，女性，39 岁，临床和激素检查符合肢端肥大症。增强 MRI 显示大腺瘤侵入右侧海绵窦、

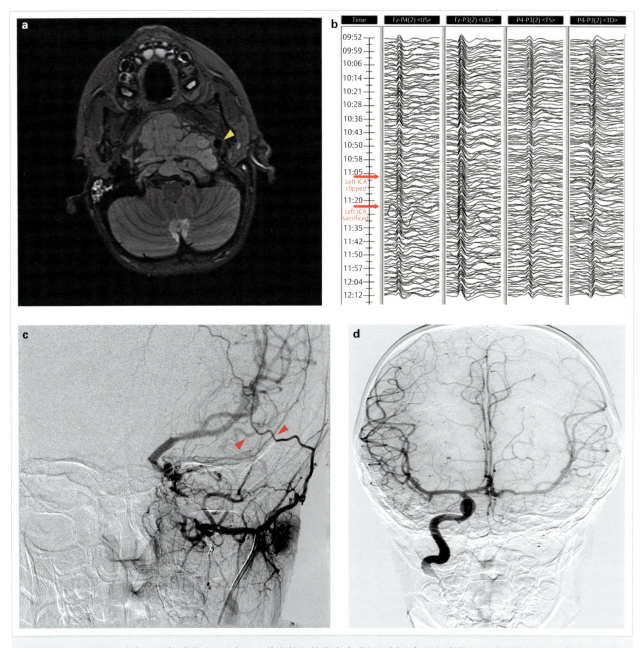

图 21.1　a. 轴位 T2 加权磁共振成像（MRI）显示体积较大的脊索瘤毗邻左侧咽旁颈内动脉（ICA）（箭头）。b. 瀑布图显示，尽管损伤或牺牲左侧 ICA，但四肢的体感诱发电位（SSEP）仍保持稳定。c. 术前血管造影，左侧颈总动脉注射显示左侧 ICA 完全闭塞，颈外颈内连接异常（箭头）提供左侧分支供血，特别是左侧大脑中动脉（MCA）。d. 术后血管造影显示左前房区（ACA）和 MCA 通过广泛通畅的前交通动脉交叉充盈良好

包绕 ICA，并向鞍上延伸靠近视交叉。采用经蝶鞍经海绵窦 EEA 切除术。四肢 SSEP 基线存在且对称。右侧 ICA 海绵窦段远端撕裂使手术复杂化。填塞出血点极其困难，在尝试使用动脉瘤夹和最终填塞后，右侧皮层 / 左侧肢体 SSEP 的波幅下降 60%~70%（图 21.2）。这些 SSEP 变化与血压有关，提示不能耐受海绵窦段 ICA 闭塞。放置 Foley 球囊后将患者紧急送往神经介入室（NIR）。血管造影显示损伤的 ICA 几乎完全闭塞，没有交叉充盈。在血管内手术过程中，右侧皮层 SSEP 波幅波动在下肢较差，在早期手法的两个时间点电位丧失。EEG 表现为麻醉诱导的暴发抑制，仅在右半球显示轻微的不对称性，波幅较低（图 21.3）。在 OR 或 NIR 中均未记录 TcMEP。放置 3 个重叠支

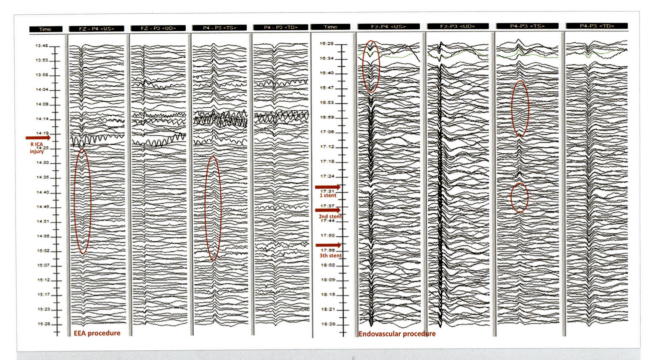

图 21.2 瀑布图显示经鼻内镜手术（左图）和血管内手术（右图）中不稳定的左侧肢体体感诱发电位（SSEP）。严重下降的点被圈出。在血管内手术结束时，左侧尺神经 SSEP 完全改善，左侧胫神经 SSEP 逐渐恢复

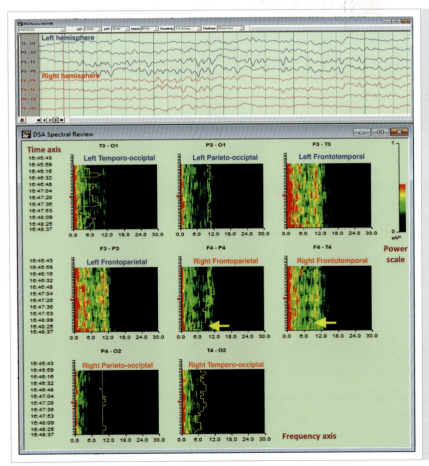

图 21.3 原始脑电图（上图）和数字脑电图（EEG）（下图）仅显示轻微的不对称，右半球波幅较低，提示临界脑灌注不足。暖色反映更高的频率，而冷色则代表不太高的频率

架后，右侧 ICA 血流恢复。皮层 SSEP 反应在上肢完全改善，在血管内手术结束时在下肢 SSEP 恢复（图 21.4 a、b）。

尽管术后 MRI 显示右侧前后分水岭分布有小范围弥散受限，但患者复苏后无神经功能障碍（图 21.4 c）。右侧 ICA 周围残留肿瘤行伽马刀放射

治疗。

21.7.3　病例 3：IONM 预测术后卒中

患者，女性，78 岁，近期有乳腺癌病史，表现为复视和面部麻木。检查发现左侧海绵窦被占

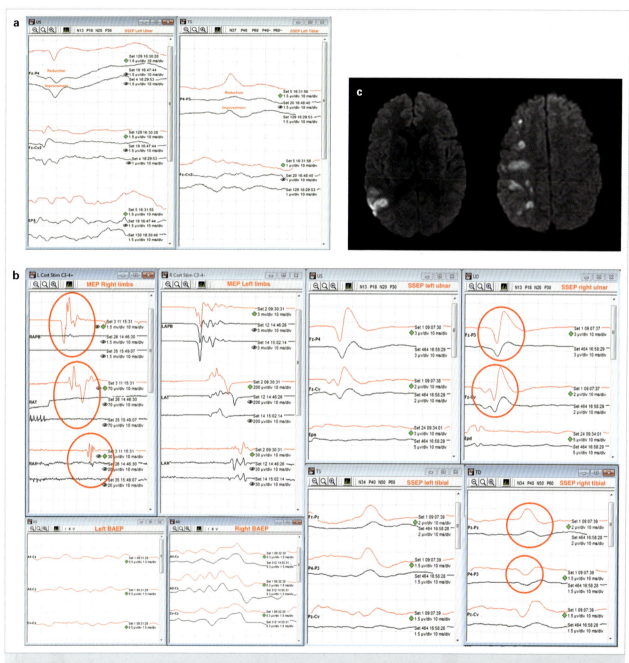

图 21.4　a. 血管内手术记录的左侧肢体躯体感觉诱发电位（SSEP）波形。支架置入后皮层反应幅度显著降低，随后改善。b. 血管造影显示右侧颈内动脉（ICA）几乎闭塞，在颈、岩和海绵窦段充盈缓慢。在海绵窦段，血管受损处可见严重狭窄。海绵窦段支架置入术后，右侧 ICA 血流明显改善，未发现任何远端充盈缺损。c. 术后弥散加权成像（DWI）磁共振成像（MRI）显示前后分水岭区多发梗死

位包围并缩窄左侧颈动脉。她接受了经蝶鞍经海绵窦内镜活检。四肢 SSEP 基线存在且对称。在对左侧颈动脉内侧肿瘤进行活检后，发现这一区域有少量出血，然后填塞止血。当外科医生开始取脂肪用以封闭时，右上肢皮层 SSEP 反应消失，左上肢和双下肢波幅均减少 80%（图 21.5 a）。填充物拆除后，左侧颈动脉开始汹涌出血。再次尝试用棉片和 Fogarty 球囊止血未成功。尽管出现了神经生理上的改变，但外科医生还是被迫用 2 个夹子牺牲了该动脉。手术结束时，左上肢 SSEP 恢复到基线的 60%，但其余 3 个肢体的 SSEP 仍然消失。

紧急血管造影发现供应颅内大部分血管的左侧 ICA 完全闭塞（图 21.5 b）。术后 CT 显示整个左大脑半球以及右侧 ACA 和 PCA 区域发生灾难性梗死，与神经电生理学相符（图 21.5 c）。患者于术后第 3 天死亡。

21.7.4　病例 4：IONM 预测皮层下卒中

患者，女性，74 岁，有岩斜脑膜瘤病史，曾经乳突后行较大程度的瘤内切除，但术后并发左侧听力丧失和左侧外展神经麻痹。该肿瘤被证实为 WHO 2 级、Ki-67 高，斜坡残余肿瘤数月内迅速生长明显压迫脑干，并伴有吞咽困难和严重共济失调。患者在多模态 IONM（包括 SSEP、MEP、BAEP 和 EMG）下行经斜坡经鼻内镜手术。基线存在且对称，但左侧 BAEP 缺失。在切除过程中，术者在切除脑干左侧肿瘤时，左侧皮层 MEP 消失。此外，左皮层 SSEP 波幅降低 60%。右侧 BAEP 保持稳定（图 21.6）。外科医生没有发现出血或任何其他血管损伤的迹象，他决定继续完成瘤内切除而不行囊外分离。在整个过程中，IONM 的反应没有改善。患者复苏后出现严重的右侧偏瘫和部分性右侧外展神经麻痹。术后 MRI 显示累及脑桥、右侧枕极和海马的早期梗死，符合后循环闭塞（图 21.7）。

21.8　结论

血管并发症虽然罕见，但有可能造成灾难性的临床后果。因此，IONM 提供的脑灌注的实时信息可以优化其处置。IONM 可以识别即将发生的损伤，作为干预措施的指导，并评估其疗效。应根据病变结构和手术入路相关的风险，并在对特定 IONM 模式的优势和局限性有基本的了解后，个体化采用多模态 IONM，以达到最佳的使用效果。

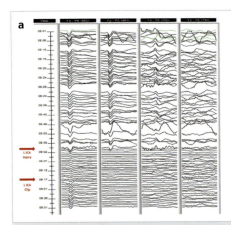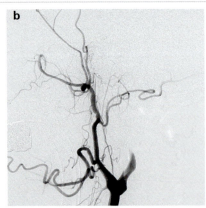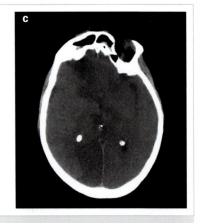

图 21.5　a. 体感诱发电位（SSEP）瀑布图显示双侧下肢和右上肢皮层反应消失，左上肢波幅显著但短暂降低。b. 脑血管造影颈总动脉注射显示左侧颈内动脉完全闭塞。c. 术后 CT（CT）证实大面积梗死，累及整个左大脑半球、右前房区（ACA）、大脑后动脉（PCA）分布区，与术中神经电生理学表现相符

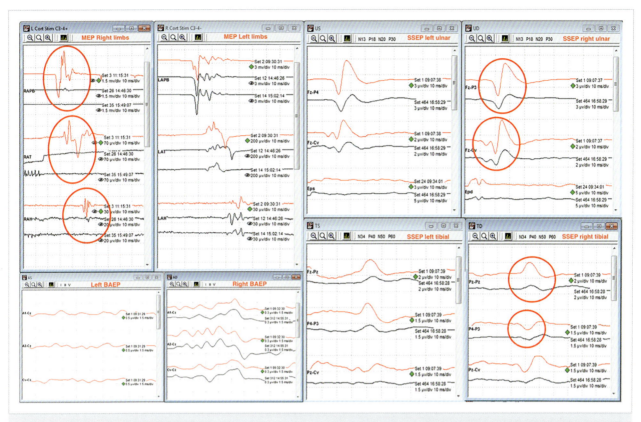

图 21.6　显示左侧皮层运动诱发电位（MEP）消失，同时左侧皮层体感诱发电位（SSEP）波幅显著降低（基线为红色，最后一次记录为黑色）；电位的变化被圈出。MEP：L Cort Stim C3-4+，刺激左侧皮层右侧肢体记录；R Cort Stim C3-4+，刺激右侧皮层记录左侧肢体。BAEP：AS，左；AD，右。SSEP：TD，右侧胫神经；TS，左侧胫神经；UD，右侧尺神经；US，左侧尺神经

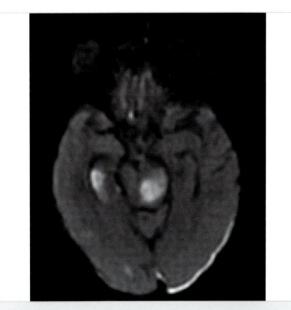

图 21.7　术后磁共振弥散加权成像（DWI）显示左侧脑桥、右侧枕极和右侧海马的早期梗死，与栓塞或血管痉挛相符

参考文献

[1]　Rhoton AL, Jr. The supratentorial arteries. Neurosurgery. 2002; 51(4) Suppl: S53–S120.

[2]　Gardner PA, Tormenti MJ, Pant H, Fernandez-Miranda JC, Snyderman CH, Horowitz MB. Carotid artery injury during endoscopic endonasal skull base surgery: incidence and outcomes. Neurosurgery. 2013; 73(2) Suppl Operative:ons261–ons269, discussion ons269–ons270.

[3]　Kassam AB, Prevedello DM, Carrau RL, et al. Endoscopic endonasal skull base surgery: analysis of complications in the authors' initial 800 patients. J Neurosurg. 2011; 114(6):1544–1568.

[4]　Inamasu J, Guiot BH. Iatrogenic carotid artery injury in neurosurgery. Neurosurg Rev. 2005; 28(4):239–247, discussion 248.

[5]　Singh H, Vogel RW, Lober RM, et al. Intraoperative neurophysiological monitoring for endoscopic endonasal approaches to the skull base: a technical guide. Scientifica (Cairo). 2016; 2016:1751245.

[6]　Thirumala PD, Kodavatiganti HS, Habeych M, et al. Value of multimodality monitoring using brainstem auditory evoked potentials and somatosensory evoked potentials in endoscopic endonasal surgery. Neurol Res. 2013; 35(6): 622–630.

[7]　Thirumala PD, Kassam AB, Habeych M, et al. Somatosensory evoked potential monitoring during endoscopic endonasal approach to skull base surgery: analysis of observed changes. Neurosurgery. 2011; 69(1) Suppl Operative:ons64–ons76, discussion ons76.

[8]　Florence G, Guerit J-M, Gueguen B. Electroencephalography (EEG) and somatosensory evoked potentials (SEP) to prevent cerebral ischaemia in the operating room. Neurophysiol Clin. 2004; 34(1):17–32.

[9]　Elangovan C, Singh SP, Gardner P, et al. Intraoperative neurophysiological

monitoring during endoscopic endonasal surgery for pediatric skull base tumors. J Neurosurg Pediatr. 2016; 17(2):147–155.

[10] Slotty PJ, Abdulazim A, Kodama K, et al. Intraoperative neurophysiological monitoring during resection of infratentorial lesions: the surgeon's view. J Neurosurg. 2017; 126(1):281–288.

[11] Guérit J-M. Intraoperative monitoring during carotid endarterectomy. In: Nuwer MR, ed. Intraoperative Monitoring of Neural Function. Vol. 8. Elsevier; 2008:776–790.

[12] Griessenauer CJ, Fisher WS III. Techniques of regional cerebral blood flow measurement and relationship of rCBF to other monitoring methods. In: Loftus CM, Biller J, Baron EM, eds. Intraoperative Neuromonitoring. McGraw-Hill Education; 2014.

[13] Simon MV. Neurophysiologic test used in the operating room. In: Intraoperative Neurophysiology. New York: Demos Medical; 2010:1–46.

[14] Nwachuku EL, Balzer JR, Yabes JG, Habeych ME, Crammond DJ, Thirumala PD. Diagnostic value of somatosensory evoked potential changes during carotid endarterectomy: a systematic review and meta-analysis. JAMA Neurol. 2015; 72(1):73–80.

[15] Thirumala PD, Natarajan P, Thiagarajan K, et al. Diagnostic accuracy of somatosensory evoked potential and electroencephalography during carotid endarterectomy. Neurol Res. 2016; 38(8):698–705.

[16] Markand ON. Continuous assessment of cerebral function with EEG and somatosensory evoked potential techniques during extracranial vascular reconstruction. In: Loftus CL, Biller J, Barron EM, eds. Intraoperative Neuromonitoring. McGraw-Hill Education; 2014:23–45.

[17] Thirumala PD, Thiagarajan K, Gedela S, Crammond DJ, Balzer JR. Diagnostic accuracy of EEG changes during carotid endarterectomy in predicting perioperative strokes. J Clin Neurosci. 2016; 25:1–9.

[18] American Clinical Neurophysiology Society. Guideline 9C: guidelines on short-latency auditory evoked potentials. J Clin Neurophysiol. 2006; 23(2): 157–167.

[19] Szelényi A, Kothbauer K, de Camargo AB, Langer D, Flamm ES, Deletis V. Motor evoked potential monitoring during cerebral aneurysm surgery: technical aspects and comparison of transcranial and direct cortical stimulation. Neurosurgery. 2005; 57(4) Suppl:331–338, discussion 331–338.

[20] Klem GH, LuÈders HO, Jasper HH, Elger C. The ten±twenty electrode system of the International Federation. In: Recommendations for the Practice of Clinical Neurophysiology: Guidelines of the International Federation of Clinical Physiology (EEG Suppl. 52). Elsevier Science B.V.; 1999:3–6.

[21] Szelényi A, Kothbauer KF, Deletis V. Transcranial electric stimulation for intraoperative motor evoked potential monitoring: stimulation parameters and electrode montages. Clin Neurophysiol. 2007; 118(7):1586–1595.

[22] Macdonald DB, Skinner S, Shils J, Yingling C, American Society of Neurophysiological Monitoring. Intraoperative motor evoked potential monitoring—a position statement by the American Society of Neurophysiological Monitoring. Clin Neurophysiol. 2013; 124(12):2291–2316.

[23] Legatt AD, Emerson RG, Epstein CM, et al. ACNS guideline: transcranial electrical stimulation motor evoked potential monitoring. J Clin Neurophysiol. 2016; 33 (1):42–50.

[24] Jäntii V, Sloan TB. EEG and anesthetic effects. In: Nuwer MR, ed. Intraoperative Monitoring of Neural Function. Vol. 8. Elsevier B. V.; 2008:77–93.

[25] Sloan TB, Jäntii V. Anesthesic effects on evoked potentials. In: Nuwer MR, ed. Intraoperative Monitoring of Neural Function. Vol. 8. Elsevier B. V.; 2008:94–126.

[26] James ML. Anesthetic considerations. In: Hussain A, ed. A Practical Approach to Neurophysiologic Intraoperative Monitoring. Demos; 2008:55–66.

[27] Simon MV. The effects of anesthetics on intraoperative neurophysiology studies. In: Simon MV, ed. Intraoperative Clinical Neurophysiology. New York: Demos Medical; 2010:325–334.

[28] Thirumala PD, Carnovale G, Habeych ME, Crammond DJ, Balzer JR. Diagnostic accuracy of brainstem auditory evoked potentials during microvascular decompression. Neurology. 2014; 83(19):1747–1752.

[29] Szelényi A, Langer D, Beck J, et al. Transcranial and direct cortical stimulation for motor evoked potential monitoring in intracerebral aneurysm surgery. Neurophysiol Clin. 2007; 37(6):391–398.

第 22 章 模拟及训练——备战血管损伤

Rowan Valentine, Peter-John Wormald

阎华 / 译

摘要

血管损伤或许是颅底外科手术中最具挑战性的难题。考虑到大多数颅底疾病都围绕着大血管结构生长，关于血管处理的外科训练是非常必要的。外科手术模型为手术技巧教学及精进提供了载体。近期一系列血管损伤模型获得了长足发展，其中合成纤维、尸体标本及活体动物模型占据了绝对地位。每一个模型都有其独到优点，如便携性、解剖精准性或能够再现止血的生理过程。最重要的是，在这个场景下，内镜颅底外科医生的模拟训练有助于提升控制术野的操作技巧，并选择合适的技术方法从而达成可靠的快速止血效果。模拟训练增强了外科医生面对血管损伤事件时的信心并提高了操作技术，有利于患者获得更好的预后。

关键词： 血管损伤，颈内动脉，内镜，颅底外科，模型，外科手术训练

22.1 学习要点

• 在模拟大血管损伤事件时准备及练习是极其重要的。

• 控制术野是首要的步骤；如果你看不到，那么就做不到。

• 通过在动物模型上的练习，有助于建立生理条件下止血的信心。

• 进行血管损伤模拟及练习有助于改善患者预后。

22.2 引言

在过去数十年间，颅底外科的多个领域经历了由外部开颅向内镜经鼻入路（EEA）的趋势转变。经鼻入路取代传统入路的优势在于减少住院时间，提供更清晰的视野，并且使外科操作路径上的结构损伤最小化，避免了扩大皮肤切口和脑组织牵拉。技术革新和新的手术器械发展促进了

这一变化的发生。对内镜经鼻解剖的不断了解正是关键所在（正如所有新的外科入路一样），尤其是在对颈内动脉（ICA）的了解上。然而，外科技术的进步不仅依赖于器械的发展和对解剖的理解，同样依赖于外科医生的培训及经验。

显微镜经鼻蝶垂体手术已被广泛接受，实属司空见惯，其颈内动脉损伤率低至 0.3%。Ciric 等通过对超过 900 例经蝶显微手术的术者进行问卷调查，询问其并发症的发生概况。其中，超过 500 例经蝶垂体手术的外科医生表示有 50% 术中损伤颈内动脉的概率。该调查结论强调，随着内镜垂体手术的精细分科的日益强大，团队对如何处理颈动脉困境的需求也增加了。此外，在以 ICA 为中心的高阶颅底解剖病理学中，内镜所面临的更多风险源于 ICA 损伤。内镜下切除颅咽管瘤、斜坡脊索瘤及软骨肉瘤时，血管损伤的概率由 2% 上升至 9%。

无论内镜经鼻手术还是开放手术，血管损伤的处理或许都是颅底外科手术中最有挑战性的难题。其对颅底团队成员造成的困扰及恐慌立竿见影。在血管损伤时的混乱境况下保持思路清晰、有条不紊几乎是不可能的，这也就对颅底团队成员如何应对此情此景提出了需要具有前瞻性训练的要求。专业的颅底外科团队在如何处理这些挑战性事件方面的练习将有助于改善患者的预后。

在针对主要血管损伤处理的技巧及程序方面缺乏高质量研究并不足为奇。外科医生并不愿意公开他们损伤血管的经历，而且已发表的典型病例报告文章缺乏对最佳外科技术需求的科学前瞻性研究。

22.3 模拟练习

针对真实场景的模拟练习可以让练习者去观察，去获得经验，并通过逼真的视觉、听觉、触觉体验与模拟器互动，通常以模型或设备来完成这一过程。通过模拟器而获得经验最早始于飞行

模拟,用以提高飞行安全性及飞行员训练。无论空难还是术中的大血管损伤都具有不可预见性及罕见性,这也导致难以通过传统的师承制习得相关手术技巧。外科模型为发展及教授手术技巧提供了研究开发的载体,使手术技术的学习、精进及学以致用成为现实。

外科仿真模拟模型有着一系列的不同类型,每一种都各有优缺点。台式模型便宜便携,无须特别监督管理,但仿真性最差,且是无机物。尸体模型优点在于解剖精准、高度还原,但其昂贵的价格限制了使用。尸体模型可以精准展示术野,但不利于评估止血效果,实际模拟需要通过泵灌注来实现。虚拟现实则同时提供了精准的解剖并可反复使用、实时反馈,只是反馈回来的感觉可能与真实情况千差万别,并且同样毫无生机可言。

动物模型已有许多年的应用历史,上可追溯至公元前600年。在医学领域中,一向占据着外科教学与训练的重要地位。活体动物不仅高度真实,而且由于组织结构与血液成分的相似性,可以再现大血管损伤及组织出血时最真实的情景。不过,其主要缺点涉及伦理方面、动物福利法、解剖差异、高昂的费用和对特殊设备的需求。

22.4 血管损伤模型

外科技术模拟可以促进手术间里的技术进步、提高熟知度及增加信心。术中血管损伤模型的发展是一大挑战,它需要在研究和训练中展现标准化、可靠、可复制的特点。相关研究及进展有赖于血管损伤模型在每次使用中精准的可再现性。

如果想使血管损伤达到预期效果,那么外科模型最重要的属性或许就是其精准性。外科医生在处理血管事件时需要能够立即熟悉手术环境及器械。这有助于渡过技能学习中的一个主要难关。如果需要特殊器械或材料,模拟练习将为外科医生提供一个机会,去熟悉他们将会面临的罕见事件。

血管损伤的每一个场景都是独特的环境挑战或制约条件。理想的外科模型需要重现这些挑战和环境。举个例子,术中暴露损伤位置包括从内镜经鼻手术中切开蝶窦所受到的限制,到开放颅底手术的广泛外科暴露。在狭窄的鼻道内,即使只是发生一处鼻内血管损伤造成少量的出血,也

可以立即模糊术野,并使外科医生迷失方向。

并不是所有的血管损伤都是一样的,这也取决于导致损伤的外科器械。Padhye等通过研究大量损伤后不同的止血技术,发现损伤类型包括3 mm的点状损伤、4 mm的线状损伤和4 mm的放射状损伤。并指出线状损伤将造成最大体量的失血,止血所需时间也最长,所以理所当然地成为最大挑战。明确损伤的形状,对是否有能力控制或如何控制出血有重要影响。

具有挑战性的血管损伤可能具有不同的压力和流量特征。高流量/低压力多见于海绵窦出血,通常被认为是内镜入路中相对容易控制的一类出血,术野受到的影响也比较小。低压出血部位比较容易被看到,对外科团队来说,也更容易处理。相反,高流量/高压力多见于ICA的损伤,搏动性血柱很快就会充满术野,此时想看到出血点就非常困难。在动物模型中,从破裂的ICA快速放血可以使血管出血快速由高流量/高压力型向高流量/低压力型转换。因此,当ICA损伤模拟练习时,要维持高流量/高压力型这种更有挑战性血管损伤的特点,快速主动地恢复液体量至关重要。

血管损伤还包括短期和长期血管并发症,比如继发出血、假性动脉瘤形成、血管闭塞等。颈动脉损伤后最大限度降低并发症发生率有赖于彻底地止血;其次是保持重要血管的通畅。随着时间的延长,对损伤部位的持续评估非常重要,对分析前述并发症的发生率及决定最佳治疗策略意义重大,但在模拟血管损伤时常被忽略。

工作环境同样也应该尽可能模拟相似的临床情景,有助于促进技术学习。运用麻醉机、监护设备、复苏面罩、能够实时监测血压脉搏参数的设备可以重建对手术间的熟悉感。或许最重要的重建是面对"生或死"的压力,将接受训练的外科医生置于紧迫而显著的压力之中。大型动物就是面对灾难性血管损伤的理想模型,因为它们具有与人类相似的血容量、血压和脉搏特征且强有力。

22.5 内镜血管损伤的尸体模型

近期大量内镜血管损伤尸体模型的应用展示出这一模型一系列的优缺点。其优点在于为鼻内手术提供了精准的解剖,Pacca等甚至用一个动脉

球囊泵重现了血流的搏动特征。对外科医生来说，这些模型在练习如何控制术野、增强外科医生术中的信心方面非常有用。其次，这些模型在操作成本上不再遥不可及。然而尸体模型的主要缺点：一是生理情况下止血的准确度有所欠缺；二是无法在成功止血后将相关的延迟结果有效地反馈给外科医生。

22.6　血管损伤的绵羊模型

采用血管损伤的动物模型，训练不同止血技术的应用，可以将结果精准反馈给外科医生并且提升他们的信心。绵羊是一种强健的动物，与人类具有相似的血容量，并且颅底处颈动脉尺寸也与人类 ICA 相近。所用的绵羊模型体重需要在 20 kg 以上，以确保动脉口径与人类海绵窦内 ICA 相似。绵羊模型术前需进行凝血和全血计数检测，并且禁食 12~18 h。以硫喷妥钠（19 mg/kg）左侧颈静脉注射进行全身麻醉诱导，气管插管之后采用 1.5%~2.0% 异氟烷吸入进行麻醉维持，麻醉深度要求存在自主呼吸并且对血压影响要最小。

将绵羊采用仰卧位，在颈部中线做由甲状软骨至颈根部切口，由颈深筋膜浅层至气管前壁。由气管侧壁处切开颈部脏器筋膜，以暴露右侧颈动脉鞘。游离右侧颈总动脉长约 15 cm，即从下颌角至颈根部。左侧颈动脉以同样的方式辨认并游离。随后，经左侧颈动脉插管，以进行持续有创动脉压监测，同时，经左侧颈内静脉插管，置入高速灌注导管交换装置（Arrow International Inc.，Reading，Pennsylvania）利于快速液体复苏。

在绵羊模型上进一步架设鼻窦模型耳鼻神经训练装置（SIMONT，Prodelphus，Brazil）以模仿内镜环境，从而建立类似人类鼻前庭、鼻腔、蝶窦这种狭窄解剖环境下的颈动脉损伤场景。这一模型精准地重现了人类鼻腔和鼻窦的解剖特征。外科 Neoderma 是一种特殊的专利材料，可以从色泽、密度和弹性方面重建鼻黏膜和鼻旁窦骨质结构。在模型上可以使用常规鼻窦和颅底外科器械，并且术中触感逼真，可以进行双侧扩大蝶窦切开和部分中鼻甲切除。模型具有可拆卸的蝶窦后壁，方便将游离的颈动脉拉进蝶窦内操作。模型血管外有一层塑料套膜，以模仿颈动脉表面的薄层骨质。通过一套特殊的固定系统可以使血管保持在模型内，并防止血液渗漏到模型外，保持血液总

是由模型的鼻孔中涌出。颈动脉进出模型处没有可见缩窄，并且左右两侧颈动脉保持稳定的平均动脉压。模型被固定于操作台，并且置于绵羊颈部之上，避免术中移位（图 22.1）。重要的是，这一模型可以通过调整改变绵羊颈内静脉的作用，再创造一个相对容易处理的场景，即高流量/低压力的血管损伤。

用于模仿颈内动脉虹吸段表面覆盖的薄层骨质是塑料片，钻开它时需要采用一个标准的颅底钻和 0°内镜在蝶窦内操作（图 22.2）。对于一些外科医生来说，暴露颈动脉时要使用 Hajek 打孔器制骨窗，显露下方的血管（图 22.3），这可能导致骨

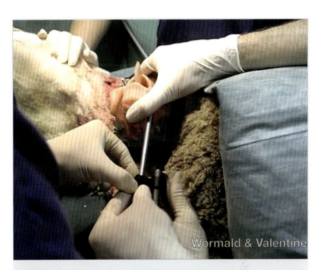

图 22.1　将安装好血管的模型固定于手术台

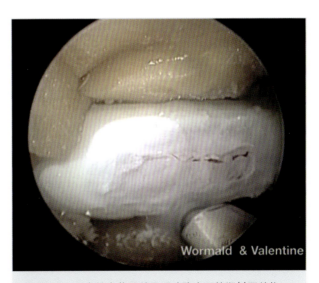

图 22.2　用磨钻磨薄覆盖于颈动脉表面的塑料覆盖物

质暴露过程中经历意外的血管损伤。再现出血可以用 11 号刀片在颈动脉前壁上做一个长约 4 mm的切口（图 22.4），当下快速的出血即可遮盖术野（图 22.5）。

同时，需要使用温生理盐水进行液体复苏，起始流速大约为 200 mL/min，快速复苏时持续使用压力袋以维持伤前平均动脉压。有创同步液体复苏可以确保血管损伤模型能够维持高流量、高压力条件。为防止由凝血级联反应时低温导致的副作用，可采用保温毯确保恒温控制（视频22.1）。

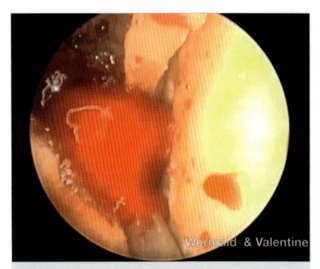

图 22.5 建立高流量 / 高压力血管损伤模型

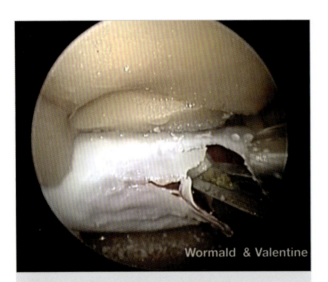

图 22.3 在蝶窦内使用 Hajek 钳显露血管

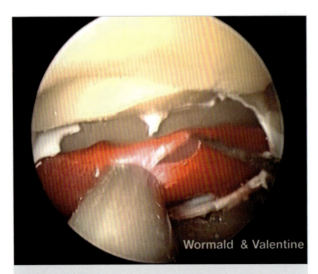

图 22.4 制造一个可控的 4 mm 线性损伤

22.7 清晰可控的术野

控制出血的核心在于可见，如果你看不到，那么你就做不到。受限于狭窄的鼻腔，内镜下经鼻控制术野出血具有更大的挑战性。内镜手术过程中出现大血管出血必然会导致视野丧失，镜头污染，即所谓"红视"。损伤处的可视化对采取何种止血方式是必要条件。Valentine 和 Wormald在绵羊模型中模拟了内镜环境下的 42 种动脉损伤和 25 种静脉损伤，并且列举了控制出血的关键步骤。

团队协作对处理血管损伤至关重要。两位外科医生同时操作，可以使一人清理暴露，便于另一人双手操作止血，从而实现在鼻内同时应用多种外科器械和吸引器。血流柱常位于鼻腔一侧，所以将内镜放置于鼻腔更受保护的一侧有助于获得最佳视野，还可以利用鼻中隔后缘作为防止内镜尖端被污染的屏障。

内镜镜片清洁系统同样可以有效避免为了擦拭镜片而将内镜频繁移出鼻腔，该系统还可以帮助医生保持解剖方位并在术野内排布外科器械。

吸引器尺寸越大，就越能在单位时间内吸除更多的血液。推荐使用 12 F 或者更大型号的吸引器；有时出血量太大或者需要隔挡鼻中隔等组织避免其漂浮在术野中时，甚至需要第二个吸引器。吸引器头端也可以用于控制血流，使之远离镜头。所以，经内镜从对侧鼻孔放置吸引器非常重要。吸引器移动需要以损伤处为中心，维持术野清晰可视。以上这些建议为外科团队维持清晰术野提供了最大可能性。

22.8　模拟血管损伤情况下的止血技术

尽管清晰的视野在止血中非常重要，但也仅是全部操作中的一部分。出血的成功控制最终还是有赖于所用的止血技术。Valentine 等针对颈内动脉出血使用不同止血剂进行了首次科学研究。可流动的止血剂或者氧化纤维素在初级止血中均告失败。壳聚糖凝胶在 50% 的病例中初步止血成功，但难以维持整个止血过程。相反，碾碎的肌肉补片和 U 形夹吻合装置（Medtronic，Jacksonville，FL）在所有病例中均获得有效止血并可维持效果。

一项随访研究着眼于不同止血剂和止血技术对不同血管损伤类型的作用效果，并探讨评估了短期或长期的血管并发症。病例报告及文献中双极电凝被广泛提及，但止血效果褒贬不一。相反，在所有病例中，无论是何种损伤类型，碾碎的肌肉补片和动脉瘤夹的止血效果都非常可靠。碾碎的肌肉稳定性高，形成假性动脉瘤风险低，是唯一可以确保远期仍有 100% 颈内动脉通畅率的止血材料。应用动脉瘤夹不会形成假性动脉瘤，不过远期血流是否通畅取决于动脉瘤夹的位置。此外，Padhye 等研究了 Anastoclip（LeMaitre，Burlington，MA）的 U 形夹和动脉瘤夹。与其他技术相比，这一器械形成假性动脉瘤的风险非常低，并且所有病例都在第一时间获得了可靠的止血。

22.9　血管模拟训练的结果

即使在术中及时处理了无意中损伤的 ICA，仍有可能导致高并发症发生率、高致死率；像卒中、假性动脉瘤形成、CCF 等并发症仍有可能发生。假性动脉瘤破裂或许是最致命的并发症，但在 ICA 损伤后有高达 60% 的发生率。复习近期的文献得知，在所发表的 ICA 损伤相关文献中，89 例患者中有 15% 的死亡率和 26% 的永久损伤率。

内镜下 ICA 损伤模型可有效练习止血技术，或许更重要的是可以在世界范围内帮助培养大量外科医生。颅底团队可以练习包括如何沟通、团队合作以及止血技术，进而可以在内镜经鼻手术中充满信心地处理颈内动脉损伤。

近期 Padhye 等重新评价了血管损伤练习价值。对接受过内镜下血管操作培训的外科医生，通过他们处理术中动脉出血的一系列病例进行回顾性学习，文献共报告 9 例患者，8 例是 ICA 损伤，1 例是基底动脉损伤。每例患者损伤部位都使用碾碎的肌肉补片止血并获得成功。在初步处理后，有 2 例出现颈内动脉狭窄或闭塞，1 例假性动脉瘤。所有病例都接受了血管内介入治疗并顺利康复。这些接受过内镜下血管操作培训的外科医生没有导致患者出现死亡或严重症状，证实血管训练对避免潜在灾难意义重大。

22.10　结论

颅底外科手术中血管损伤可能导致灾难性的并发症。内镜经鼻手术或开放性颅底手术操作经验的增加以及专业颅底团队发展协作意味着团队成员需要熟知如何处理大血管损伤。在尸体灌注模型上模拟出血可以重现解剖结构上的挑战，在活体大型动物上进行外科手术模拟可以精准再现内镜手术时的挑战性生理状态下场景，比如处理高流量/高压力血管损伤。外科医生进行内镜和开放性颅底手术的模拟训练有助于外科技巧的提升，从而掌控术野，选择快速可靠的技术方法达到止血目的。通过模拟练习可以提升外科医生的信心，提高血管损伤处理技巧，最终使患者获得更佳的预后。

参考文献

[1] Kassam AB, Snyderman C, Gardner P, Carrau R, Spiro R. The expanded endonasal approach: a fully endoscopic transnasal approach and resection of the odontoid process: technical case report. Neurosurgery. 2005; 57(1) Suppl:E213–, discussion E213.

[2] Gardner PA, Tormenti MJ, Pant H, Fernandez-Miranda JC, Snyderman CH, Horowitz MB. Carotid artery injury during endoscopic endonasal skull base surgery: incidence and outcomes. Neurosurgery. 2013; 73(2) Suppl Operative:ons261–ons269, discussion ons269–ons270.

[3] Ciric I, Ragin A, Baumgartner C, Pierce D. Complications of transsphenoidal surgery: results of a national survey, review of the literature, and personal experience. Neurosurgery. 1997; 40(2):225–236, discussion 236–237.

[4] Rowan NR, Turner MT, Valappil B, et al. Injury of the carotid artery during endoscopic endonasal surgery: surveys of skull base surgeons. J Neurol Surg B Skull Base. 2018; 79(3):302–308.

[5] CouldwellWT,Weiss MH, Rabb C, Liu JK, Apfelbaum RI, Fukushima T. Variations on the standard transsphenoidal approach to the sellar region, with emphasis on the extended approaches and parasellar approaches: surgical experience in 105 cases. Neurosurgery. 2004; 55(3):539–547, discussion 547–550.

[6] Frank G, Sciarretta V, Calbucci F, Farneti G, Mazzatenta D, Pasquini E. The endoscopic transnasal transsphenoidal approach for the treatment of cranial base chordomas and chondrosarcomas. Neurosurgery. 2006; 59(1) Suppl 1: ONS50–ONS57, discussion ONS50–ONS57.

[7] Gardner PA, Kassam AB, Snyderman CH, et al. Outcomes following endoscopic, expanded endonasal resection of suprasellar craniopharyngiomas: a case series. J Neurosurg. 2008; 109(1):6–16.

[8] Rosen JM, Long SA, McGrath DM, Greer SE. Simulation in plastic surgery training and education: the path forward. Plast Reconstr Surg. 2009; 123(2): 729–738, discussion 739–740.

[9] Davies J, Khatib M, Bello F. Open surgical simulation—a review. J Surg Educ. 2013; 70(5):618–627.

[10] Pacca P, Jhawar SS, Seclen DV, et al. "Live cadaver" model for internal carotid artery injury simulation in endoscopic endonasal skull base surgery. Oper Neurosurg (Hagerstown). 2017; 13(6):732–738.

[11] Limberg AA. The planning of local plastic operations on the body surface: theory and practice. Lexington, MA: DC Heath and Company; 1984.

[12] Padhye V, Valentine R, Paramasivan S, et al. Early and late complications of endoscopic hemostatic techniques following different carotid artery injury characteristics. Int Forum Allergy Rhinol. 2014; 4(8):651–657.

[13] Stefanidis D, Sevdalis N, Paige J, et al. Association for Surgical Education Simulation Committee. Simulation in surgery: what's needed next? Ann Surg. 2015; 261(5):846–853.

[14] Valentine R, Wormald PJ. A vascular catastrophe during endonasal surgery: an endoscopic sheep model. Skull Base. 2011; 21(2):109–114.

[15] Valentine R, Wormald PJ. Carotid artery injury after endonasal surgery. Otolaryngol Clin North Am. 2011; 44(5):1059–1079.

[16] Padhye V, Valentine R, Sacks R, et al. Coping with catastrophe: the value of endoscopic vascular injury training. Int Forum Allergy Rhinol. 2015; 5(3): 247–252.

[17] Valentine R, Boase S, Jervis-Bardy J, Dones Cabral JD, Robinson S, Wormald PJ. The efficacy of hemostatic techniques in the sheep model of carotid artery injury. Int Forum Allergy Rhinol. 2011; 1(2):118–122.

[18] Padhye V, Murphy J, Bassiouni A, Valentine R, Wormald PJ. Endoscopic direct vessel closure in carotid artery injury. Int Forum Allergy Rhinol. 2015; 5(3): 253–257.

索引